ANDREA KRAFT

Hummeln fliegen auch bei Regen

GOLDMANN

Buch

Dies ist die Geschichte von Hannah. Bisher waren Depressionen, Panikattacken und Selbstzweifel die treuesten Begleiter. Als ihr unvermutet ihr altes Tagebuch in die Hände fällt, öffnet sich für Hannah ein Weg, der sie Schritt für Schritt in ein neues Leben führt.

Autorin

Andrea Kraft, geb. 1969 in Wasserburg am Inn, litt jahrelang unter Depressionen. Heute unterstützt sie an Schulen als Ansprechpartnerin Jugendliche, die an der Krankheit leiden. Mit ihrem zuerst im Selfpublishing erschienenen halb autobiografischen Roman »Hummeln fliegen auch bei Regen« erfüllte sie sich einen Lebenstraum. Zusammen mit ihrem zweiten Ehemann und ihren beiden Kindern lebt die Autorin in Rott am Inn.

Andrea Kraft

Hummeln fliegen auch bei Regen

Roman

GOLDMANN

Dieses Buch erschien erstmals 2014
unter demselben Titel im Selfpublishing.

Sollte diese Publikation Links auf Webseiten Dritter enthalten, so übernehmen wir für deren Inhalte keine Haftung, da wir uns diese nicht zu eigen machen, sondern lediglich auf deren Stand zum Zeitpunkt der Erstveröffentlichung verweisen.

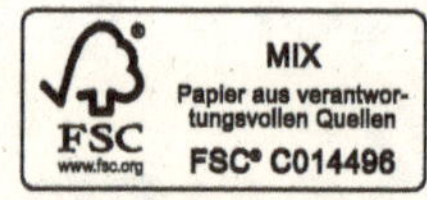

Penguin Random House Verlagsgruppe FSC® N001967

3. Auflage
Vollständige Taschenbuchausgabe Februar 2018

Umschlaggestaltung: UNO Werbeagentur, München
Umschlagmotiv: FinePic®
fm · Herstellung: cb
Satz: Satzwerk Huber, Germering
Druck: GGP Media GmbH, Pößneck
Printed in Germany
ISBN 978-3-442-22218-6

www.goldmann-verlag.de

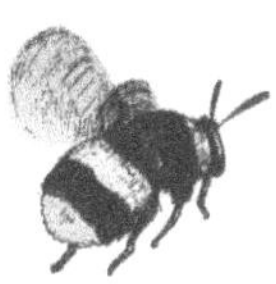

Für Thomas, Tobias und Sarah.

Ich liebe euch.

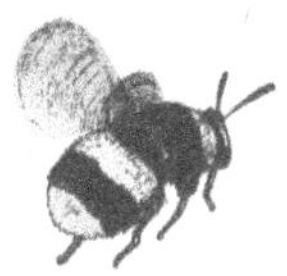

Fasse mich, wenn ich dich nicht fassen kann … **(Aristoteles)**

»Mama? Kannst du kommen? Mir … ge … ge … geht … es nicht … gut. Ich brauche dich!«

Stotternd und mühsam flehe ich die Worte ins Telefon und wische mir mit dem Ärmel die Tränen aus den Augen. Die Gedanken nähern sich elfengleich, schlagen mit ihren filigranen Flügeln und verwandeln sich binnen Minuten zur tonnenschweren Last.

Ich setze mich auf den Boden, kann nicht mehr stehen. Meine Beine brechen unter der Schwere in meinem Kopf zusammen.

»Hannah, ich bin doch eben erst gefahren. Ich muss nach Hause, Kleines. Bleib liegen und schau ein wenig fern. Du wirst sehen, es geht dir gleich besser.«

»Versprochen?« Ich klammere mich mit ganzer Hoffnung an ihre Worte. Mütter haben immer recht, oder? »Mama, bitte.« Ich bettle und winsle wie ein Welpe.

Doch meine Mutter beendet das Gespräch.

Zitternd wähle ich die Nummer meiner Schwester Magdalena.

»08354 …«, beginne ich laut zu sprechen. »… 78 …«

Mein Herz schlägt bis zum Hals, Übelkeit übermannt mich.

»Lena? Kommst du … zu mir? Ich habe A … A … A … Angst.«

»Hannah, das hatten wir doch alles schon. Dir fehlt nichts. Du darfst diese Angst nicht zulassen. Weißt du, wie du atmen musst? Hannah? … Hannah?«

Ich habe aufgelegt. Meine Familie will mir nicht helfen. Oder kann mir nicht helfen. Entweder haben sie keine Zeit für mich oder ich bin ihnen nicht wichtig genug.

Jetzt wähle ich die Nummer des Menschen, den ich am meisten auf dieser Welt liebe. Wie ferngesteuert gleiten meine Finger über die Tastatur. Seine Nummer ist mit meinem Gedächtnis verwachsen. Für immer. *Er* wird mir helfen und mich nicht allein lassen. Dafür liebt *er* mich zu sehr. *Er* wird mir versichern, dass alles gut wird, und zwar im Minutentakt.

»Hannah, es reicht jetzt. Ich kann nicht mehr!«, schreit die Liebe meines Lebens ins Telefon, und dieses Mal lege nicht ich auf, sondern *er*.

Ich hyperventiliere und ziehe mir die Bettdecke übers Gesicht. Wie gewohnt greife ich in das Kästchen neben mir, um die perfekte Lösung für den Tag hervorzuziehen. Auf dieses kleine, weiße Ding ist Verlass. Und ich weiß, dass es mir damit rasch besser geht. Ich lege es unter die Zunge, unverzüglich löst es sich auf. Zehn Minuten später schwebe ich auf einer weichen Wolke und fühle mich leicht, ruhig und träge. *Heute kann mir nichts mehr passieren*, denke ich erleichtert und schlafe ein.

Als ich am nächsten Morgen zu mir komme, verspüre ich den ekelhaften Geschmack von Fäulnis in meinem Mund und beginne sofort zu würgen. Ich stehe auf und lasse die Jalousien herunterrattern. Licht bringt den Tag, und Tag bedeutet Leben. Doch ich sehne mich nach der Nacht. Bin lichtscheu. Im dunklen Raum taste ich mich Richtung Küche, um den Kühlschrank zu öffnen. Genügsam trinke ich einen Schluck Milch direkt aus der Tüte, kaue auf einem Stück Käse, lasse einen Brocken angebissenes Brot auf der Küchentheke liegen, auf der sich bereits schmutziges, übel riechendes Geschirr stapelt, und verkrieche mich sofort wieder ins Bett. Für heute habe ich genug getan.

Am Nachmittag dämmert mir, dass ich die Tabletten, die mir der Arzt nach dem Zusammenbruch verschrieben hatte, nicht eingenommen habe, und ich beschließe spontan, die heutige Ration auszulassen. Stattdessen genehmige ich mir eine »Alles-wird-gut-Pille«. Sie zergeht erneut in dem Moment, als ich sie in den Mund lege. Die Monotonie der Wochentage ist einzigartig.

Wie viele Wochen werde ich noch leben?

Für wie lange werden die Tabletten noch ausreichen? Doch das sind Gedanken, die ich mir heute nicht zu machen brauche, denn die Packung mit dem Wundermittel ist annähernd voll.

»Nur für Ausnahmefälle«, hatte der Arzt mir erklärt, als er mir diese hochdosierten Beruhigungstabletten überreichte. Für mich gibt es seit der Trennung von *ihm* nur Ausnahmefälle. Alleine das Wort ist ein weit dehnbarer Begriff.

Irgendwann kommt Ben nach Hause. Ben ist mein Ehemann, doch eine Ehe führen wir schon lange nicht mehr. Hilflos lehnt er am Türrahmen, fragt mich, ob ich etwas benötige, schüttelt den Kopf, weil ich ihm nicht antworte, und verschwindet einen Augenblick später im Wohnzimmer. Kurze Zeit später höre ich, wie er vor dem Fernseher sitzt und sich durch 320 Kanäle zappt.

Ich greife zum Handy, sehne mich nach *ihm*. Ich vermisse alles an *ihm*. *Sein* Lachen, *seine* Stimme, *seine* Nähe und die Art, wie *er* meinen Namen spricht. Selbst *seine* kleinen Fehler fehlen mir. Abermals legt *er* auf, als *er* meine Stimme erkennt. Warum hört *er* mir nicht mehr zu? *Ihm* könnte ich alles erklären. Ich brauche nur eine einzige, winzig kleine Chance. Ich liebe *ihn* doch, und *er* liebt mich ebenfalls. Oder? Warum benimmt *er* sich so, als hätte *er* mich verlassen?

Ich schlucke eine Schlaftablette, und als diese nicht schnell genug wirkt, eine zweite. Als ich eine Stunde später wieder die Augen öffne, verspüre ich Übelkeit, übergebe mich und greife rasch zur nächsten Beruhigungstablette – die für Ausnahmefälle. In mir entwickeln sich Gedanken, die ich selbst nicht mehr verstehe.

Mich beschäftigt nur noch ein Wunsch: Ich möchte schlafen …

… und nie wieder aufwachen.

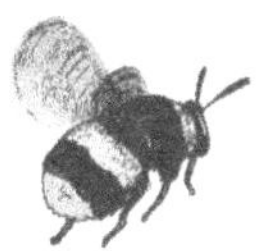

Kapitel eins

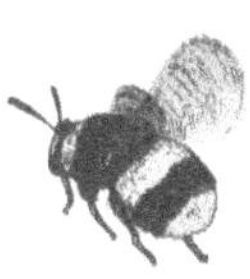

»Im Namen des Volkes ergeht folgendes Urteil: Die zwischen den Eheleuten Hannah und Ben Bergmann geschlossene Ehe gilt als gescheitert.«

Alles hat seine Geschichte. Jeder Gegenstand – und sei er noch so klein – unterliegt dem Prozess der Entwicklung. Jeder Tag bringt Veränderung und lässt Vergangenes zurück. Das Leben ist voll von Träumen, Märchen und Erzählungen. Jede Geste, jedes gesprochene Wort geschieht aus einem ganz bestimmten Grund:

Geschichte zu schreiben! Gestern ist Geschichte, heute die Gegenwart, und das Morgen ist meine Zukunft.

Und ich? Ich bin Hannah.

Unsicher stand ich vor dem Familiengerichtsgebäude und schöpfte in tiefen Zügen die spätsommerliche Luft. Völlig darauf bedacht, richtig zu atmen, spürte ich die Kraft der Sonne, die diese – nach einem ungewöhnlich heißen Sommer – immer noch besaß. Dennoch zeigten die bunten Blätter, dass der Herbst langsam, aber unweigerlich Einzug hielt. Vor wenigen Minuten war ich geschieden worden. Meine Ehe, die vor über einem Jahrzehnt begonnen hatte, war damit juristisch, formell und für alle Zeit aufgehoben. Der gemeinsame Lebensabschnitt mit Ben war zu Ende. Von heute an musste ich meinen Weg wieder allein finden, was mich – trotz aller empfundener Erleichterung – unsicher werden ließ.

Was hatte der Richter angesichts dieses herrlichen Sonnenscheins gesagt?

»Heute wäre ein herrlicher Tag, um zu heiraten, und keiner, um sich scheiden zu lassen.« Dessen ungeachtet hatte ich den Mut gefunden, mich zu »enttrauen«.

»Stell dir deine Scheidung als Hochzeit rückwärts vor«, riet mir meine sprachbegabte Freundin Claudia, als wir versuchten, meiner Nervosität Einhalt zu gebieten. Doch auch der Gedanke an eine rückläufige Hochzeit konnte mich nicht beruhigen. Was sollte der Quatsch? Man konnte viele Dinge »verkehrt herum« erledigen. Eine Rückwärtsrolle zum Beispiel oder Rückwärtsgehen. Auch konnte ich mich noch gut erinnern, wie wir in Kindertagen aus Jux unsere Namen rückwärts sprachen, was mir keinen wirklichen Spaß bereitete und mich schnell und unabsichtlich zur Spielverderberin werden ließ. Während sich meine Schulfreunde über ihre entstellten Namen vor Lachen auf dem Boden kringelten, blieb ich als Außenseiterin zurück, denn mein Name war vorwärts als auch rückwärts ausgesprochen, unverändert Hannah.

Ähnlich erging es mir jetzt: Der Gedanke, dass ich nach einem gemeinsamen Leben mit Ben wieder alleine war, verursachte mir unbehagliche Gefühle, obwohl ich sicherlich die richtige Entscheidung getroffen hatte.

Doch trotz aller Furchtsamkeit bahnte sich ein Gefühl unaufhaltsam seinen Weg. Ein Gefühl, das sich nur schwer erahnen ließ und wie ein kleines Stück blauer Himmel nach einer Gewitterfront darauf wartete, endlich in Erscheinung treten zu dürfen. Dieses Gefühl besaß einen Namen: Freiheit! Dass mein Handy bereits des Längeren vibrierte, ignorierte ich, war dies doch ein Moment, den ich mit niemandem auf dieser Welt teilen wollte: Zum ersten Mal seit langer Zeit fühlte ich mich frei, obwohl ich in der Ehe mit Ben niemals gefangen gewesen war. Jedenfalls nicht im Sinne eines Verurteilten, der sich in seiner Gefängniszelle eingeschlossen fühlte. Meine Gefangenschaft bezog sich vielmehr auf die innere Freiheit, gefangen in der in sich gekehrten Person, der ich nun wieder Charakter und Einzigartigkeit verleihen konnte. Mit der heutigen Enttrauung wurde mir die Möglichkeit geschenkt, wieder von Neuem zu wählen, wer oder was ich sein wollte. Ich konnte mich neu erfinden. Auf jeden Fall wollte ich aber jene Person hervorkehren, die jahrelang in meinem Wesen verborgen geblieben war und sich nun dem Leben stellen wollte. Ich konnte wieder selbst bestimmen, welche Entscheidungen ich treffen wollte, auch wenn mir bewusst wurde, Konsequenzen ertragen zu müssen, da andere mein Handeln bewerten und kritisieren würden.

Ich hatte auf einer Parkbank Platz genommen und ließ – vor meinem inneren Auge – im Zeitraffer dreizehn Ehejahre an mir vorbeiziehen. Im ersten Augenblick erinnerte ich mich nur an die schönen Momente meiner Ehe. Damit verflog das Gefühl von Freiheit. Die Erkenntnis, Ben verloren zu haben, gewann die Oberhand. Ärgerlich! Ich nahm mir augenblicklich vor, mein Leben gründlich zu restaurieren.

»Gilt als gescheitert ...« Der Widerhall der Worte des Scheidungsrichters glich dem eines Echos. Warum gab sich der Teil in mir, der die Selbstzweifel schürte, selbstbewusster als jener, der zwar das Ende einer Ehe, allerdings auch die Wahrheit symbolisierte? Doch für mich stand fest: Ich besaß kein Vertrauen mehr in diese Ehe, und darum durfte ich auch nicht länger daran festhalten. Diesen Glauben und die Hoffnung, die ich Ben entgegengebracht hatte, musste ich nun in mich selbst setzen. Dass dies nicht problemlos funktionierte, lies mich frösteln. Schützend schlang ich die Arme um meinen Körper, in der Hoffnung, mich zu wärmen. Ein erneutes Vibrieren des Telefons riss mich – zum Glück – aus meinem Gedankenwirbel und beendete das Wechselspiel.

»Frei?«, witzelte Claudia am anderen Ende der Leitung. Derart einfach konnte man eine Scheidung also definieren. Keinem anderen Menschen, zumindest keinem, den ich kannte, gelang es, sich mit so wenigen Worten derartig präzise auszudrücken.

Durch Zufall hatte ich Claudia vor etwa fünf Jahren kennengelernt, als ich in einer Straßenbahn über ihre langen, ausgestreckten Beine gestolpert war und mir beim Fallen die Hand verletzte. Claudia kümmerte sich sofort rührend um mich, nahm mich schützend unter ihre Fittiche und begleitete mich in die Notaufnahme, wo sie mir nicht von der Seite wich. Kurze Zeit später wurde Claudia zu meiner besten Freundin, obwohl ich im Grunde genommen feindlich gesinnt hätte sein müssen, denn die

Verletzung des Sturzes war enorm schmerzhaft gewesen. Allerdings brachte Claudia mich seit Beginn unserer Freundschaft zum Lachen, weshalb es mir auch nicht gelang, ihr lange böse zu sein.

»Wir erwarten dich in fünf Minuten im Kaffeehaus«, befahl Claudia in einem gespielt herrischen Ton, den man problemlos akzeptierte, ohne sich dabei unterlegen zu fühlen.

»Aber …«, widersprach ich vergeblich, denn Claudia unterband das Gespräch, um meinem Widerspruch von vornherein Einhalt zu gebieten. Sie wusste, dass ich lieber allein geblieben wäre, um nachzudenken und dabei in Trübsal zu verfallen.

Von früher Kindheit an betrachtete ich mich als ungekrönte Königin der Melancholie. Schwermut und Traurigkeit beherrschte ich in Perfektion. Schon die alten Griechen ordneten diese Fähigkeiten dem Sternbild Schütze zu, weshalb es nicht verwunderlich war, dass mein Geburtszeichen genau in dieser Kategorie angesiedelt war. Bedauerlicherweise wird heutzutage Melancholie oft als Depression und damit als geistige Störung aufgefasst, doch ich wusste, dass ich dafür ein außergewöhnliches Talent besaß, egal wie man meine Niedergeschlagenheit am Ende bezeichnete.

Depression! Dieses Wort war in den letzten Lebensjahren von einer Krankheit zu meinem Schutzschild geworden. Der Skiläufer bricht sich ein Bein. Der Unfall ist vergangen, die Verletzung verheilt, doch die Folgen sind allgegenwärtig. Vielleicht wird er sich ab diesem Zeitpunkt stets an seine Verletzung erinnern und die ganze Konzentration darauf verwenden, nicht mehr den gleichen Fehler zu begehen. Irgendwann verliert er die Lust am Skilaufen, da sich Vergangenes viel zu sehr in der Gegenwart wiederfindet. Sein einstiger Schmerz wird zum Schutzschild, das er vor sich hält, wenn er anderen zu erklären versucht, weshalb er sich seinem Hobby nicht mehr widmet.

Auf dieselbe Art und Weise versuchte ich, meine Inhaltslosigkeit zu erklären. Nachdem ich *ihn*, meine große Internetliebe, verloren hatte, die mir Halt und Zuversicht bis zum Lebensende versprach, verwendete ich meine ganze Energie darauf, Gefühle von mir fernzuhalten, was zur Folge hatte, dass Leere wie ein dunkler Lebensschatten über mir hing, dem ich am Ende nichts mehr entgegenzusetzen hatte. Ein heimlicher, feindlicher Prozess, der sich nicht plötzlich, sondern Schritt für Schritt, ganz still und leise, in meine Seele geschlichen hatte. Nicht, wie zuerst irrtümlich angenommen, als ich *ihn* verlor, sondern bereits viele Jahre zuvor, als ich mich selbst und somit meine Eigenständigkeit aufgab. Als ich professionelle Hilfe an die Seite bekam, wollte ich in der ganzen Niedergeschlagenheit hauptsächlich *seinen* Verlust verarbeiten, bis ich irgendwann den Mut fand, mein ganzes Leben zu überdenken. *Er* war lediglich der berühmte Tropfen, der das Fass zum Überlaufen brachte, mein persönlicher »Beinbruch«, mit dem ich mich entschuldigte, nachdem man mir die Trauer um den Vater – dessen Tod zwei Jahrzehnte zurücklag – nicht mehr glauben wollte.

»Ich habe die Liebe meines Lebens verloren«, war zum Alibi geworden, das ich immer dann ins Spiel brachte, wenn ich mich einer Situation nicht gewachsen fühlte oder – was noch viel schlimmer war – mich dieser gar nicht erst stellen wollte. Mit dieser durchaus bequemen Lösung stahl ich mir selbst Stück für Stück meines Selbstbewusstseins. Furcht überkam mich bei dem Gedanken, dass ich irgendwann damit beginnen musste, mir selbst wieder bewusst zu werden und weniger Eifer in meine Ausreden zu stecken.

Allzu gerne zauberte ich Augenblicke aus meinem 35-jährigen Leben, die jeder Dramaturgie einer Verdi-Oper standhielten. Dabei war ein Moment Kindheit besonders gut in Erinnerung geblieben.

Damals beschlossen meine Eltern, das weinerliche Kind, dem immerzu die Nase lief, der heilenden Nordseeluft auszusetzen. Noch heute kann ich diese erwartungsvolle Neugier fühlen, die mich als Kind überkam, als ich über den Deich kletterte, nur um daraufhin festzustellen, dass das Meer kein Meer, sondern ein überdimensionales Schlammloch war. Anschließend saß ich stundenlang im Sand und wartete auf ein Meer, das nicht kam. Einzig aus dem Grund, dass es Gezeiten im Leben gab, die ich nicht verändern konnte, fühlte ich mich traurig und machtlos.

Kopfschüttelnd befreite ich mich von meinen Gedanken. Dabei beobachtete ich eine Hummel, die über einem vertrockneten Blumenbeet schwirrte, welches dem Sommer bereits Tribut zollte und zu welken begann. Mich überkam eine Woge der Sympathie für das kleine Tierchen, das trotz der ungünstigen Umstände leicht, warm und lebendig agierte und summend durch das Leben zog.

Zehn Minuten waren seit dem Anruf von Claudia vergangen, wie ich, nach einem Blick auf die Uhr, erschrocken feststellen musste. Da ich nur mäßig erfolgreich im Widersprechen war und mir dies heute bereits einmal erfolgreich gelungen war –, als gefragt wurde, ob ich die Ehe mit Ben nicht fortsetzten wolle – begab ich mich auf den Weg und eilte durch die lebhaften Straßen zum nahe gelegenen Kaffeehaus. Im Grunde genommen wäre ich nach wie vor lieber allein geblieben, doch das Widerspruchsrecht hatte ich für heute restlos ausgeschöpft. Bereits von Weitem erkannte ich meine Freundinnen, auf deren Tischmitte eine Flasche Prosecco thronte. Ich ahnte, was mich erwarten würde.

»Willkommen in der Freiheit.« Das war, wie sollte es anders sein, Claudia, der es erneut gelang, einen neuen Lebensabschnitt, genauer genommen meinen neuen Lebensabschnitt, in vier einfache Worte zu fassen. Claudia machte keinen Hehl daraus und freute sich, dass Ben aus meinem Leben verschwunden war.

»Dein Spezialgebiet, Clau-di-a«, diskreditierte ich sie und betonte, um sie zu ärgern, jede Silbe ihres Namens. Claudia hasste die von ihren Eltern festgelegte Namenswahl. Da man seinen Namen aber weniger schnell loswurde als einen Ehemann, verabschiedete sich Claudia, als Zeichen ihrer Demonstration gegen elterliche Willkür, irgendwann von ihrem »a«.

»Wie lange hielt deine längste Beziehung?«, fragte ich schmunzelnd, wissend, dass ihre Bekanntschaften im Regelfall nicht länger als ein, zwei Monate gedauert hatten.

»Werde jetzt bitte nicht kleinkarierter, als es dein spießbürgerliches Leben bis heute ist. Du bist viel zu lange stocksteif durch die Gegend gelaufen«, gab sich Claudia daraufhin beleidigt.

»Wie geht es dir?« Beruhigend lag Doros Hand auf meiner Schulter. Sie war der ruhende Pol unserer Runde, besaß sie doch, was uns anderen fehlte: grenzenloses Verständnis.

Wir hatten uns vor drei Jahren kennengelernt, als ich eines Abends in einem ihrer psychologischen Vorträge saß, die sie von Zeit zu Zeit im Bürgerhaus abhielt. Nach der Veranstaltung – es ging um die Kunst des Neinsagens – kamen wir ins Gespräch und fanden einander auf Anhieb sympathisch, worauf wir noch am selben Abend unsere Telefonnummern austauschten.

»Er hat behauptet, unsere Ehe wäre gescheitert.«

»Wer? Ben?«, fragte Claudia und verdrehte bei diesem Namen theatralisch die Augen.

»Nicht Ben, der Scheidungsrichter.«

»Was hätte er deiner Meinung nach sagen sollen? Wir sind hier, weil die beiden Bergmanns eine tolle Ehe führen, die sie aus reiner Vernunft und ›just for fun‹ nun beenden wollen? Gehet hin in Frieden!« Dabei zelebrierte Claudia eine feierliche Pause und bekreuzigte sich in alle Richtungen.

Sogleich verspürte ich das dringende Bedürfnis, mich rechtfertigen zu müssen.

»Es ist gefühllos, sie als gescheitert zu bezeichnen«, nörgelte ich. »Immerhin gab es auch viele schöne Momente in unserer Ehe.«

»Du darfst das nicht so ernst nehmen, Hannah«, ergriff Doro das Wort. »Vermutlich ist es eine Gesetzesfloskel, die so … so formuliert werden muss.«

»Genauso wie: Hiermit erkläre ich euch zu Mann und Frau.« Augenrollend beurteilte Claudia die Situation, die ihr zunehmend auf den Geist zu gehen schien.

»Jetzt lass Hannah endlich in Ruhe. Ich kann mir gut vorstellen, dass eine Scheidung nicht einfach ist.«

Das war Pia! Die Vierte im Bunde. Vorzeigefrau und Doros beste Freundin. Auf dieselbe Art und Weise, wie ich Claudia mit in die Freundschaft brachte, gab es Doro nicht ohne Pia, weshalb wir schnell zu einer Gemeinschaft mit gleichen Interessen wurden. Wann immer eine wichtige Entscheidung zu treffen war, von der die Zukunft aller abzuhängen schien, delegierten wir Pia an die Spitze, denn sie war klug und sah obendrein auch noch umwerfend dabei aus.

Während meine Freundinnen also weiter über Seelen- und Familienzustände diskutierten, wurde mir bewusst, dass die drei irgendwann heiraten würden, während ich bereits bei der Scheidung angekommen war.

Ein spitzer Schrei holte mich jedoch rasch in die Gegenwart zurück. Wie Claudias Blick auf meine Hand verriet, hatte sie soeben meinen Ehering entdeckt.

»Was bitte ist das?«

»Sei ruhig«, blaffte Doro mahnend. »Es ist nicht unüblich, den Ehering nach einer Scheidung weiter an der Hand zu tragen.«

»Trägst du etwa auch den Schlüssel deines alten Autos mit dir herum?« Ich konnte mir ein Lächeln nicht verkneifen, denn Claudia traf es auf den Punkt, indem sie Ben mit einem Schlüssel und meine Ehe mit einem alten, kaputten Auto verglich.

»Hannah wird am besten wissen, wann der richtige Zeitpunkt gekommen ist, den Ring abzunehmen.«

Das Thema Ehe ging mir bereits gehörig auf die Nerven, doch wagte ich nicht, die Thematik zu verändern. Zum wiederholten Mal wechselte die Sektflasche den Standort. Leer ging sie – gefüllt kam sie zurück. Recycling in Vollendung. Ich griff zu der Flasche, da mich das Gefühl beschlich, in einem tranceähnlichen Zustand das Hin und Her der Freundinnen besser ertragen zu können.

Nach einer weiteren Stunde hatte ich bereits Mühe, aufrecht zu sitzen. Nach zwei Jahren ärztlicher Behandlung mit diversen unterstützenden Tabletten schwor ich dem Alkohol ab und nahm diesen – wenn überhaupt – nur in homöopathischer Dosis zu mir, weshalb nun kleinere Ausfallerscheinungen durchaus verständlich waren. Meine Gedanken wurden durchwegs positiver, und meinen Körper empfand ich als wohlig und leicht. Kaum vorstellbar kämpfte ich bereits seit meinem zweiten Lebensjahr mit den überflüssigen Pfunden. Meine Freundinnen unterhielten sich lachend, die Sonne strahlte vom blauen Himmel, und die nächste Flasche spielte das Recyclingspiel.

»Hicks ...«

»Hannah ...«, ertönte es gleichzeitig von Pia, Doro und Claudi. Übten sich diese im Synchronsprechen? Glückwunsch, zum ersten Mal war es ihnen gelungen, einer Meinung zu sein.

»Warum guckscht ihr misch so an?«

»Hannah, du hast ein Dauergrinsen im Gesicht und obendrein einen hochprozentigen Schluckauf.«

»Darf ich das nüsch?«

»Natürlich darfst du das«, entgegnete Doro in ihrem psychologischen Tonfall, der sich bei mir bereits des Öfteren bewährt hatte, »du machst es nur ..., nur ...«

Sie zögerte. Allem Anschein nach wollte sie mich mit der Wahrheit nicht verletzen.

»Nie!«, rief stattdessen die Einwortfrau.

»Aber esch fühlt sisch äsch gut an. Mädelsch ...«, nahm ich Anlauf und erhob erneut das Sektglas. »Ihr seid meine bessen eins, swei, drei Freuninnen.« Mit ausgestrecktem Finger visierte ich sie der Reihe nach. »Ab heude werde isch auch eine gute Freunin sein und mein Leben ver-änern. Esch wird aners werden, vollkom-men ... aners.«

»Großartig!«

Das war – wie sollte es anders sein – meine ehrliche Einwortfreundin.

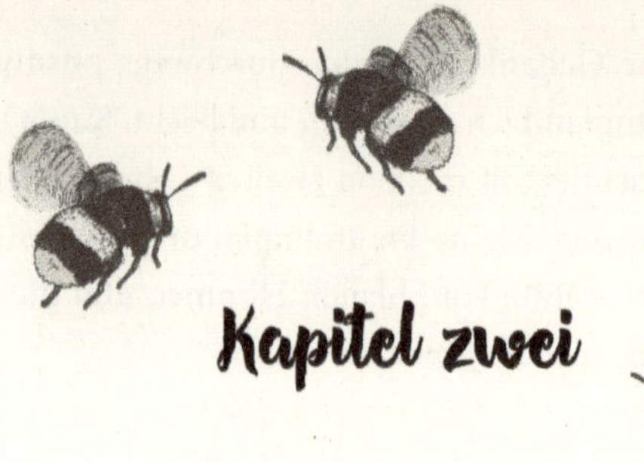

Kapitel zwei

Ich wurde in einer Winternacht als Hannah Kirsten Friedrich geboren. Es war eine Nacht, in der das öffentliche Leben für kurze Zeit stillstand und unter Schneemassen zu ersticken drohte, die in dicken Flocken vom Himmel fielen. Als watteweich bezeichneten meine Eltern diese Nacht, in der sie das Glück des ersten Kindes kaum begreifen konnten. Erdrückend und überladen nannte ich den Tag meiner Geburt. Nachträglich, denn an meine Entbindung konnte ich mich freilich nicht mehr erinnern. Doch schon damals konnte ich meinem Leben wenig Positives entlocken.

Meinen Eltern verdanke ich auch meine Schwester Magdalena, die sieben Jahre nach mir das Licht der Welt erblickte, was nicht zwingend dazu beitrug, ein gutes Schwesternverhältnis zu entwickeln, da unsere Interessen zu unterschiedlich waren und bis heute geblieben sind.

Mein Vater verstarb, als ich gerade damit begann, der Kindheit zu entwachsen und neue Fähigkeiten an mir zu entdecken. Gewaltsam entriss mir sein Tod einen Lebensabschnitt. Der Prozess des Erwachsenwerdens wurde binnen weniger Stunden zur festen Zeiteinheit, die keinen Spielraum für Improvisationen ließ. Mein Leben war von einem Tag zum anderen in zwei Abschnitte geteilt worden. Nämlich in die Zeit vor und nach dem Tod meines Vaters. Ohne Vorbereitung entließ man mich in eine Welt, die ich weder kannte noch wollte. Über Nacht wurde ich erwachsen.

Vielleicht ist dies die Erklärung, weshalb mein Leben bis heute einer Kette von Frustrationen gleicht, unterbrochen nur von kleinen Stückchen der Zufriedenheit. Erfüllung, die ich zu Beginn meiner Ehe mit Ben empfand. Befriedigung, mit dem begehrten Ziel, eine glückliche Ehe zu führen. Doch was von der Ehe mit Ben übrig blieb, bemaß sich derzeit auf wenige Einrichtungsgegenstände, die man mir mit der Scheidung zugesprochen hatte, und der Erfahrung, von gesetzlichen Verbindungen in Zukunft die Finger zu lassen.

Nach zehn Schuljahren und noch während der Trauerzeit um meinen Vater begann meine Ausbildung zur Bürokauffrau. Viele Jahre versuchte ich vergebens, diesen Beruf als Berufung anzusehen. Doch ich verspürte wenig Drang nach einer Lebensaufgabe hinter dem Schreibtisch. Im Gegenteil. Zunehmend empfand ich meinen Beruf als ermüdend, und die daraus resultierende Unlust gefiel mir ganz und gar nicht. Als mein Arbeitgeber wegen mangelnder Aufträge Konkurs anmeldete und ich somit, quasi über Nacht, auf der Straße stand, sah ich den Augenblick als gekommen, mich endlich zu verwirklichen. Doch die Realität hielt auch weiterhin kein wünschenswertes Ergebnis bereit.

Die Beschäftigung als Tierpflegerin eines Streichelzoos scheiterte kläglich, zumal ich die beträchtliche Angst vor den zahmen Kleintieren nicht überwinden konnte.

Meine Laufbahn in einer Lotto-Annahmestelle wurde beendet, als ich mich weigerte, einem überheblich auftretenden Kunden die fünftausend Euro auszubezahlen, die dieser sich mit einem

Los errubbelt hatte. Für mich war das Glück anderer Menschen nur mit Mühe zu ertragen.

Auch die Zeit als Mittagsbetreuung für Schulkinder war begrenzt. Zwar war ich bei den Kindern durchaus beliebt, doch bemerkte ich rasch, dass ich den Kindern fremder Menschen nur wenig abgewinnen konnte. Was nützte es da, dass die Kinder mich, aber ich die Kinder nicht leiden konnte?

Zuletzt verkaufte ich Bioprodukte in einem Reformhaus. Mir fiel es schwer, Waren anzupreisen, die ich nur gering wertschätzte. Zudem schrie am Ende eines Arbeitstages alles in mir nach einer Revolte. Immer öfter fand ich diese in einer ausgewogenen und fettreichen Fast-Food-Ration. Mit angeschlagenem Selbstbewusstsein, der stetigen Gewichtszunahme und der nur mittelmäßig ausgeprägten Ausdauer zum Scheitern verurteilt, gönnte ich mir zuletzt eine berufliche Auszeit. Und in dieser Auszeit beendete ich gestern als Erstes meine Ehe mit Ben. Erfolgreiche Wege sahen anders aus, doch tröstete mich der Gedanke, dass ein Neuanfang durchaus mit einer Scheidung beginnen konnte.

Auf gleiche Weise kritisch beäugte ich mein Äußeres. Während manches Individuum von meinen Rundungen begeistert wäre, betrachtete ich meine ausgeprägten Kurven als lästiges Übel. Die Zuteilung meiner Bauteile gestaltete sich quasi asymmetrisch. Während meine Schuhgröße nicht über den Besuch einer Kinderabteilung hinausragte, fand ich, dank der viel zu groß geratenen Brüste, Shirts und Blusen nur im XXL-Format. Ich konnte mich als X-Size-Model bezeichnen, was Großartiges versprach, letzten Endes aber dem gleichkam, was ich selbst für mich empfand: einen Moppelkörper auf zu klein geratenen Füßen!

Mein erster Morgen als unabhängige Frau begann mit höllischen Kopfschmerzen. Auf dem Nachttisch befand sich ein Glas Wasser. Ein Päckchen Aspirin lag demonstrativ daneben.

»Guten Morgen, zukunftsorientierte zügellose Frau Bergmann. Wenn du heute in hiesige Atmosphäre einschwenkst, melde dich bitte! Wollen wir heute Abend feiern gehen? Küsschen (oder besser nicht, für den Fall, dass du dich bereits übergeben hast) Claudi.«

Müde zerknüllte ich den Zettel und zielte auf den blauen Eimer, den meine fürsorglichen Freundinnen gestern Abend in der Nähe des Bettes bereitgestellt hatten. Dankbar griff ich zum Aspirin und ließ mich zurück in das Kissen fallen. Noch war ich nicht bereit, irgendjemandem gegenüberzutreten. Auch nicht »gegenüberzuhören«, den feindlichen Blick auf das klingelnde Telefon gerichtet.

»Ich bin nicht da«, maulte ich ins Telefon. Darin bestätigt, meinen Zustand damit ausreichend erklärt zu haben, erteilte ich mir das Recht aufzulegen. Unter meinem Haaransatz dröhnte es wie am Frankfurter Großflughafen. Als das Telefon erneut läutete, versuchte ich mit monotoner Computerstimme, den Anrufer zur Aufgabe zu zwingen.

»Hier spricht die Enterprise.« Dabei hielt ich den Hörer falsch in den Händen und drehte ihn beschämt in die richtige Richtung.

»Leg nicht auf, Hannah!«

»Doro?«

»Ja«, flüsterte diese.

»Warum sprichst du so leise?«, wisperte ich, verängstigt, es könnte sich in der Tat um einen internationalen Lauschangriff auf die Enterprise handeln.

»Weil ich mir vorstellen kann, wie es in deinem Kopf hämmert.«

»Stell es dir besser nicht vor.«

»So schlimm?« Doros Mitleid hielt sich in Grenzen, was ich ihrer Stimmlage deutlich entnehmen konnte.

»Schlimmer!«, gab ich ehrlich zu. Claudia wäre begeistert von meinem präzisen Einwortsatz, und ich versprach mir, in Zukunft öfter auf diese Form der Kommunikation zurückzugreifen, bei der man nicht lange um den heißen Brei herumreden musste, sondern eine Gegebenheit mit Präzision auf den Punkt bringen konnte.

»Hannah, ich habe nachgedacht.«

»Ehrlich?«, entgegnete ich mit der Einwortpräsenz meiner Freundin, nicht ohne auf einen ironischen Tonfall zu verzichten.

Für diese Erkenntnis musste mich Doro nun wirklich nicht behelligen.

»Über das, was du gestern gesagt hast«, fuhr diese unaufgefordert fort.

»Was habe ich denn gesagt, Doro?«

»Dass du dich verändern möchtest. Dass du selbstbewusster werden möchtest und dass du…«

Mit einem Ruck saß ich aufrecht im Bett.

»Aua«, stöhnte ich ins Telefon, denn die Schmerzen in der rechten Gehirnhälfte ließen sich nicht verleugnen. Oder saß der Schmerz links?

»Was ist passiert? Hast du dir weh getan?«

»Könntest du bitte … langsam . . . wiederholen, was . . . genau . . . ich gesagt habe?«

»A … u …a?«

»Doro«, reagierte ich gereizt, »davor!«

»Ach so, dass du ein anderer Mensch werden willst.«

Jeder kennt diesen einen Moment, in dem es klüger wäre zu schweigen. Dies war der Augenblick, an dem ich es besser getan hätte.

»Hannah? Sag bitte etwas«, flehte Doro in meine rechte, dem Telefon zugewandte Gehirnhälfte. Hoffnungsvoll wechselte ich den Hörer an die linke Seite, in dem Vertrauen, dort andere, erfreulichere Botschaften zu empfangen.

»Doro, ich habe es nicht so gemeint, wie du es vielleicht verstanden hast. Zudem habe ich getrunken. Aussagen unter Alkoholeinfluss entsprechen nicht immer der Wahrheit«, versuchte ich weiter die Situation zu retten, wissend, damit bei Doro nicht das Geringste zu erreichen.

»Natürlich.« Es entstand eine Gesprächspause, die durchaus ausreichte, um eine Doktorarbeit zu verfassen. »Aber diese Idee, Hannah, die du hattest, finde ich fantastisch. Das sage ich dir nicht nur als Freundin, sondern rate es dir, da aus therapeutischer Sichtweise feststeht, dass eine Veränderung dir guttun würde.«

Dies war eindeutig zu viel des Guten. Doro hatte mich – und das nicht zum ersten Mal – als Patientin analysiert. Soeben wurde mir laut und deutlich erklärt, dass ich mich erneut in einer tiefenpsychologischen Zwangslage befand. Ein Notfall, dem ohne sofortige Hilfeleistung – im wahrsten Sinne des Wortes – nicht mehr zu helfen war.

»Können wir zuerst meinen augenblicklichen Zustand verändern?«, fragte ich niedergeschlagen, um etwas Zeit zu gewinnen.

»Natürlich.« Erneutes Stillschweigen, das mehr zu sagen vermochte als Worte. »Wie meinst du das, Hannah?«

»Kann … ich … bitte … schlafen?«, sprach ich in einer Sprechweise, die mir selbst für Legastheniker verständlich erschien, damit erst gar keine Missverständnisse entstanden.

»Natürlich kannst du schlafen, Hannah.« Doros Mitleid war beinahe schlimmer als ihr Stillschweigen.

»Und hinterher drehen wir die Uhr um einen Tag zurück?«, versuchte ich es noch einmal. Daraufhin beendete meine Freundin das Gespräch.

Für mich gab es nichts Nervenaufreibenderes, als wenn die Sätze meiner Freundin mit »natürlich« begannen. Meistens vollführte sie dazu eine dramatische Kopfbewegung – eine Art Nicken mit geschlossenen Augen –, die mir dank der gegenwärtigen, unterschiedlichen Ortspositionen allerdings erspart blieb. Wenn ihre Sätze also derart »natürlich« begannen, fühlte ich mich stets daran erinnert, auf einer Behandlungsliege zu verweilen, obwohl ich aus eigener Erfahrung wusste, dass niemand mehr bei einer therapeutischen Sitzung auf einer Liege lag. Schließlich hieß es auch Sitzung und nicht »Liegung«.

Jedenfalls gab mir Doro mit ihrem Tonfall unumstößlich das Gefühl, ein Patient, genau genommen, ihr Patient zu sein.

Um von nun an nicht mehr gestört zu werden, drückte ich die Aus-Taste des Handys und zog den Netzstecker meines Festnetzanschlusses. Nichts und niemand konnte mich nun mehr daran hindern, den Tag zu verschlafen.

Am späten Nachmittag – und drei gescheiterte Anläufe später – bäumte ich mich endlich auf. Schwerfällig bewerkstelligte ich die zehn Schritte, die das Bett vom Badezimmer trennten, und erschrak, als ich mein Gesicht im Spiegel entdeckte. Mich beschlich das Gefühl, als wollte mein Blick mich festhalten. Angewidert verzog ich das Gesicht absichtlich zu einer Fratze, nur um mich als noch abstoßender zu empfinden. Möglicherweise war der Zeitpunkt tatsächlich gekommen, um mich neu kennen und lieben zu lernen? Aufzuspüren wann und warum ich mich verloren hatte? Dem Impuls zu folgen, der rief: »Jetzt, jetzt ist die Zeit reif für eine Neuordnung. Hör auf, dein Leben vor dir herzuschieben. Nimm es endlich selbst in die Hand.« Während meine Familie oft einer Fessel glich, konnte ich nun mein Leben selbst kontrollieren. Dafür müsste ich einzig einen Termin mit mir selbst vereinbaren.

Prompt kamen mir dabei zwei Sprichwörter in den Sinn:

»Selbsterkenntnis ist die Tugend, die am schwersten erkämpft werden muss!«

Auf schwere Kämpfe hatte ich allerdings keine Lust. Und:

»Selbsterkenntnis ist der erste Weg zur Besserung!«

Auch dieses Sprichwort versprach nicht weniger Anstrengung. Für harte Arbeit fehlte mir die Kraft, schließlich war ich krank. Ich litt an Depressionen! Und im Gegensatz zu vielen anderen Dingen fehlte mir hierfür nicht die Geduld, um auch lange genug daran festzuhalten.

Als ich – nach einer unruhigen und von Albträumen geplagten Nacht – am nächsten Morgen erneut vor mein Spiegelbild trat, wollte es abermals seine Gedanken loswerden. Die Kommunikation mit dem eigenen Ich nahm für mich erschreckende Ausmaße an.

»Wer dauernd Unüberhörbares überhört und Unübersehbares übersieht, der darf sich nicht wundern, wenn ihm eines Tages Hören und Sehen vergeht.«

Diese Lebensweisheit kam direkt aus dem Spiegel auf mich zugeschossen. Auch der Sinn ergab sich mir sofort: Wer nicht an sich selbst arbeitet, an dem wird gearbeitet. Die Zeit war reif. Nicht morgen, heute war der Tag, die ersten Schritte zu tun. Ich durfte meine Restaurierung nicht weiter aufschieben, sonst würde es irgendwann – überreif wie eine Orange, die zu faulen begann – zu spät dafür sein. Ich musste versuchen, mehr auf mich zu hören und das zu sehen, was ich wirklich sah. Nicht nur, wenn ich vor meinem Spiegelbild stand.

Stets sah ich meine Aufgabe darin, es anderen recht zu machen. Ich wollte perfekt sein. Weniger für mich als für meine Mitmenschen. Die eigenen, unerbittlichen Ansprüche waren makellos, und obwohl ich durchaus erkannte, wie mir vieles über den Kopf wuchs, ließ ich mich beeinflussen, um am Ende mir selbst gerecht zu werden. Es war ärgerlich, dass meine Mutter nach dem frühen Tod meines Vaters nicht mehr geheiratet hatte. Somit übertrug sie mir die soziale Bürde. Und dankbar, ihr helfen zu können, nahm ich sie an. Was alle dabei übersahen, war die Tatsache, dass ich allmählich krank wurde. Ein Teil meines Gehirns war immerzu damit beschäftigt, fehlerfrei zu agieren, womit sich mit der Zeit ein starres Bild ergab, das nicht mehr verschwand.

Ich trat, mit einer Cappuccinotasse in der Hand, auf den kleinen Hinterhofbalkon des gemütlichen Zweizimmerappartements am Münchener Stadtrand, in dem ich seit der Trennung von Ben lebte. Als ich die Wohnung vor etwa einem Jahr zum ersten Mal betrat, überwältigte mich die Gemütlichkeit dieses Balkons. Sein Zauber nahm mich mit auf eine Reise. Weg vom Alltag – hinein in Traumwelt und Fantasie. Ich wusste sofort, dass ich hier ungestört meinen Wünschen und Sehnsüchten nachhängen konnte. Heute befand sich dort ein kleiner runder Tisch, Stühle, die nicht zueinanderpassten und die ich auf einem Flohmarkt zu einem Spottpreis erstanden hatte. Das Schmuckstück allerdings war das alte Holzbänkchen meiner Urgroßmutter, auf dem ich allerlei Kräuter, Lavendel und Liebstöckel gezüchtet hatte. Dies gelang erstaunlich gut, weshalb sich der Duft der Pflanzen mit dem Kaffeeduft aus meiner Tasse zu einer aromatischen Komposition vereinte. Tief durchatmend verspürte ich tatsächlich Lust auf Veränderung. Ich nahm auf einem der ungleichen Stühle Platz, legte die Beine auf die Brüstung des Balkons und schickte meine Gedanken von Neuem auf Reisen.

Soweit ich zurückdenken konnte, fühlte ich mich meiner Familie verbunden. Diese Verbundenheit zu den Menschen, die ich liebte, entwickelte eine Kraft und Ausdauer, die ich im Grunde gar nicht besaß. Der frühe Tod meines Vaters verstärkte diese Empfindung nur noch. Als Ben in mein Leben trat, übernahm ich auch die Verantwortung für ihn. Aus einer reinen Selbstverständlichkeit heraus, die vermutlich nur für mich selbstverständlich war. Vielleicht wollte Ben die Verantwortung damals gar nicht aus den Händen geben? Griff ich aus Gewohnheit danach, weil mein Helfersyndrom befriedigt werden wollte? Vielleicht war die Scheidung tatsächlich ein guter Zeitpunkt für einen Neuanfang, nachdem ich die Verpflichtung Ben losgeworden war? Überdies kam meine Mutter mittlerweile hervorragend zurecht und meine Schwester

Magdalena hatte das Leben auch ohne fremde Hilfe im Griff. Die Einzige, die allem Anschein nach zwischen den Seilen hing und nicht wusste, zu wem oder was sie gehörte, war ich.

Aber was wollte ich tatsächlich ändern? Während kleinere Wolken am Himmel vorbeizogen, stellte ich mich bewusst dieser Frage. Erschrocken, dass ich zuerst an oberflächliche Dinge dachte wie schlank zu sein oder viel Geld zu haben, genoss ich weiter den dampfenden Kaffee in kleinen Schlückchen. War mein Leben derart banal geworden? Oder war ich mit der Gesellschaft zu einer charakterlosen Kultur übergegangen? Die Amerikaner und Chinesen lebten es vor, und wir strebten danach, es gleich zu tun. Höher, weiter, schneller, schöner.

Doch es genügte nicht, sich von Äußerlichkeiten wie Ehemann, Familie oder Pfunden zu trennen. Wenn ich mich wirklich verändern wollte, musste es tief in meinem Inneren geschehen. Ich musste imstande sein, Dinge aus eigener Kraft und meinen Fähigkeiten angemessen zu verwirklichen. Keinesfalls durfte ich weiterhin die Realität so lange uminterpretieren, bis sie in meine Sichtweise passte. Alles andere glich einer geistlosen Oberflächlichkeit, die, wie das Wort besagt, reinen Bezug auf die Oberfläche nahm. Dies galt auch für meine sehr großen Oberflächen.

Gedanken alleine helfen nur leider nicht. Das größte Problem für mich war, keine Ahnung zu haben, wie ich etwas verändern konnte. Dem Irrglauben erliegend, mit dreißig würde mir die Welt zu Füßen liegen, musste ich mir eingestehen, dass ich mit der Zeit immer schwerfälliger geworden war. *Irren ist menschlich.* Den Irrtum als solchen zu erkennen auch. Ich musste mein Leben umformen und lernen, mich mit den Neuerungen auch wohlzufühlen.

Ich schminkte mich lieblos, schlüpfte in Jeans und ein graues, verwaschenes und viel zu großes Shirt und band mir das Kettchen mit dem winzigen blauen Saphir um den Hals. Ben hatte es mir zum dreißigsten Geburtstag geschenkt, und ich liebte die Momente, in denen sich das Licht in dem Steinchen brach und mit Präzision sternförmig reflektierte.

Ich sollte es loswerden!, flüsterte das Gefühl.

Es war viel zu teuer, um es wegzuwerfen, riet die Vernunft. Schließlich gewann die Einsicht (vielleicht war ich doch oberflächlicher als gedacht), und ich trat mit dieser klitzekleinen Altlast hinaus auf die Straße. Den Ehering hatte ich am Vorabend entsorgt.

Ein halbes Leben verbrachte ich damit, es vorauszuplanen. Spontanität gab es nicht in meinem Wortschatz. Ich plante jeden Urlaub vom Anfang bis zum Ende (seit dem Nordseeerlebnis sogar mit Ebbe- und Flutzeiten), um zum exakten Zeitpunkt an der richtigen Stelle zu sein. Koffer packte ich streng nach Listen, und niemals ging ich ohne Notizen einkaufen. Meinen Haushalt erledigte ich streng nach To-do-Listen, genauso wie ich E-Mails und Briefe angesichts einer Dringlichkeitsliste bearbeitete. Ich bin ein Listenjunkie, besessen von geregelten Lebensabläufen. Unvorhergesehenes passierte so gut wie nie. Pläne waren nützlich, vermittelten Klarheit und Sicherheit. Was ich allerdings dabei übersah: Ich erwartete von der Wirklichkeit, dass sie sich an meine Entwürfe hielt. Letzten Endes machte Planen aber nur dann Sinn, wenn man bereit war, seine Vorhaben über den Haufen zu werfen, sobald sich die Situation veränderte. Ich musste lernen, nicht an Lebensplänen zu kleben, sondern Flexibilität zu zeigen. Nicht das Ziel ist das Ziel, sondern der Weg dorthin.

Um keinesfalls meine gewohnte Münchner Umgebung zu verlassen, stieg ich – gerade noch rechtzeitig – aus dem Bus. Die Angst vor allem Neuen wurde für mich zu einem großen Hindernis. Ein mulmiges Gefühl, das mich immer dann beschlich, wenn ich an fremden Orten stand und Gefahr hinter der nächsten Häuserecke witterte. Aus diesem Grund hatte ich um meinen Wohnungsstandort einen Ring gezogen. Imaginär. Eine im Kopf entstandene Vorstellung. Unsichtbar. Einen »Hannah-bewegt-sich-null-weiter-Ring«. Mit diesem Gedanken wurde mir bewusst, wie traurig mein Leben verlief, und es gelang mir nur mit Mühe, die Tränen zurückzuhalten. Meine Geschichte, mein Treiben, stets nur ermöglicht durch die Gewissheit, jemanden an der Seite zu haben, drang schmerzhaft in mein Bewusstsein. Nur selten handelte ich auf eigenes Risiko. Lieber verließ ich mich auf möglichst viele Stützen, auf die ich die Gefahr bequem verteilen konnte. Sei es in Form von Freunden, Medikamenten oder Listen. Ungewissheit war für mich nur dann tragbar, wenn jemand bei mir war. Freihändig gehen glich einer Unmöglichkeit. Doch der größte Fehler war, diese Schwäche nicht zu zeigen.

»Ciao, Hannah.« Roberto, mein Lieblingsitaliener machte auf sich aufmerksam, indem er wild gestikulierte, so als stünde der Papst höchstpersönlich auf der gegenüberliegenden Straßenseite.

»Hallo, Roberto«, entgegnete ich, während ich die Straße überquerte.

»Was ist los, Bella? Du guckst, als hätten wir Regenwetter. Scheint die schöne Sonne.« Mit den Händen deutend, blickte er zum Himmel.

Ich mochte aber keine Sonne. Wie wunderbar war es doch, seinen eigenen Trübsinn hervorzukehren. Es fiel mir leicht, im Tiefdruckgebiet zu verweilen.

»Roberto, bringst du mir bitte einen Latte Macciato und etwas zu schreiben?«

»Si, Bella. Verstehe, du willst machen eine deiner langen Listen«, ereiferte er sich.

»Ja, Roberto, das will ich! Ich möchte eine Liste schreiben. Eine Liste, die mein Leben verändern soll.«

Mit großen braunen Augen sah Roberto mich an. Hatte ich es erneut getan? Hatte ich tatsächlich nach Doro, Claudia und Pia einer weiteren Person mitgeteilt, dass ich mich verändern wollte? Mein neues Ich besaß einen eindrucksvollen Drang, sich mitzuteilen.

»Ich bringe dir die Stift, aber du musst mir versprechen, dass du weiterhin bei Roberto Kaffee trinken wirst, in deine neue Läben.«

»Natürlich trinke ich bei dir meinen Kaffee, Roberto. Versprochen!« Dabei hielt ich schwörend zwei Finger in die Luft.

Während ich also in der Sonne saß und versuchte den Tag zu genießen, wanderten meine Gedanken in eine Zeit, in der es mir so erbärmlich ging, dass ich mir am Ende sogar das Leben nehmen wollte. Vermutlich fantasierte jeder Mensch einmal mit dem Einfall, seinem Leben ein Ende zu setzen, besonders, wenn sich der Gedanke nach dem *Sinn des Lebens* qualvoll aufdrängt und sich keine Lösung dafür findet. Im Gegensatz zu mir blieb es bei den meisten Menschen aber nur eine Vorstellung, die niemals in die Tat umgesetzt werden würde. Damals betrachtete ich meinen Selbstmordversuch als eine Art Krankheit, heute wusste ich, dass es vielmehr ein offenkundiges Ende einer krankhaften Entwicklung war. Aber was konnte passieren, wenn ich den Sinn im Leben niemals fand? Einst glaubte ich, ohne *ihn* nicht leben zu können.

Heute wusste ich, dass es viele Gründe gab, am Leben festzuhalten. Den richtigen Zugang zum Leben fand ich trotz alledem nicht, versprach mir aber im Stillen, nicht allzu kritisch bei der Auswahl zu sein.

Dessen ungeachtet machte sich – bei diesen beklemmenden Gedanken – Panik breit, und mein Körper reagierte genau so, als hätte er auf diese Gelegenheit gewartet, um endlich in Erscheinung treten zu dürfen. Mein Herzschlag beschleunigte, und überwältigt von dem Gefühl geriet meine Umgebung ins Schwanken. Zwar erkannte ich die Reaktion sofort – schließlich durchlebte ich unzählige Panikattacken –, konnte trotz alledem nicht gegensteuern. Etwas wurde eben nicht leichter, indem man es sich nur oft genug vorhersagte. Anstatt mir also einzureden, dass mir nichts passieren konnte, wurde ich nur hektischer, worauf auch mein Körper immer heftiger reagierte. Gleich würde mein Kreislauf zusammenbrechen und ich in eine lebensbedrohliche Situation geraten. Meine Hände zitterten, mein Atem ging schneller, und mein Puls raste. Ich hatte Angst!

»Hannah? Ist dir nicht gut?«

Zunächst bemerkte ich Roberto nicht. Dabei kniete der Italiener direkt neben mir und hielt meine Hand.

»Roberto, ich glaube, ich sterbe gleich«, würgte ich hervor.

»So schnell man ist nicht tot, Hannah. Ruhig atmen. Wird gleich wieder gut sein.«

»Roberto, ich will nicht sterben.« Meine Finger krallten sich in seine Hand.

»Ruhig, Hannah!« Dabei streichelte er mich fürsorglich.

»Ich habe große Angst, Roberto, hilf mir doch!«

»Soll ich Krankenautomobile rufen, Hannah?«

»Krankenwagen? Nein, bitte nicht«, schrie ich, obwohl es eine optimale Möglichkeit war, auf schnelle Art Hilfe zu bekommen. Retter, die mich ernst nahmen, waren toll. Sie nahmen mein Leiden dankbar entgegen, denn ihre Hilfe bestand meist nur darin, mir das Händchen zu halten und tröstende Worte zu spenden.

Die Erinnerung daran war schmerzlich, woraufhin ich zu weinen begann und damit den Teufelskreis unterbrach, indem ich mich voll und ganz auf meine Tränenflut konzentrierte.

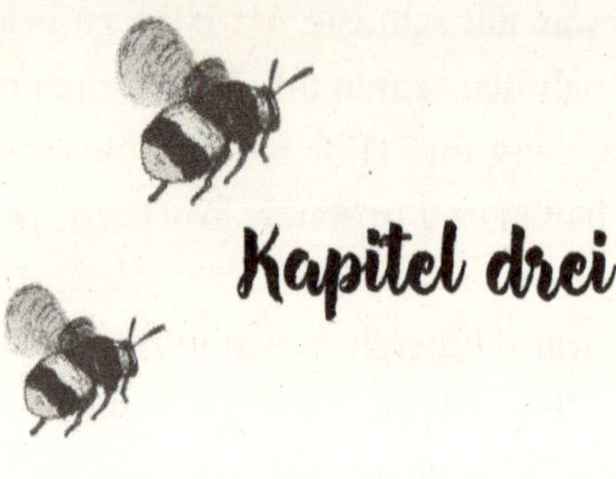

Kapitel drei

»Doro? Kannst du bitte kommen?« Panisch krallte ich mich an das Mobiltelefon und bettelte bei meiner Freundin, am ganzen Körper zitternd, um Hilfe.

»Ist dir etwas passiert, Hannah?«

»Ja, ich glaube …, nein, mir geht es gut, … das heißt nein, … nein, mir geht es nicht gut, Doro. Gar nicht gut, wenn ich ehrlich bin.«

»Natürlich komme ich!«, entgegnete Doro besorgt. »Wo bist du denn? Um Himmels willen bleib bis dahin ruhig, Hannah.«

»Bei Roberto«, brachte ich mühsam hervor.

»In Ordnung, halte durch. Ich bin gleich da.«

Damit war das Gespräch beendet und der Notruf abgesetzt. Bewusst atmete ich in den Bauch, genau so, wie es mir in der Klinik beigebracht wurde. Tief einatmen und entspannt wieder ausatmen. Dabei lagen die Hände auf dem Bauch, um die Atmung besser kontrollieren zu können. Gleichzeitig verschaffte ich mir damit eine Aufgabe, die mich von der Panik – die immer noch meinen Körper ergriff – wegführte.

»Nicht an die Angst denken!«, befahl ich mir eindringlich. Ich schwitzte, und meine Hände zitterten nach wie vor hemmungslos.

Das Herz schlug mir – im wahrsten Sinne des Wortes – bis zum Hals und drückte schmerzhaft auf den Brustkorb. Doro würde sicherlich gleich hier sein, dann konnte ich mich anlehnen. Gerne auch mit Zuhilfenahme einer Beruhigungstablette – jener für Ausnahmefälle –, die meine Freundin praktischerweise immer bei sich führte. Ich würde im Moment an allem Gefallen finden, nur damit mich die Angstzustände nicht weiter verfolgten.

»Hannah, trinkst du erst eine Latte Macchiato auf die Schreck und guck. Hier hast du schönste Stück von größter Torte. Beruhigt die Nerven. Und geht auf Kosten von Roberto.«

Mit Kaffee und Kuchen trat der Italiener an meine Seite. Auch ihm war die Anspannung der letzten Minuten noch deutlich anzusehen. Seine Schultern waren hochgezogen, und auf seiner Stirn hatten sich kleine Schweißtropfen gebildet. Mich beschlich der Gedanke, dass ich ihm einen ordentlichen Schrecken eingejagt haben musste.

»Danke, Roberto«, flüsterte ich und schämte mich für die Peinlichkeit, die ich ihm vor wenigen Minuten geboten hatte. Um ihn nicht weiter zu enttäuschen und seinen guten Willen zu würdigen, schob ich mir ein Stück der sahnelastigen Kalorienbombe in den Mund, als eine um Luft ringende Doro um die Ecke bog.

»Das glaube ich jetzt nicht«, schrie sie aufgebracht. »Ich lasse in meiner Praxis alles stehen und liegen, weil ich glaube, dich ernsthaft in Gefahr zu wissen, und du sitzt hier seelenruhig und schaufelst Sahnetorten in dich rein. Hannah, du bist meine Freundin, aber das hier«, dabei deutete sie empört auf das Kuchenstück, »geht entschieden zu weit. Hast du eine klitzekleine Ahnung davon, welche Angst ich um dich hatte?«

Wie giftige Pfeile schleuderte mir Doro die Worte entgegen. »Argh!«, entfuhr es ihr erneut. Zugleich ließ sie sich entnervt auf den freien Stuhl neben mir nieder. »Einen doppelten Espresso bitte, Roberto. Aber pronto und auf Kosten dieses hoffnungslosen Falles.« Ungeniert zeigte sie mit dem Finger auf mich und taxierte mich weiterhin mit vorwurfsvollen Blicken.

Roberto, der nun gar nichts mehr verstand und mitfühlend auf mich blickte, nickte beflissen. Dagegen brachen bei mir alle Dämme, und ich begann – einem Kleinkind nicht unähnlich – zu weinen. Doro musterte mich fragend. Ihrer Reaktion entnahm ich, wie sie allmählich unsicher wurde und die Erkenntnis Oberhand gewann, die Situation womöglich falsch interpretiert zu haben. Ich fühlte mich verpflichtet, etwas zu sagen, da meine Freundin hin- und hergerissen schien und ihr Denkvermögen weiterhin zwischen Ärger und Mitleid schwankte.

»Du hast recht, Doro, und es tut mir leid. Ich muss lernen, alleine mit meiner Angst klarzukommen.« Damit straffte ich die Schultern und putzte mir geräuschvoll die Nase.

»Hannah?«, beruhigend lag Doros Hand auf meinem Unterarm. »Ich helfe dir gerne, und entschuldige, dass ich die Situation missverstanden habe. Du hattest eine Panikattacke?«, schlussfolgerte sie richtig.

Ich nickte bekümmert und versuchte nebenbei, die Tränen zu trocknen. »Gut! Aber es geht dir wieder besser?« Erneut mein Nicken. »Das ist gut, Hannah. Du hast die Angst erkannt, gegengesteuert und damit vollkommen richtig gehandelt.« Aufmunternd musterte sie mich und schob den Kuchen, sehr zu meinem Bedauern, außer Reichweite. »Sieh mich an, Hannah!«, befahl sie mir eindringlich. Beschämt blickte ich zu Boden, wusste allerdings, dass sich Doro damit nicht zufriedengeben würde.

»Ich hatte große Angst zu sterben, Doro«, jammerte ich. »Dabei wollte ich den Tag nur ein wenig genießen.«

»Natürlich, Hannah.«

Da war es wieder: Psychologenkauderwelsch mit der Präzision einer Kalibriermaschine.

»Es kam so plötzlich, ohne Vorwarnung. Schlagartig bekam ich keine Luft mehr.«

»Du weißt, dass es eine Reaktion deines Körpers ist. Mach dir immer wieder bewusst, dass dir während einer Attacke nichts passieren kann.« Mit einer Geste deutete ich an, ihre Worte verstanden zu haben, obwohl es verdammt schwer war, ruhig zu bleiben, wenn das Leben im Geiste an einem vorbeizog. »Irgendetwas hat diese panische Angst ausgelöst, Hannah. Dies kann völlig unbewusst geschehen. Mach dir also keine Vorwürfe, denn du hast nichts Falsches getan. Allerdings musst du lernen, diese Situationen auszuhalten. Sobald die Angst Oberhand gewinnt, besitzt die Vernunft keine Chance mehr. Du fällst in ein Schema, aus dem du nur mühsam herauskommen wirst.«

In unzähligen Therapiesitzungen hatte ich diese Worte verinnerlicht. Dennoch fiel es mir schwer, in Notsituationen ruhig zu bleiben. Da konnte ich mir immer wieder sagen, dass nichts passieren würde – wenn der Blutdruck ins Unermessliche stieg, war es eben schwer, ruhig zu bleiben – geschweige denn, vernünftig zu denken.

»Ich hatte so lange keine Attacke mehr. Ich dachte, sie wären verschwunden.«

»Sie werden nie ganz verschwinden, Hannah. Es wird immer einen Punkt geben, an dem dein Unterbewusstsein auf irgendetwas reagiert. Schließlich hat es dich bis heute begleitet und wird bei dir bleiben, solange du …«

Doro überlegte, bevor sie weitersprach, denn mit mir über den Tod zu reden, bedurfte enormen Fingerspitzengefühls. »Was hätte dir hier passieren können?«, versuchte sie es auf eine andere Weise. »Du musst dir verinnerlichen, dass diese Situation nichts Lebensbedrohliches für dich darstellt. Gelassenheit beginnt im Kopf, Hannah. Die Sonne scheint, und du genießt einen Kaffee. Warum sollte dein Körper also genau in diesem Moment versagen? Erkläre deiner Psyche, weshalb dein Umfeld keinen Anlass zur Sorge gibt. Lenke dich ab, lies die Speisekarte, telefoniere, schreibe eine SMS oder konzentriere dich auf irgendeinen Punkt oder eine Situation in deiner Umgebung. Verfolge einen Menschen und mal dir dazu eine Geschichte aus. Du darfst an alles denken, nur nicht an die Angst.«

Während mein Gehör sich ganz auf Doros Worte konzentrierte, verfolgte mein Blick ein anderes Ziel. Ein Jogger, der sich gerade auf der gegenüberliegenden Straßenseite bewegte, erregte meine Aufmerksamkeit. Der eine oder andere Gedanke würde mir zu diesem Muskelpaket schon einfallen. »Überlege dir, was du gerne tun würdest. Dabei spielt es keine Rolle, ob du es tatsächlich könntest oder nicht.«

Mein Jogger absolvierte an einer roten Ampel Dehnübungen.

»Hannah? Was würdest du gerne tun, egal wie unmöglich es dir im Augenblick erscheint?«

Doro erwartete eine Antwort.

»Ich würde gerne laufen«, gab ich, in Gedanken versunken, von mir. »Ich würde gerne einen Marathon laufen«, setzte ich noch obendrauf.

Doro sah mich zuerst überrascht, dann belustigt an. Ich spürte deutlich, dass sie sich ein Lachen nur mühsam verkneifen konnte.

»Das ist gemein. Du hast mich aufgefordert, etwas zu sagen, egal wie abwegig es ist«, erwiderte ich beleidigt, konnte ein Lächeln dennoch nicht unterdrücken.

»Hannah«, schmunzelte Doro, »abwegig ist noch der schmeichelhafteste Gedanke, den ich dabei habe.«

»Ich will einen Marathon laufen!« Mein Kampfgeist – und Trotz – war erwacht.

»Dann laufe ihn, Hannah.« Mit diesen Worten nahm Doro die Kuchengabel, schnappte sich mein Tortenstück und genoss lächelnd den warmen Septembertag.

Nie im Leben hätte ich gedacht, dass meine erste Veränderung ein Marathonlauf sein könnte. Ich wollte so vieles in meinem Leben verändern. Mich sportlich auf Höchstleistung zu trimmen gehörte sicherlich nicht dazu. Im Laufe des Tages revidierte ich das gesetzte Ziel auf einen Viertelmarathon. Beschämt erinnerte ich mich daran, dass das Weiteste, was ich je gelaufen war – und dies vor einer gefühlten Ewigkeit – einhundert Meter waren. Genau genommen lief ich diese beim letzten Sportfest meiner Schullaufbahn. Jetzt lag das 105,4875-fache vor mir.

Zuerst musste ich mir allerdings das richtige Outfit besorgen. Ohne vernünftige Kleidung kein vernünftiges Laufen, das hörte man schließlich immer wieder. Ob es Laufhosen auch in XXL-Größen gab? Und was sollte ich bezüglich meiner nicht unerheblichen Oberweite unternehmen? Entsetzt stellte ich fest, dass es ein munteres Auf und Ab geben würde, als ich in meiner Wohnung ein paar Schritte zur Probe lief. Als ich im Begriff war, das Telefon zu nehmen – ich wollte Doro um Unterstützung bitten –, meldete sich mein Unterbewusstsein, das ähnlich einem Lebenspartner sofort nach Aufmerksamkeit verlangte. Nein, keine Hilfe! Ich musste es alleine versuchen. In der Anonymität eines Kaufhauses konnte mir dieses Unterfangen auch gelingen.

Also entschied ich mich für eine Einkaufsmöglichkeit, die nur knapp an der Grenze meines imaginären Kreises lag. Eine gewisse Nervosität war nicht zu leugnen, wie die feuchten Hände und mein klopfendes Herz verdeutlichten. Dennoch versuchte ich mein Ziel, mir Trainingskleidung zu kaufen, nicht aus den Augen zu verlieren. Entschlossen folgte ich dem ausgewiesenen Weg in den vierten Stock. Zuerst nahm ich mir die Abteilung für Laufhosen vor. Bei genauerer Betrachtung stellte sich mir die Frage, ob diese derart enganliegend sein mussten? Bestimmt würde ich darin aussehen, als hätte man mich hineingepresst, ähnlich einer Fleischwurst, der man beim Vakuumieren die Luft entzog.

»Kann ich ihnen behilflich sein?«, fragte mich eine durchtrainierte Verkäuferin. Mich beschlich das Gefühl, dass diese bereits mein Eindringen in ihr Verkaufsterrain als strafbar ansah. Von meinen Hemmungen, mich als Viertelmarathonläuferin zu outen, ganz zu schweigen.

Zehn Minuten später verließ ich den Laden mit einer Tüte. Darin befand sich eine Laufhose in Größe XS, die ich meiner nicht vorhandenen Nichte zum fünfzehnten Geburtstag schenken wollte. Zu Hause setzte ich mich an den Laptop und loggte mich ruhig und besonnen bei Ebay ein. Es gab kaum Schöneres, als in Ruhe, ohne sich dem Urteil einer Verkäuferin auszusetzen, in der Anonymität des Internets zu shoppen. Dazu musste ich mich auch nicht sonderlich viel bewegen. Nur die Finger leisteten von Zeit zu Zeit einige Klicks. Binnen einer halben Stunde ersteigerte »Hoppelhase-Hannah« eine Laufhose (XL), ein schweißabsorbierendes Shirt (XXL) und eine fließend fallende, problemzonenkaschierende schwarze Laufjacke. Aus dem Sonderangebot eines Schuhhauses erstand ich nagelneue Laufschuhe in Größe 37. Das Hüpfproblem im »Unter-dem-Hals-Bereich« blieb allerdings weiter ungelöst. Da ich keine Nerven und wenig Begeisterung für den Kauf eines Sport-BHs aufbrachte, beschloss ich kurzerhand, zwei BHs übereinander anzuziehen, und darauf zu vertrauen, die Schwer- und Fliehkraft meiner Marshmallow-weichen Brüste damit halbwegs einzudämmen.

Einige Tage später erwachte ich am frühen Morgen. Die letzten ersteigerten Laufklamotten waren »Hoppelhase« gestern ausgeliefert worden. Hin- und hergerissen, ob ich es tatsächlich wagen wollte, schob ich die Bedenken mit der Bettdecke zur Seite und begann, meine Rundungen aufzuwärmen. Zum Glück konnte mich niemand beobachten, wie ich vor geöffnetem Fenster improvisierte Dehnungen absolvierte, die ich frei erfunden und mir vor wenigen Tagen selbst beigebracht hatte.

Zehn Minuten später spazierte ich gut gelaunt Richtung Waldweg, wo zu dieser frühen Tageszeit garantiert niemand unterwegs sein würde.

Geschätzte zwanzig Hundebesitzer belehrten mich eines Besseren! Geschäftig spazierten Herrchen und Frauchen mit ihren Vierbeinern über den Trimm-dich-Pfad, um dort selbiges – nämlich tierisches Geschäft zu hinterlassen.

Das geht ja prima los, dachte ich verärgert. *Darf man Joggern den Weg derart »exkrementieren«?* Zwar war ich noch keinen einzigen Meter gelaufen, verbündete mich aber augenblicklich mit allen Spitzen- und Breitensportlern dieser Welt. Letztlich hatte ich meine Muskeln durch ein gezieltes Warm-up bereits zum Glühen gebracht und trug zudem professionelle Klamotten. Abgesehen von den zwei übereinander angezogenen Büstenhaltern, die weniger formvollendet waren. Entmutigt setzte ich mich auf einen vor mir liegenden Baumstamm, um mir spirituell ein wenig Mut zuzusprechen.

Schritt für Schritt mobilisierte ich meinen Bewegungsapparat. Um ehrlich zu sein, waren es vielmehr Schrittchen, die ich bewerkstelligte. Nach einem gefühlten Kilometer – der in Wirklichkeit keinem realistisch gesehenen Maß entsprechen konnte – bemerkte ich bereits einen eigenartigen, nicht unbekannten Schmerz in der rechten Bauchseite. Sauerstoffmangel machte sich breit. Mein Körper war schlichtweg übersäuert, was ich durchaus als zutreffend empfand, denn ich war in der Tat sauer. Sauer auf mich, auf meine mangelhafte Kondition und meine naive Art, die mir vorgegaukelt hatte, ich könnte einen Viertelmarathon bewältigen.

»Jetzt nicht aufgeben!«, feuerte ich mich an. Zumindest bis zur nächsten imaginären Ziellinie, die ich in Gedanken am übernächsten Baum platzierte. Allerdings galt es bis dahin noch ein Hindernis zu überwinden, denn kurz vor meinem persönlichen

Showdown bog ein jüngerer Mann mit seinem Golden Retriever auf meine Zielgerade. Letzterer nahm meine Witterung bereits auf. Kein Wunder, floss der Schweiß mittlerweile in Strömen über meinen Körper. Zudem befiel mich das untrügliche Gefühl, dass verschiedenste Rottöne mein Gesicht zieren könnten. Die Gedanken überschlugen sich. Sollte ich stehen bleiben, um hinter dem Pärchen herzugehen, und mich damit als blutige, untrainierte Anfängerin zu outen, oder wäre es besser, meine neue Persönlichkeit lässig an Hund und Herrchen vorbeizubewegen?

Letztlich entschied ich mich für die zweite, würdigere Variante, vergaß allerdings, dass lässig in meinem Zustand nicht mehr möglich war. Ich forcierte das Tempo, um die peinliche Situation so rasch wie möglich hinter mich zu bringen. Die Atmung stellte sich eigenständig auf Automodus, also konnte ich bereits – rein theoretisch – die Luft gar nicht mehr anhalten. Den Blick starr geradeaus gerichtet stolperte ich an Hund samt Herrchen vorbei und stellte nicht ohne Schadenfreude fest, dass auch dem Vierbeiner die Zunge bis zum Boden hing. An der nächsten Weggabelung bog ich nach links und drehte mich kurz darauf um, um zu überprüfen, ob ich meine Verfolger abgeschüttelt hatte. Ich riss mir die Ohrstöpsel aus dem Gehörgang, kam stolpernd zum Stehen und übergab mich sofort. Um meine Demütigung perfekt zu machen, zog ich mein Handy hervor und drückte den Auslöser. Als ich das Foto betrachtete, wusste ich sofort, dass man mich – im Falle eines Falles – nicht mehr identifizieren konnte.

Auf einem Baumstumpf sitzend versuchte ich, meine Atmung weiter unter Kontrolle zu bringen. Die Schnappatmung ging erst in ein Hecheln und schließlich in ein Wimmern über. Der Geschmack im Mund war ekelerregend und das Seitenstechen qualvoll. Zu allem Übel hatte mein Handy im Dickicht keinen Empfang. Die Option, ein Taxi für den Rücktransport zu bestellen, schied somit aus.

»Alles in Ordnung?« Ein älterer Mann mit Hut und seinem – im wahrsten Sinne des Wortes – geschäftigen Hund stand neben mir und blickte voller Mitgefühl auf mich herab.

»Wonach sieht es aus?«, gab ich schnippisch und in meiner Lage völlig unangemessen zurück.

»Ich wollte Ihnen nur behilflich sein«, entgegnete der Hutträger entschuldigend. Sein Dackelblick ähnelte dem seines Hundes auf eigenartige Weise, und erstaunt stellte ich fest, dass Hund und Herrchen sich aufs Haar glichen.

»Zeigen Sie mir Ihr Gesicht und ich zeige Ihnen Ihren Hund«, antworte ich gehässig. Eigentlich wollte ich gar nicht derart unhöflich erscheinen, aber der Blick des Hundebesitzers diskreditierte mich zur Versagerin. »Sehe ich aus, als wäre ich auf Ihre Hilfe angewiesen?«

»Ehrlich gesagt, ja!«, lächelte der Hutmann.

Mehr Demütigung konnte ich nun wirklich nicht mehr ertragen, denn bei aller Selbstironie, die ich mühsam aufzubringen versuchte, besaß auch mein Selbstbewusstsein eine Schmerzgrenze, die nun eindeutig erreicht war. Während der Doppeldackel abzog, rief ich ihm hinterher, dass es sich hierbei um eine besonders explizite Form von Yoga handeln würde, um zumindest ein Fünkchen an Würde zurückzugewinnen.

Sogleich fühlte ich mich besser.

Wie gut ich mich doch selbst belügen konnte.

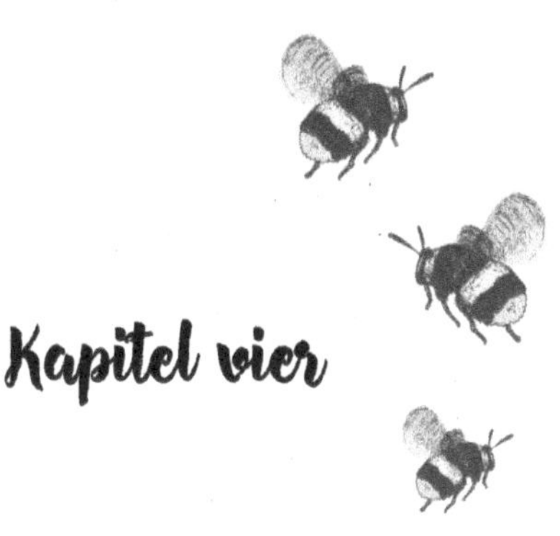

Kapitel vier

Schwerer fiel es, den körperlichen Schmerz zu verleugnen. Auf Händen und Füßen gestützt erreichte ich eine halbe Stunde später meine Wohnung, die sich – zu allem Überfluss – auch noch im dritten Stock befand. Natürlich gab es keinen Aufzug. Ohne mich auszuziehen, geschweige denn zu duschen, ließ ich mich auf das Sofa fallen. Keine drei Minuten später schlief ich ein. Ich war bedient und das Gefäß meiner Ersterfahrung *Joggen* randvoll.

»Hannah, wach auf!« Aus weiter Ferne und nur im Unterbewusstsein vernahm ich die Stimme meiner Freundin Claudia. Immer noch fühlte ich mich in einer Dimension gefangen, in der ich träumte, wohlig leicht zu sein, und in der mein Gewicht keine Rolle spielte.

»Meine Güte, Hannah, wach endlich auf.« Claudia rüttelte heftig an meiner Schulter. Doch *Wachsein* war kein Ort, an dem ich mich im Augenblick befinden wollte. »Was ist los mit dir? Du siehst aus, als wärst du einen Marathon gelaufen.« Meine Freundin konnte natürlich nicht ahnen, wie nah sie der Sache damit kam. Wie in Trance griff ich zur Wasserflasche und konnte gar nicht so schnell schlucken, wie ich gerne getrunken hätte. Ich fühlte mich wie ein Kamel am Wasserloch. Um Claudias fragende Blicke aufzuklären, gestand ich, dass ich laufen gewesen war.

»WARUM?«, fragte Claudia völlig fassungslos. Ihre Freundin und Sport, das war für sie wie Offenbarung und Illusion.

»Weil ich mir gewünscht habe zu laufen und Doro mir riet, meinen Wünschen nachzugehen.«

»Gilt dies auch für Ansinnen, die an Idiotie grenzen?«

Typisch Claudia. Allerdings stand mir nach dieser Art von Scherzen im Moment nicht der Sinn. Langsam versuchte ich, mich in eine senkrechte Lage zu bringen, wobei mir Claudia hilfreich unter die Arme griff und mich zum Badezimmer delegierte, in der sie mir – nicht ganz ohne Hohn – ein heißes, schaumiges, nach Lavendel duftendes Entspannungsbad einließ. »Es ist unterhaltsam, wenn du zusammenbrichst, Süße. Ich sollte es mir notieren und es später verfilmen lassen«, spottete Claudia.

Während ich mich auszog, drehte sich Claudia taktvoll um. Stöhnend ging ich daraufhin im Schaum unter, währenddessen sie es sich auf dem Wannenrand bequem machte. Beschämt stellte ich fest, dass eine halbe Flasche Badeschaum nicht ausreichte, um meinen Rubenskörper vollständig zu bedecken. Peinlich berührt versuchte ich daraufhin, einen Turm aus Schaum auf meinen Rundungen zu errichten.

»Hannah, was hast du dir dabei gedacht? Du kannst nicht von heute auf morgen einfach loslaufen. Joggen erfordert Training und Kondition, die man langsam steigert. Und ohne dir zu nahe zu treten, fände ich Nordic Walking für dich weitaus passender. Dein BMI ist viel zu hoch, und zudem schont Walken die Gelenke!«

Mein WAS bitte schön war viel zu hoch? Meiner Freundin fehlte gelegentlich, bei aller Ehrlichkeit, ein gewisses Maß an Taktgefühl, was ich eben erneut zu spüren bekam. Trotzdem dachte ich über ihre Worte nach. Ich mochte auch keineswegs taktlos erscheinen, und Nordic Walking war bestimmt ein toller Breitensport, aber ganz sicherlich nicht für mich. Ich wäre mir albern vorgekommen, mit Stöcken durch die Gegend zu laufen, während ich unschlüssig abwog, ob ich lieber rennen oder am Stock gehen wollte. Gut, ich konnte mir ein Gewehr auf den Rücken binden, um das Ganze auf Biathlon zu steigern. Als Zielscheiben würden die geschäftigen Vierbeiner gute Dienste leisten. Ach, wie geübt ich doch darin war, an der Realität so lange rumzuinterpretieren, bis sie in das Bild passte, das ich gerne haben wollte.

Eine halbe Stunde später lagen wir auf dem gemütlichen, großen Sofa, das ich mir vom Erbe meiner Oma geleistet hatte. Meine Oma war im letzten Jahr – nicht plötzlich, aber dennoch unerwartet – verstorben. *Man merkt, dass die Sonne untergeht, und erschrickt trotzdem, wenn es dunkel ist.* Jenes Zitat hatte meine Familie für die Todesanzeige gewählt und traf die Empfindungen aller Hinterbliebenen auf den Punkt. Welches Geheimnis meine Oma mit ins Grab nahm, wurde allen bei der Testamentseröffnung zuteil, denn sie hatte sich mit der Zeit ein kleines Vermögen zusammengespart. Zwar erhielten wir zu Lebzeiten immer mal wieder kleine Geldgeschenke, dennoch war unsere Oma sparsam mit der Erfüllung der Wünsche der beiden Enkelinnen umgegangen. Während wir unwissend zurückblieben, investierte sie dank guter Beratung stetig und verzehnfachte im Laufe der Zeit ihre Ersparnisse. Der unerwartete Geldregen war für mich ein wahrer Segen, denn ohne diese Absicherung, die meine Großmutter mir damit einräumte, hätte ich mir keinesfalls eine Auszeit zur Selbstfindung leisten können. Nichtsahnend hinterließ sie mir genug finanziellen Spielraum, für den ich ihr ewig dankbar sein würde. Als »finanziell gesichertes Elend« bezeichnete Claudia mich gerne und traf meinen Seelen- und Kontozustand damit haargenau.

Später öffnete meine Freundin eine Flasche Tempranillo, von dem ich stets einen kleinen Vorrat zu Hause hatte. Dieser Wein stellte für mich den einzigen Luxus dar, den ich mir gelegentlich aus dem Feinkostladen um die Ecke gönnte. Gedankenverloren betrachtete ich mein Rotweinglas und überlegte, ob Sport sich mit Alkohol vertrug, als Claudia erneut das Thema Selbsteinschätzung aufgriff.

»Hannah, Hannah«, schüttelte sie den Kopf, »manchmal denke ich, man sollte dich an der Hand nehmen und durch die Welt führen.« Großzügig prostete ich meiner Freundin zu, denn anders konnte ich die Wahrheit, die wieder einmal treffend war, nicht ertragen. »Du wirkst manches Mal so unbeholfen und«, sie suchte nach dem richtigen Wort, »naiv.«

Erneut nippte ich an meinem Wein. »Du bist zweifelsfrei eine intelligente Frau, aber wie kannst du derart wenig Einsehen bei deinen eigenen Handlungen haben? Du kannst doch unmöglich mit dem Glauben das Haus verlassen, einen Viertelmarathon zu laufen. Bist du überhaupt jemals in deinem Leben gelaufen?«

Meine Einwort-Freundin hielt den Vortrag ihres Lebens, aus dem ich mich irgendwann – und nach einigen Gläschen Wein – verabschiedete. Bald darauf schlief ich ein, und Claudia war irgendwann gegangen.

Zwischenzeitlich war es im Zimmer dunkel und kühl geworden. Frierend zog ich mir die Decke bis über das Kinn und genoss die Stille und das erschwindelte, wohlige Gefühl des Alkohols. Diese heimelige Empfindung der hochgezogenen Kuscheldecke erinnerte mich an meine Kindheitstage, in denen ich mit meinem großen Schnuffeltuch alles Leid der Kinderwelt wegschnuffeln konnte. Hatte Claudia recht? Ging ich tatsächlich unbeholfen und naiv durchs Leben? Wohin waren meine Träume verschwunden? War das Leben eine einzigartige Herausforderung für Träumer wie mich? In der Geschichte gab es großartige Menschen, die an ihren Zielen festhielten und diese allein durch dieses Begehren erreichten. Kolumbus zum Beispiel wollte Neues entdecken, als er sich auf seine Reise über die Weltmeere begab. Wie glücklich musste er gewesen sein, als er auf Amerika traf, auch wenn er glaubte, in Indien gelandet zu sein? Ich nahm mir vor, mehr Träume zu haben, als das Leben mir zerstören konnte. Vor der Wirklichkeit konnte ich die Augen verschließen, Sehnsüchte einzusperren war dagegen unmöglich. Kurioserweise kam mir in diesem Moment Leonardo DiCaprio in seiner Rolle als Jack Dawson in den Sinn, dessen Traum – die Heimkehr nach Amerika – Wirklichkeit wurde. Weniger glücklich ging dieser Traum zu Ende, als er mitsamt der Titanic und all seinen Träumen im eiskalten Ozean neben einem Eisberg ertrank.

Erneut wurde mir klar: Wer nichts riskierte, gewann auch nichts. Ich durfte mir das Recht nehmen, meine Ziele zu bestimmen, vernünftig zu betrachten, und dann mit aller Tatkraft versuchen, sie zu verwirklichen. Natürlich barg ein neuer Weg auch Gefahren, und ob man sein Ziel erreichen würde, blieb bis zum Ende fraglich. Doch wenn ich heute nicht damit beginnen würde, könnte ich morgen nicht ernten. Ich schloss die Augen und gähnte. Wie immer philosophierte ich viel zu viel. Ein nicht unbekanntes Problem, denn ich dachte lieber nach, als tatsächlich zu handeln. Was würde geschehen, wenn es mir nicht gelang, mein Leben zu verändern? Würde ich mich noch weiter verlieren und irgendwann neben Leonardo im kalten Wasser treiben? Für meine zukünftigen Reisen wollte ich keinesfalls die Titanic nehmen, beruhigte ich mich letztendlich selbst.

Während ich auf den Balkon schlich, um die kühle Nachtluft einzuatmen, wurde mir eines bewusst: Ich wollte mein Leben mit aller Entschlossenheit verändern. Träume aufzuschieben ergab keinen Sinn, denn viel zu schnell konnte das Leben zu Ende sein. Dabei dachte ich an meinen Papa und ein klein wenig auch an Leonardo DiCaprio.

Am nächsten Tag empfand ich Körper und Geist als zwei voneinander getrennte Bauteile, die nicht zueinanderpassten. Dabei spürte ich Abertausende von Muskeln, die schmerzten. Aufzustehen war also unmöglich. Rücklings sank ich in die Kissen und spürte dabei Körperteile, deren Besitz mir bis dahin unbekannt war.

Da das Schmerzgefühl mein – im Allgemeinen sehr ausgeprägtes – Hungergefühl zum Verstummen brachte, dachte ich darüber nach, wie ich mir den Morgen im Bett ein wenig abwechslungsreicher gestalten konnte. Ein Buch zu lesen schied aus, denn mein neuester Roman befand sich unerreichbar auf dem Balkon. Damit beschränkten sich meine Aktivitäten auf das Durchwühlen des Nachtschränkchens, das ich ohnehin schon lange aufräumen wollte. Ich machte darin neben Papiertaschentüchern, leeren oder abgelaufenen Nasentropfenfläschchen und Kopfschmerztabletten ein Blutdruckmessgerät sowie ein altes Tagebuch ausfindig. Kurzzeitig überlegte ich, meine Blutlaufbahn zu vermessen, hatte allerdings vor dem Ergebnis zu große Angst und griff stattdessen zum Tagebuch. Tatsächlich war es gar kein richtiges Tagebuch, womit der

Gedanke, alte Jugendsünden zu finden, ausschied. Vielmehr war es mein »Buch der kleinen und großen Träume«. Lange hatte ich es nicht mehr in den Händen gehalten, vermutlich geriet es auch deshalb in Vergessenheit. Zu schmerzlich waren die Gedanken, die ich diesem Buch anvertraut hatte. Auch jetzt überfielen mich Zweifel, ob ich dem Inhalt auf den Grund gehen wollte. Einige Gedanken, die ich in den letzten dreißig Jahren darin verewigt hatte, waren mir gut in Erinnerung geblieben, da es Träume waren, die ich noch heute hegte. Doch genauso wusste ich, dass es Illusionen gab, die so schmerzhaft waren, weshalb ich sie nach dem Träumen sofort wieder verdrängt hatte.

Unbeweglich und unentschlossen angesichts des Träumebuchs lag ich im Bett. Zaghaft berührte ich das kleine goldene Schloss. War ich vor wenigen Stunden noch davon überzeugt gewesen, neue Wege einzuschlagen, geriet ich nun wieder ins Grübeln. Wo waren nur meine Selbstsicherheit und die Bestimmtheit, das Richtige zu tun?

Drauf und dran, mein inadäquates Selbstvertrauen zu unterschätzen – eine Eigenschaft, die auf vollkommener Fehleinschätzung beruhte –, wischte ich trotzig die ersten Tränen aus den Augen. Zweifelnd und der Gefahr bewusst, mich auf einem Terrain zu bewegen, das mir nicht gefallen könnte, starrte ich an die Decke. Gleichzeitig stellte ich mich der Frage, was falsch daran sein konnte, sich alte Lebensträume in Erinnerung zu rufen? Sie gehörten zu mir wie meine blauen Augen, meine zu kleinen Hände oder die Narbe am Knie, die ich mir zuzog, als ich vom Dreirad fiel, weil meine Mutter mich auf halber Strecke des Dorfberges losließ. Aus Versehen, wie sie bis heute beteuerte.

»Schluss damit«, ermahnte ich mich streng. Mit einem Blick über den Bettrand vergewisserte ich mich, dass ich mich weder auf der Titanic noch in der Nähe eines Eisbergs befand. Der absolute Untergang war somit ausgeschlossen.

Zögerlich öffnete ich das kleine, in braunes Leder gebundene Büchlein und konnte nicht ignorieren, dass es mit den Jahren einen modrigen Geruch angenommen hatte.

24. Oktober 1982

Lukas hat eine fiel schönere Trinkvlasche als ich.
Ich möchte auch so eine Vlasche haben.

Hannah (mit kackbrauner Trinkvlasche)

Ein Lächeln huschte über mein Gesicht. Und davor hatte ich Angst? Vor einer Trinkflasche, die ich nie besessen, jedoch unbedingt haben wollte? Ich legte das Buch erleichtert beiseite und versuchte mich zu erinnern.

Lukas war ein Junge aus der ersten Klasse gewesen, der sich damals unsterblich in mich verliebt hatte. Als ich seinen ersten Liebesbrief in den Händen hielt, brachte ich ihn in unvorstellbare Verlegenheit, indem ich den Brief laut und deutlich im Deutschunterricht, einem Referat nicht unähnlich, vorlas. Was aus Lukas wohl geworden war? Nach zehn gemeinsamen Schuljahren hatten sich unsere Wege getrennt, auch wenn man sich natürlich fest versprochen hatte, sich nicht aus den Augen zu verlieren. Viel zu spät wurde mir bewusst, in Lukas einen stillen, jahrelang treuen Verehrer besessen zu haben, der mir diesen Fauxpas in jenem Moment verziehen hatte, als ich seine Liebe zu mir öffentlich bekannt gab. In meinem darauffolgenden Leben hatten sich Menschen bei weitaus weniger Demütigung von mir abgewandt.

Plötzlich überkam mich ein schlechtes Gewissen. Moralische Bedenken, was ich Lukas im zarten Alter von sechs Jahren angetan hatte. Hinzu kam, dass ich offensichtlich auch noch auf seine Flasche neidisch gewesen war. Angestrengt versuchte ich mich zu erinnern, aber in mir tat sich kein Bild dieser ominösen Trinkflasche auf. Ich würde meine Mutter mit einem Dorftratsch beauftragen, um Lukas' Schicksal zu erforschen. In Erinnerungen schwelgend blätterte ich mutig auf die nächste Seite.

Diesen Eintrag verfasste ich knappe zwei Jahre später. Damals war ich neun Jahre alt gewesen.

19.07.1984

Ich habe heute den besten Aufsatz meiner Klasse geschrieben. Meine Lehrerin hat ihn laut vorgelesen. Die ganze Klasse hat applaudiert.

Es ging um ein 5-Mark-Stück, das auf eine Reise ging und am Ende in einem Sammelalbum landet. Ich wünsche mir, daß ich, wenn ich groß bin, ein Buch schreiben werde, das alle Menschen auf der Welt lesen wollen.

Hannah (Autorin)

In meinem Leben hatte es schöne und unschöne Schulmomente gegeben. Hier verewigte ich einen der eindeutig schöneren Augenblicke meiner Schulzeit. Ich lächelte und stellte mir vor, wie mein Leben als Autorin wohl verlaufen wäre. Plötzlich fühlte ich mich den Seiten, mitsamt meinen Träumen eng verbunden. Leise beschlich mich das untrügliche Gefühl, mir etwas schuldig zu sein. Eine Art Empfindung, die auf Wiedergutmachung drängte.

Kurze Zeit später gab mein Bauch ein lautes Knurren von sich. Wie bereits erwähnt, war mein Hungergefühl äußerst auffällig. Damit war es an der Zeit aufzustehen. Gleichgültig, wie schmerzhaft es war. Sorgsam verschloss ich das Büchlein und legte es ehrfurchtsvoll an seinen alten Platz zurück. Beflügelt von den ersten beiden Einträgen, die ich ohne emotionalen Schaden überstanden hatte, richtete ich mich auf und setzte vorsichtig beide Beine über die Bettkante. Aus dem Spiegel blickte mir eine Frau mit schmerzverzerrtem Gesicht entgegen, und mich überkam eine Woge von Mitleid für dieses entmutigt wirkende Wesen.

Die zehn Schritte vom Schlafzimmer zur Küche wurden zu meinem persönlichem Leidensweg. Röchelnd, meiner Atmung von gestern nicht unähnlich, brühte frischer Kaffee aus der Maschine. Doch die Lebensgeister, die geweckt wurden, reichten bei Weitem nicht aus, um mich dazu zu bewegen, Milch aus dem Kühlschrank zu holen. Am Küchentisch sitzend trank ich meinen Kaffee einfach schwarz. Eine Überdosis an Koffein konnte nicht schaden. Dazu knabberte ich an ein paar Keksen, die hart und bröselig waren, dafür aber in Reichweite auf dem Esstisch lagen. Gedankenverloren beobachtete ich die Küchenuhr, wie sich deren Zeiger bewegten, froh darüber, eine Tätigkeit gefunden zu haben, die nicht allzu belastend war.

Meine Selbstvorwürfe entstanden immer dann, wenn ich unzufrieden war oder zu lange über mein Verhalten sinnierte. Meistens fällte ich dabei ein schnelles, vernichtendes Urteil, bei dem ich mich gerne als Versagerin fühlte. Mein Selbstvorwurf war keine greifbare Emotion, sondern vielmehr eine Art Bewertung, bei der ich nicht zimperlich mit mir umging. Ich musste unbedingt daran arbeiten und mir zukünftige Fehler großzügig verzeihen.

Vorsichtig schleppte ich mich ins Bad, um mich dem Anblick meines Spiegelbilds zu stellen. Als ich mich obendrein auch noch bemühte, besonders bemitleidenswert zu schauen, überrollte mich der Groll. Ich war wütend, verbittert, weil ich Ziele nie hartnäckig genug verfolgt hatte, obwohl sie sich oftmals direkt vor meinen Augen befanden. Verärgert, dass es mir gelang, auf mein Mitleid immer noch eine Portion obendrauf zu setzen. Das Risiko – und war es noch so klein – war immer stärker in mein Bewusstsein gedrungen als alle meine Träume. Wären Sehnsüchte wirklicher Hunger nach Leben, hätte ich alles gegeben, um sie zu verwirklichen, egal welches Restrisiko sich dahinter verbarg. Aber der Appetit war nie groß genug gewesen und die Angst zu übermächtig. So brannten sich die Träume in meine Seele und blieben für immer zurück. All die Jahre hatte ich mir etwas vorgemacht. Aus Rücksicht auf andere stellte ich meine Ziele niemals in den Vordergrund. Doch in Wahrheit fehlte mir zu allem der Mut.

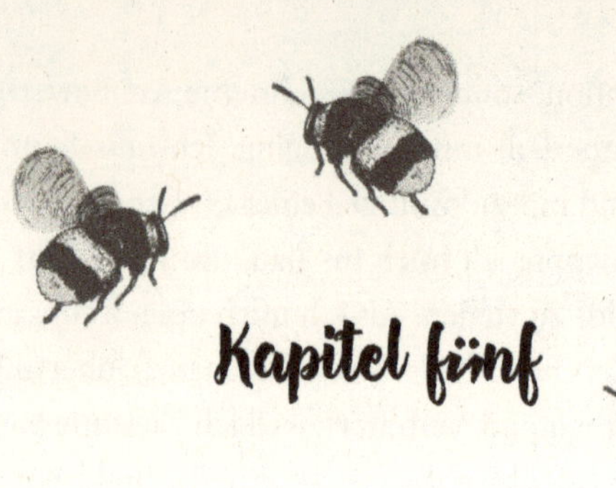

Kapitel fünf

Im Laufe des frühen Nachmittags hatte ich das Gefühl, mir eine Runde »Talk am Nachmittag« verdient zu haben. Ich liebte die mittelmäßigen Gespräche und unbedeutenden Informationen, bekam ich dort mehr oder weniger gut vermittelt, dass andere Menschen weitaus größere Probleme besaßen als ich. Hinzu kam, dass ich grundsätzlich allen Menschen glaubte. *»Leichtgläubigkeit kommt aus dem Herzen und schadet dem Geist nicht.«*

Dieses Sprichwort unterstützte mein unbekümmertes Naturell, an alles zu glauben, ohne mich um meine Intelligenz zu sorgen. Dagegen setzte ich mein eigenes Handeln immer wieder folgenschwereren Gedanken aus. Zwar begann alles harmlos, endete oftmals aber in gedanklichen Irrwegen. Zuerst bildeten sich kleine Nebengässchen, daraus wurden dann größere Straßen, die am Ende in mehrspurigen Autobahnen mündeten. Über eine Sackgasse wurde mir meist erst im letzten Augenblick bewusst, dass ich mich auf einem Holzweg befand.

»Hallo, Claudi…« Ich hatte zum Telefon gegriffen und Claudias Nummer gewählt. Zum einen konnte ein wenig Unterhaltung nicht schaden, zum anderen wollte ich mich bei meiner Freundin für ihre gestrige Unterstützung bedanken.

»Das Sportgenie!«, fiel sie mir lachend ins Wort.

»Ha, ha«, gab ich mich beleidigt. »Wenn du wüsstest, was ich heute bereits getan habe!«

»Lass mich raten? Du bist zuerst gelaufen, dann gekrochen, hast dich übergeben, liegst im Bett und wünschst dir eine Portion Mitleid von mir?« Claudia verbannte das Taktgefühl zum wiederholten Male aus ihrer Persönlichkeitsliste und kam mit dem verbalen Holzhammer auf mich zu.

»Wenn dem so wäre, würde ich mich sicherlich nicht an dich wenden! Mitleid gibt es bei dir nicht zu holen, Claudi.« Eine kleine Zurechtweisung konnte nicht schaden.

»Hoppelhase ist heute aber schlagfertig«, kicherte sie. »Was gibt's denn?«

»Ich wollte gerade einkaufen gehen und dich fragen, ob du Lust hättest, heute Abend mit mir zu kochen?«

»Oh, tut mir leid«, bedauerte Claudia aufrichtig. »Ich bin mit Pia verabredet. Wir wollen ins Kino. Hast du nicht Lust mitzukommen?«

Diese intuitive Entscheidung, die nun von mir erwartet wurde, überforderte mich ausnahmslos. In der Regel benötigte ich einen halben Tag, um einen spontanen Entschluss, und darunter fiel dieser Kinobesuch allemal, zu fassen. »Ach, Hannah, gib dir einen Ruck. Popcorn, Taschentücher, Herzschmerz. Das volle Programm.«

»Könntet ihr später nicht zu mir kommen? Wir könnten ein Gläschen Sekt zusammen trinken.« Eine gute Alternative, wie ich fand.

»Klar, nur erwarte uns nicht vor zehn.«

»Wunderbar. Ich freue mich. Bis später.« Ich war im Begriff aufzulegen, spürte jedoch, dass Claudia noch etwas sagen wollte.

»Du trinkst neuerdings ein wenig oft Alkohol, Hannah«, schmunzelte sie. Ich kicherte, verabschiedete mich und legte auf. Es würde schon nicht schaden, die homöopathische Dosis Hochprozentiges ein wenig zu erhöhen. Unschlüssig, was ich bis dahin unternehmen sollte, kam mir erneut ein Sprichwort in den Sinn.

So weit meine Füße mich tragen, riet mir diese unbequeme Lebensweisheit. Also begab ich mich auf den Weg, um für den Abend einzukaufen. Dabei überkam mich vollkommen unerwartet eine neue Idee, und diese führte mich schnurstracks in die Haushaltswarenabteilung eines Großkaufhauses. Kurze Zeit später befand ich mich dort, wo ich vor vielen Jahren stehen wollte: vor einem großen Regal mit bunten Trinkflaschen. Flaschen, wohin das Auge reichte, in allen Größen, Farben und Formen und in jeder Preisklasse. In diesem Moment wurde mein Kindheitstraum zur Wirklichkeit. Ein paar Jährchen zu spät, aber ich erkannte, dass es durchaus ein Fundament für größere Träume sein konnte.

Während mein Blick durch die überfüllten Reihen wanderte, sah ich sie: meine Wunschflasche! Sie war weiß mit rotem Verschluss. Lustige Frösche saßen in unterschiedlichsten Positionen auf Seerosenblättern und versuchten mit langen Zungen Fliegen zu fangen. Ich lächelte über diesen Moment, den ich beinahe als intim empfand. Schlagartig erinnerte ich mich nun wieder an Lukas' damalige Trinkflasche: Sie war aus gelbem Plastik, mit grasgrüner Kordel, und auf der knallgelben Plastikbuddel saß ein hellgrüner Frosch. Entschlossen griff ich nach der Trinkflasche, überzeugt, in diesem Moment genau das Richtige zu tun.

Wieder zu Hause angekommen saß ich vor dem Laptop und versuchte, Lukas über das Internet aufzuspüren. Allerdings konnte ich nur einen älteren Eintrag, der sich im örtlichen Telefonbuch meiner Heimatgemeinde befand, entdecken. Ob er tatsächlich noch im Dorf unserer Kindheit lebte? Warum war er mir dort nie über den Weg gelaufen? In der ländlichen Idylle, in der wir aufgewachsen waren, konnte es weitaus schwieriger sein, jemandem nicht zu begegnen, als die Person anzutreffen. Grübelnd kaute ich auf meiner Unterlippe, unsicher, ob ich dem Gedanken nachgeben sollte, der mir soeben durch den Kopf schoss. Aber was hatte ich schon zu verlieren? Während der Therapie wurde mir schließlich immer wieder erklärt, dass es durchaus wertvoll sein konnte, etwas zu riskieren. »*Wer nicht wagt, der nicht gewinnt!*« Ich hatte auch dafür wieder eine passende Redewendung parat. In jedem Menschen steckte letztendlich etwas Tollkühnes. Allerdings war ich oftmals viel zu blauäugig ins Verderben gerannt. Viel zu spät lernte ich, ein gewisses Maß an Risiko abzuschätzen. Bei dem jetzigen Vorhaben war der Risikofaktor allerdings derart gering, dass ich mir sicher war, nichts verlieren zu können. Mit absolutem Sicherheitsdenken würde ich mit Bestimmtheit nur eines erreichen: nichts!

Schließlich kramte ich nach einem Karton, fand diesen in einem vollgestopften Schrank, als mir dieser beim Öffnen der Tür direkt entgegenfiel. Ohne lange zu überlegen packte ich die Flasche in die Schachtel und ließ meinen Gedanken auf einem kleinen Kärtchen freien Lauf.

Ein kleiner Trost für meine »Vorlesestunde« in der ersten Klasse. Ich hoffe, du konntest trotz alledem dein Glück finden. Falls nicht, einfach den Frosch auf der Flasche küssen, Prinzessin folgt.

Deine alte Schulfreundin Hannah

Zufrieden mit dem Ergebnis beschloss ich, das Paket sofort zur Post zu bringen. Ich wusste, dass ich in kürzester Zeit den Entschluss infrage stellen würde. Zwar schmerzten meine Beine, doch ich wollte das Schicksal gerne an die Deutsche Bundespost weiterreichen.

Kurze Zeit später hatte ich tatsächlich die Trinkflasche verschickt. Erstaunlich, dass ein kleiner Aufwand ein derart großes, angenehmes Gefühl erzeugen konnte. Von neuem Tatendrang beflügelt nahm ich mir vor, am Abend den nächsten Wunsch aus dem Träumebuch zu lesen.

Kurz vor zehn Uhr öffnete ich eine Flasche Sekt, schnitt Obst in portionsgerechte Häppchen, griff nach den Gläsern und drapierte alles auf dem kleinen, gläsernen Wohnzimmertisch. Während ich auf meine Freundinnen wartete, schlich ich – einmal mehr – ins Schlafzimmer. Bereits des Öfteren war ich in den letzten Stunden zu meinem Büchlein gegangen und hatte es ehrfurchtsvoll in die Hand genommen. Meinen zuletzt gelesenen Eintrag hatte ich vor 26 Jahren verfasst und besaß keinerlei Idee, ob ich kurz darauf oder erst viele Jahre später den nächsten Vermerk niedergeschrieben hatte. Verzweifelt überlegte ich, wovon ich geträumt haben könnte, nachdem ich den Wunsch verspürt hatte, Autorin zu werden. Doch in mir tat sich keine Ahnung auf.

Früher als erwartet begrüßte mich Claudia mit zwei Luftküsschen, die sie übertrieben auf meine Wangen säuselte. Während Pia noch an der Tür stand, setzte sich Claudia auf das Sofa und ärgerte sich über den schlechten Liebesfilm, den sie vorzeitig verlassen hatten. Beherzt griff sie zur Sektflasche.

»Wie geht es dir?«, fragte Pia und nahm mich liebevoll in den Arm. Eine Frage, die ich in den letzten Jahren oft zu hören bekam. Eine Floskel, der man allerdings nur wenig Beachtung schenkte. Viel zu oft kehrte sich das Gegenüber bereits bei der Frage ab, um bloß nicht in die Verlegenheit zu kommen, anderes als »Alles in Ordnung« zu hören. Leider war die Frage nach dem Gemüts- oder Gesundheitszustand in unserer Gesellschaft zu nichtssagenden Worten verkommen, mit der Gewissheit, dass nur eine positive Antwort akzeptabel war. Mit allem anderen hatten wir nicht gelernt umzugehen.

Die Zeit nach meiner Entlassung aus der Klinik war diesbezüglich am schlimmsten gewesen. Zu groß war das Risiko, in Tränen auszubrechen. Da diese Sorge nicht gänzlich unbegründet war, beließen es meine Mitmenschen dabei, mich mit fragenden Blicken zu taxieren und einfach gar nichts zu sagen. Vor Pia musste ich mich allerdings nicht verstellen, weshalb ich nur mit den Schultern zuckte und spürte, wie Tränen in mir hochstiegen.

»Du bist gut auf den Beinen, Hannah«, prostete mir Claudia schnippisch zu, um meinem Tränenausbruch zuvorzukommen.

»Was hattest du erwartet?«

»Keine Ahnung. Selbstmitleid, jammern, humpeln, etwas in diese Richtung.«

In der Tat hätte ich mich in diesem Augenblick gerne auf den Boden geworfen, um den Mitleidsfaktor meiner Freundinnen zu aktivieren. Doch um diese peinliche Lage zu umgehen, wechselte ich das Thema. Dabei dachte ich an mein Träumebuch. Obwohl es vorherzusehen war und ich es in ein paar Minuten bitterlich bereuen würde, konnte ich mein Geheimnis nicht mehr länger für mich behalten. Nach einem kurzen inneren, aber gänzlich aussichtslosen Kampf berichtete ich Claudia und Pia schließlich von meiner morgendlichen Entdeckung. Auch die ersten beiden Einträge fanden Beachtung. Lukas, sein Liebesbrief und der Wunsch, Autorin zu werden. Am Ende schilderte ich noch den Kauf der Trinkflasche, den ich ganz alleine bewerkstelligt hatte.

»Zu guter Letzt habe ich sie eingepackt und an Lukas abgeschickt«, beendete ich die Geschichte. Zwei ungläubige Augenpaare starrten mir entgegen. Claudias Augen leuchteten aufgrund der Action, die ich an den Tag gelegt hatte und die so untypisch für mich war.

»Wo ist es?« Claudia sprang auf, während ihr Glas gefährlich zur Seite kippte.

»Wo ist was?«, fragte ich.

»Dieses Buch? Ich muss es sehen. Ich möchte wissen, was du als Nächstes zu tun gedenkst, denn es erweckt den Anschein, dass du beschlossen hast, deine Wünsche in die Wirklichkeit umzusetzen?«

»Ich habe lediglich eine Trinkflasche verschickt«, stellte ich richtig, um ihre Euphorie von vornherein einzudämmen.

»Eben, Hannah. DU … hast eine Trinkflasche verschickt.«

»Aber mein Buch ist etwas Persönliches. Es ist an mich gebunden, und ich möchte es alleine lesen und meine Wünsche von einst erst später mit euch teilen«, protestierte ich. »Du würdest mich doch auch nicht ohne Weiteres in deinem Tagebuch schnüffeln lassen.«

»Als ob ich je ein Tagebuch geführt hätte«, erklärte Claudia und verdrehte theatralisch die Augen. »Ich habe lediglich eine Kiste mit diversen Souvenirs«, zwinkerte sie Pia zu, »in der du übrigens ungestört stöbern könntest.« Dabei bohrten sich ihre Finger schmerzhaft in meinen Oberarm.

»Oh, mein Gott!« Pia schlug sich beide Hände vors Gesicht.

»Ich möchte mir nicht vorstellen, was wir darin finden würden«, kicherte sie.

»Vermutlich könnten wir mit dem Inhalt einen Laden für Männerunterwäsche eröffnen!«, gab ich an Pia gekuschelt zum Besten.

»Oder wir gründen einen Onlineversand für Sexartikel.«

»Ihr spinnt total«, entrüstete sich Claudia, konnte aber ein zaghaftes Schmunzeln nicht unterdrücken. Immerhin trafen wir geradewegs ins Schwarze.

»Los jetzt, her mit dem Buch«, gestikulierte Claudia befehlshaberisch.

»Ich finde, Hannah hat recht. Wir sollten ihren Wunsch nach Privatsphäre respektieren, auch wenn ich gerne wissen würde, wie es weitergeht.« Freundschaftlich boxte Pia in meine Seite.

Die beiden haben recht!, dachte ich. Sie waren Tag und Nacht für mich da gewesen, besonders in jener Zeit, als es mir erbärmlich ging und ich alles andere als eine angenehme Gesellschaft war. Doro hatte vor wenigen Tagen fluchtartig ihre Arbeit verlassen, und Claudia sorgte sich unentwegt um mich, auch wenn sie dies nie zugeben würde. Pia war derart herzlich, dass es mir oftmals peinlich war, ihre angebotene Hilfe anzunehmen. Unzählige Male hatten sich die drei meine Geschichten angehört und kannten *ihn* mittlerweile ebenso gut wie ich. Sie verurteilten weder *ihn* noch mich für das, was wir getan hatten, und akzeptierten unsere Abhängigkeit, ohne im Geringsten daran zu zweifeln, dass *er* und ich einander wirklich geliebt hatten. Was hatte ich also zu verlieren? Früher oder später – dessen war ich mir sicher – würde ich die Träume von einst ohnehin mit ihnen teilen, und mein Seelenleben hatte ich in den letzten Jahren weitaus intensiver vor meinen Freundinnen ausgerollt. Wortlos stand ich auf, um das Buch meiner Sehnsüchte zu holen.

Zurück im Wohnzimmer erklärte ich Claudia und Pia die Spielregeln, denn ich wollte prinzipiell nur einen Traum preisgeben. Dies musste ich von vornherein klarstellen, denn ich ahnte, dass Claudia die ganze Hand ergreifen würde, wenn ich ihr den kleinen Finger bot.

»26. August 1985. Demnach wurde ich elf Jahre alt.«

Eva's Eltern sind heute in den Urlaub gefahren, und obwohl Eva nur ein Jahr älter ist, darf sie alleine mit ihrer Schwester Simona zu Hause bleiben. Eine ganze Woche lang! Sie dürfen kochen und haben Geld bekommen, damit sie einkaufen gehen können. Ich würde gerne alleine sein, aber meine Eltern fahren nicht in den Urlaub. Mein Papa verreist nicht gerne, und niemals würden sie ohne mich fahren. Schade, denn ich würde mir gerne das Kochen beibringen, lesen und fernsehen und all das tun, was ICH gerne tun würde. Ich bin traurig, weil ich mir wünsche, alleine zu sein.

Hannah (nicht allein zu Hause)

Schlagartig wusste ich, weshalb ich das Buch lange Zeit nicht hatte öffnen wollen, denn traurige Erinnerungen wurden wach. Ich umklammerte die Knie und überlegte, dass ich meine Selbstständigkeit gar nicht verlieren konnte. Aus dem einfachen Grund heraus, da ich nie eine besessen hatte. Lebenserfahrungen sammelte man eben nicht in Büchern, die ich zuhauf verschlungen hatte, sondern durch tatsächliches Erleben.

Während andere Kinder *Rotz und Wasser heulten,* wenn man sie alleine ließ, war ich glücklich, sobald meine Eltern aus dem Haus gegangen waren. Damit kein falscher Eindruck entsteht: Meine Eltern waren toll, und ich liebte das ungezwungene Familienleben, das man mir zuteilwerden ließ. Was zu jener Zeit als eine intakte Familie bezeichnet worden war, grenzt heutzutage vermutlich an eine alternative Lebensform. Am zufriedensten war ich allerdings gewesen, wenn ich alleine und ungestört träumen konnte. Doch als mein Vater verstarb, gab es kaum noch Augenblicke für mich, in denen ich vollkommen allein war. Mit dem Gefühl, für Mutter und Schwester da sein zu müssen, klammerte ich mich an die beiden und erdrückte sie mit meiner Fürsorge. Als ich schließlich von zu Hause auszog, um zu Ben überzusiedeln, erging es mir ähnlich. Ben war ein Lebemann, der gezähmt werden wollte. Derart einfach wurde ich in meiner Ehe zur Spielverderberin.

Verstohlen wischte ich mir die Tränen aus den Augen. Währenddessen nippte Claudia verlegen an ihrem Getränk. Ich spürte deutlich, dass sie es bereute, nach dem Buch gefragt zu haben. Dagegen blickte sich Pia ratlos in meiner Wohnung um, als sähe sie diese heute zum ersten Mal. Natürlich war den beiden nicht entgangen, dass ich weinte. Pia fand schließlich als Erste den Mut, etwas zu sagen, und legte freundschaftlich den Arm um meine Schultern.

»Hast du schon mal überlegt, etwas dagegen zu unternehmen? Sieh mal, mit elf Jahren hast du dir gewünscht, alleine zu sein.« Sie deutete auf das Büchlein. »Wie wäre es, wenn du dir eine Auszeit gönnst und verreist?«

»Alleine?«, schluchzte ich.

»Natürlich alleine, Hannah. Und weißt du was? Ich bin mir sicher, dass es dir auch gelingen wird.«

»Na ja.« Dieser Zweifel kam von der Einwortfreundin, die präzise, dafür ehrlich, an meinen Fähigkeiten zweifelte.

»Natürlich schafft sie das«, konterte Pia. »Hannah, du bist eine starke Persönlichkeit. Du hattest bisher lediglich zu viel Verantwortung in deinem Leben übernommen, so auch nach dem Tod deines Vaters, als du dich um deine Familie gekümmert hast. Die Fähigkeit, dabei alles richtig zu machen, konntest du damals gar nicht besessen haben, was allerdings nicht bedeutet, dass du nicht jetzt für dich sorgen kannst. Gönne dir eine Woche Urlaub, und falls du wider Erwarten nicht klarkommen solltest, reisen wir nach und helfen dir. Aber hör auf zu weinen, Hannah. Bitte.« Damit schloss sie mich herzlich in die Arme, was mich nur noch mehr animierte, den Tränen freien Lauf zu lassen.

Nachdem sich meine beiden Freundinnen vor einer Stunde verabschiedet hatten, lag ich im Bett, das Träumebuch fest umklammert. Mehrmals hatte ich den Eintrag gelesen, dessen Worte mich nicht gleichgültig ließen. Heute vermutlich sogar mehr als zu der Zeit, als ich sie niedergeschrieben hatte. Ich war mir sicher, dass der Wunsch nach Freiheit gegenwärtig noch viel ausgeprägter sein musste. Glich sie damals einem Abenteuer, war es nun eine Art Sehnsucht, die sich nie erfüllt hatte. Meine Gedanken kreisten um die Reisen, die mich um die halbe Welt geführt hatten. Alleine war ich dabei nie gewesen. Zuerst war ich mit meinen Eltern aufgebrochen, später mit meiner Schwester und – nach der Hochzeit – mit Ben. Vielleicht würde Pia recht behalten, und eine Reise konnte mich tatsächlich stärken.

Wieder einmal trat ich auf meinen Balkon, weil sich dort die besten und klarsten Gedanken finden ließen. An Schlaf war ohnehin nicht zu denken. Der Mond war voll und der Himmel sternenklar. Ich hüllte mich in eine bunte Kuscheldecke und riskierte einen Blick auf das Stückchen Mond, das mir Magdalena zum dreißigsten Geburtstag geschenkt hatte. Es befand sich am rechten Rand des Himmelskörpers, und ich lächelte bei dem Gedanken, dort am Klippenrand ein Traumhaus zu errichten. Allerdings war der Mond rund und damit kein Randgebiet möglich. Doch der Gedanke glich einer Art Eingebung, die nicht weichen wollte. Vielleicht war es auch eine Art Impuls, den ich nicht missachten durfte. Meist tapsten Wünsche auf leisen Sohlen an, weshalb man ein besonderes Gespür dafür entwickeln musste. Dieses Verlangen kam quasi hintenherum angeschlichen.

Soweit ich mich erinnern konnte, hatte ich immer das Bild einer Finca vor Augen, wenn ich an mein Traumhaus dachte. Dabei wollte ich auf das Meer blicken und abends mit einem Glas Rotwein auf einer Terrasse sitzen. Ob man das Meer riechen konnte? Gab es in einem anderen Land Sterne zu sehen, die mir auf meinem Hinterhofbalkon verborgen geblieben waren? In mir wurden Fragen hervorgerufen, deren Beantwortung mir plötzlich lebensnotwendig erschien. Erst als ich den Wunsch zu Ende gedacht hatte, kam ich mit mir ins Reine, und eine versöhnliche, friedliche Stimmung machte sich in meinem Körper breit. Die Vergangenheit war ein Konkurrent für die Zukunft, und ich durfte diesem Widersacher keinen Eintritt in mein Leben gewähren.

Ich ging ins Bett, löschte das Licht und fand endlich auch in den Schlaf.

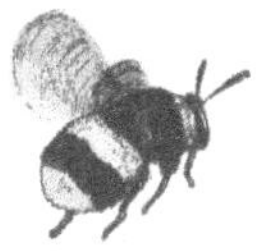

Kapitel sechs

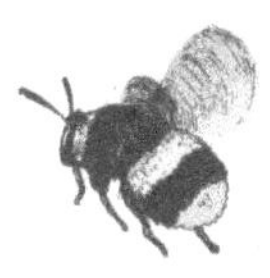

Am nächsten Morgen quälte ich mich zeitig aus dem Bett, zwängte mich in meine Hoppelhase-Klamotten und begab mich auf eine drei Kilometer lange Rundstrecke. Zwar war an Laufen gar nicht zu denken, dennoch marschierte ich in einem strammen Tempo, weshalb ich auch bald ins Schwitzen geriet. Ich nahm mir vor, unterwegs erneut darüber nachzudenken, ob ich das Risiko einer alleinigen Reise auf mich nehmen sollte, bevor ich am Nachmittag den endgültigen Schritt ins Reisebüro wagen wollte. Gestern auf dem heimeligen Balkon hatte ich mir gedacht: *eine Reise, schön.* Doch je länger ich grübelte, desto mehr schwante mir, mich den daraus entstehenden, noch weitaus größeren Herausforderungen nicht gewachsen zu fühlen. Zum Beispiel müsste ich alleine ein Flugzeug besteigen und wäre gezwungen, in einem fremden Land ein Taxi zu organisieren. Und dies alles in einer Sprache, die ich weder sprach noch verstand. Mein Plan, der sich zuerst so positiv darstellte, schien sich unerfreulich weiterzuentwickeln. Nicht überraschend, denn meine Interpretationen hatten – gerade zum Thema Reisen – eher eine hysterische Veranlagung. Während es für andere im Urlaub einfach nur regnete, ging für mich die Welt unter, und wo Kinder im Meer den

Wellen trotzten, waren es für mich erste Vorboten eines nahenden Tsunamis.

Nachdem ich den »sportlichen Spaziergang« beendet hatte, saß ich mit einer Tasse dampfenden Kaffees vor meinem Laptop. Ich wollte meinen Zweifeln keineswegs vorzeitig klein beigeben und mich zumindest über einen Möglicherweiseurlaub auf einer Finca informieren.

Informationen zusammenzutragen war meine große Leidenschaft, weshalb ich unter meinen Freundinnen nicht zu Unrecht als Googleweltmeisterin galt. Wer immer dieses Medium erfand (musste ich später googeln), ihm sollte der Nobelpreis verliehen werden. Googeln war für Leute, die wenig Zeit, viel Interesse, aber null Ahnung besaßen. Genau für jene Gattung Mensch, wie ich einer war. Dank dieses Internetportals konnte ich präzise planen, zumal ich Überraschungen nicht ausstehen konnte. Mehr noch, ich verabscheute sie regelrecht. Daher war es umso wichtiger, fundiertes Grundwissen über alle mögliche Themen aufzubauen. Überraschung bedeutete für mich Verblüffung. Eine Art von Sensation mit Happy End, dem ich mich aber selten gewachsen fühlte. Dementsprechend häufig schickte ich mein Leben durch die Suchmaschine.

Überdies verhalf mir Wikipedia (meine zweitliebste Internetseite und ein ebenfalls hervorragendes Nachschlagewerk) zu meinem ärztlichen Fachwissen, weshalb ich – meiner Meinung nach – durchaus einen Professorenstatus erreicht hatte. Leider benötigte ich für meine hochdosierten Medikamente eine ärztliche Verschreibung, weshalb mein Arzt mich dann doch von Zeit zu Zeit zu Gesicht bekam. Überflüssig zu betonen, dass ich – bei meiner Selbsttherapie – beharrlich von der schlimmsten anzunehmenden Diagnose ausging. Mit genügend Ausdauer endete ein Befund, dank der zusätzlichen Verweise auf weitere Fachseiten und meinem hysterischen Naturell entsprechend, größtenteils mit dem Tod. Bereits das eine oder andere Mal hatte ich meinem Umfeld damit Angst und Schrecken eingejagt und mich selbst um drei Jahre Schlaf gebracht, weil ich anfängliche Kopfschmerzen bis zum finalen Klick – Hirntumor – weitergegoogelt hatte.

Heute wollte ich mein respektables Fachwissen dazu einsetzen, um mich über eine Auszeit auf einer Finca zu informieren. Gerade als ich Google aktivieren wollte, entdeckte ich im Postfach eine ungeöffnete E-Mail. Mit der Gewissheit, a) eine Werbe-E-Mail oder b), c) und d) eine E-Mail von Doro, Pia oder Claudia erhalten zu haben, öffnete ich trotz alledem die Nachricht, denn meine Neugierde ließ sich in diesem Moment und trotz der Voraussicht, wenig Aufregendes vorzufinden, nicht unterdrücken. Obwohl ich es durchaus des Öfteren versucht hatte, stellte ich immer wieder fest, dass meine Widerstandskraft in diesem Punkt wenig ausreichend war. Oft malte ich mir aus, eine prominente Persönlichkeit hätte irrtümlich eine E-Mail an mich geschickt. Diesen Gedanken hegte ich, seit Brad Pitt bei einer gewöhnlichen Frau an der Haustüre geklingelt hatte, um von dort aus mit »Alice« – dem Internetprovider – zu telefonieren. Zudem wanderten meine Gedanken bei jeder ungeöffneten Nachricht sehr zu meinem Unmut auch zu *ihm*. Ob *er* mir jemals wieder eine E-Mail senden würde? Ich vermisste *seine* Botschaften, *sein* Interesse an meiner Person und fröstelte bei dem Gedanken, während ich Spaniens Fincas auf der unteren Infozeile in Warteposition brachte.

an: hannah4you@aol.com

von: topsurferlukas@web.de

Betreff: Blutige Lippen

Hallo Hannah,
vielen lieben Dank für die Trinkflasche, über die ich mich sehr gefreut habe und die ich gerne bei der nächsten Wanderung oder längeren Autofahrt verwenden werde. Allerdings habe ich ein Problem: Das Küssen des Frosches zeigt keinerlei Reaktion! Mittlerweile habe ich das komplette Bild von der Flasche geschleckt, jedoch ist mir keine Prinzessin erschienen. Könntest du bitte dieses Problem für mich klären?
Lieben Gruß Lukas
PS: Da ich vermute, dass du noch immer neugierig bist, beantworte ich dir vorzeitig einige Fragen: Deine E-Mail-Adresse habe ich von deiner Schwester Magdalena, die ich heute Morgen zufällig beim Bäcker getroffen habe, nachdem ich dein Päckchen, ebenfalls äußerst schicksalhaft heute früh von meiner Mutter mit einem verwunderten, beinahe anzüglichen Blick überreicht bekam.

Lukas! Mein Verehrer aus der ersten Klasse hatte sich gemeldet. Ich hatte mit allem Möglichen gerechnet, aber ganz und gar nicht mit einer E-Mail meines alten Schulfreundes. Ich gestand mir sogar ein, eine E-Mail von Brad Pitt für wahrscheinlicher gehalten zu haben. Noch einmal las ich Lukas' E-Mail und versuchte, versteckte Informationen zu entschlüsseln, die mir beim ersten Lesen möglicherweise entgangen waren. Topsurferlukas! Entweder surfte Lukas leidenschaftlich auf den Weltmeeren oder aber im globalen Netzwerk. Vermutlich war er Single, anderenfalls sollte er kaum einer Prinzessin bedürftig sein. Oder gerade deswegen? Schließlich war ich selbst am empfänglichsten gewesen, als ich verheiratet war. Ich beschloss, dass ich von seinen blutigen Lippen nicht endgültig ablesen konnte, ob er letztendlich alleine oder gebunden war. Unmissverständlich war allerdings die Tatsache, worauf er sich eine Antwort erhoffte. Ohne nachzudenken, wie schnell man die Botschaft eines alten Schulfreundes beantworten durfte, war ich schon einen Klick weiter.

an: topsurferlukas@web.de
von: hannah4you@aol.com
Betreff: Diese Angaben sind ohne Gewähr

Lieber Lukas,
zu meinem Bedauern muss ich dir mitteilen, dass ich keine Haftung für Blutergüsse, Lippenherpes oder zerbrochene Träume übernehmen kann. Vielleicht solltest du die Flasche zwischen deinen Händen reiben, um eine möglicherweise dort versteckte Prinzessin aus der Flasche zu locken. Aber auch hierfür gilt: keine Haftung für ruinierte Hände, Brandblasen oder Schwielen. ☺
Gegebenenfalls könnte ich dir raten, die Flasche mit einer Liebesbotschaft zu füllen, um sie bei einem Surftrip ins Meer zu werfen. Solltest du allerdings im Internet surfen, rate ich dringend davon ab, die Flasche gegen den Bildschirm zu donnern. Mit den besten Wünschen für deine weitere (hoffentlich erfolgreiche) Suche, Hannah

Bevor ich mir im Klaren war, was ich damit ins Rollen bringen konnte, war die E-Mail abgeschickt. Glaubhaft versuchte ich mir zu versichern, dass ich eine spontane Bauchentscheidung getroffen hatte, doch im Grunde wusste ich, dass sich die Reaktion aus der Summe einer Reihe von Gefühlen und Erfahrungen ergab. Zufrieden lehnte ich mich zurück und schmunzelte, als mein Browser mich daran erinnerte, dass eine Finca dem Bildschirm zu Füßen lag.

Nachdem ich zwei weitere Tage – und Nächte – nachgedacht und das Für und Wider einer Reise abgewogen hatte, stand ich am frühen Morgen vor dem Reisebüro, dass, einen Straßenzug entfernt, vor etwa einer Woche eröffnet hatte. Natürlich hatte ich die Besitzerin mitsamt Büro gegoogelt. Da mich von dem Bildschirm eine freundliche, sympathisch wirkende Mittdreißigerin anlächelte, wollte ich heute den entscheidenden Schritt wagen. Zudem machte der Slogan des Reisebüros Mut: »*Wir erfüllen Ihre tiefsten Sehnsüchte – Ihr Begehren, unser Bestreben! Reisebüro Fernweh.*«

»Hallo. Ich würde gerne Urlaub auf einer Finca oder vergleichsweise Ähnlichem buchen«, plapperte ich überstürzt los, sodass es der Tür nicht gelang, zwischenzeitlich ins Schloss zu fallen. Meine Worte strömten explosionsartig aus meinem Mund. Die Googlefrau lächelte freundlich und deutete auf den Sessel vor ihrem Schreibtisch, auf dem ich es mir bequem machen sollte. Ich zitterte am ganzen Körper und versuchte, ruhig zu atmen. Anspannung machte sich in mir breit, weshalb ich nicht undankbar für die angebotene Sitzmöglichkeit war.

»Atmen Sie einen Moment ruhig durch«, lächelte die Sehnsuchtsfrau. »Sie sind ja völlig außer Puste. Und dann erzählen Sie mir in aller Ruhe, welche Art von Urlaub Ihnen vorschwebt. Darf ich Ihnen einstweilen etwas zu trinken anbieten?«

Vor Aufregung überhörte ich diese wohlgemeinte Frage. Meine Knie und Hände bewegten sich unkontrolliert, und die Wangen glühten. Ich wollte diese Situation so schnell wie möglich hinter mich bringen. Um meine Hände zum Stillstand zu zwingen, schob ich diese unter die Beine.

»Ich habe bis zum heutigen Tag keinen Urlaub alleine verbracht, möchte es aber gerne versuchen. Das heißt, eigentlich will ich es nicht, obwohl«, stotterte ich mich mühsam durch mein Anliegen, »sonst wäre ich nicht hier oder?« Mit einem albernen Kichern versuchte ich, die mangelhafte Grammatik zu überspielen. »Jedenfalls würde ich gerne eine Finca buchen, falls es überhaupt realisierbar ist. Nach Möglichkeit gerne am Meer.«

»Stopp, nicht so schnell, bitte.« Wieder dieses freundliche, ansprechende Lächeln, aber Hände, die ein klares Halt signalisierten. »Sie wollen also zum ersten Mal alleine verreisen?«, schlussfolgerte die Reiseverkaufsfrau richtig. »Käme eine Pauschalreise für Sie in Frage? Fincas liegen oftmals abseits von größeren Städten und damit auch von anderen Touristen, Lokalen und Geschäften.«

»Natürlich wäre es vorstellbar und sicherlich auch unproblematisch«, wobei ich mir bei diesen Gedanken selbst nicht so ganz über den Weg traute. »Es wäre aber nicht Sinn der Sache, wenn ich meine Reise bequem eingebettet in einer Reisegruppe verbringe.«

»Oh, Sie ahnen nicht, wie unbequem eine Pauschalreise werden kann«, zwinkerte die Verkäuferin amüsiert.

Oh doch, das wusste ich, Hannah, ganz genau. Die eine oder andere Pauschalreise hatte ich nämlich bereits hinter mich gebracht. Auf Anhieb fiel mir unser Ägyptenfeldzug ein, bei dem zu Beginn des Urlaubs die Fluglotsen streikten. Nachdem wir neun Stunden Wartezeit am Flughafen von Assuan absolviert hatten, wurden wir von einem wildfremden Mann in einen Nachtzug Richtung Kairo verschleppt. Damals schloss ich – als Einzige der fünfzehnköpfigen Reisegruppe – mit meinem Leben ab. Wie durch ein Wunder – davon sind in Ägypten einige bekannt – kamen wir am frühen Morgen in der Hauptstadt an und wurden von einer netten Reiseleitung willkommen geheißen.

Gut in Erinnerung war mir auch ein Inlandflug in Kuba geblieben. »No Problemo«, versicherte der Pilot der kleinen Cessna, als sich meines Erachtens unsere Flughöhe als viel zu gering erwies und ich ihn – wiederum als Einzige der acht Passagiere – darauf aufmerksam machen wollte. Immerhin fehlten nur wenige Zentimeter, um in Kontakt mit den hiesigen Stromleitungen zu treten. Ich empfand es quasi als meine Pflicht, dafür zu sorgen, ordentlich an Flughöhe zu gewinnen. Der – in meinen Augen Hobbypilot – fand es allerdings weniger witzig, als ich mich durch die Reihen nach vorne auf den Sitz des nicht vorhandenen Copiloten hievte und versuchte, das Flugzeug zum Steigen zu bewegen, indem ich wild gestikulierte und nach dem Steuerknüppel Ausschau hielt. Als der Pilot mir offenbarte, dass er nach unten wollte, hielt ich mir die Hände vor die Augen und begann zu schreien. Vermutlich entging mir deshalb der Blick auf die Landebahn, die ich nur mit Verzögerung zwischen zwei Zuckerrohrfeldern zur Kenntnis nahm, als ich durch die leicht gespreizten Finger lugte.

»Sie wollen also eine Finca buchen? Wie wäre es mit Spanien?« Meine Googlefrau wollte Antworten. Intuitiv hatte ich die Frage nach der Pauschalreise verneint. Mitunter passierte es mir des Öfteren, dass ich Fragen unterschwellig beantwortete und hinterher aufgrund der Reaktion des Gegenübers meine soeben getroffene Entscheidung daraus schlussfolgern musste. Mein Unterbewusstsein war kein eigenständig denkendes Etwas, sondern tat, was das Bewusstsein zu vermitteln versuchte. Dafür konnte ich problemlos den einen oder anderen Dummheitsbeweis an den Tag legen.

»Spanien?«, fragte ich verblüfft. »Natürlich Spanien. Ich wusste gar nicht, dass es Fincas auch in anderen Ländern gibt.«

Da war es wieder! Mein sprechendes Unterbewusstsein. Kaum war der Unsinn gesagt, stieg mir die Schamröte ins Gesicht und im Stillen ermahnte ich mich, zukünftig erst zu denken und dann zu sprechen. Die Googlefrau lächelte freundlich, anstatt – wie erwartet – in schallendes Gelächter auszubrechen. Entweder gab es Fincas tatsächlich nur in Spanien und meine Antwort war damit nicht so weltfremd, wie ich befürchtet hatte, oder die Googlefrau war zu höflich, um mir beispielsweise einen Katalog mit »Fincas in Katmandu« zu präsentieren, um damit meine Unwissenheit zu unterstreichen. Stattdessen lag nun ein spanischer Finca-Katalog vor mir, in dem ich planlos eine Seite aufschlug. Kurz darauf vernahm ich auch schon wieder mein Unterbewusstsein, das sich in räuberischer Absicht meiner Stimmbänder bediente.

»Das nehme ich. Zehn Tage.« Zielsicher schnellte mein Finger auf ein Objekt, das ich in der kurzen Zeit unmöglich genauer betrachtet haben konnte.

»Sie haben es aber eilig. Wollen Sie sich nicht erst mit den verschiedenen Objekten vertraut machen?«

»Bitte, glauben Sie mir«, flehte ich. »Es gibt kein Objekt, das für mich geeignet ist, und bereits die Vorstellung, alleine zu verreisen, erweckt in mir eine Erschütterung, die Seismographen nur schwerlich auf einer nach oben offenen Richterskala einordnen könnten.« Nun versuchte ich es also mit Galgenhumor. »Am besten wird es sein, wenn ich mich vollkommen auf Sie verlasse. Buchen Sie, was Ihnen gefällt, und ich bin sicher, damit zufrieden zu sein.« Ich versuchte zu retten, was noch zu retten war, indem ich mein Schicksal – einmal mehr – anderen, in diesem Falle der freundlichen Reiseverkaufsfrau, in die Hände gab.

»An welche Reisezeit haben Sie denn gedacht? Im Frühjahr ist Mallorca ...«

»Morgen!«, erwiderte ich hastig, als gäbe es kein selbiges mehr. »Ich möchte morgen fliegen, spätestens übermorgen. Wäre das möglich?«

»Theoretisch ginge das selbstverständlich, aber möchten Sie nicht ...«

»Entschuldigen Sie bitte.« Ich holte tief Luft, um fortzufahren. »Eigentlich bin ich eine gute Zuhörerin und habe gelernt, meinen Gesprächspartner nicht ständig zu unterbrechen, aber wenn ich nicht Nägel mit Köpfen mache, inszeniere ich womöglich einen billigen Rückzieher. Leider habe ich in meinem Leben zu häufig aufgegeben, ohne es wenigstens versucht zu haben. Hatte ich eine gute Idee, wartete ich auf einen noch besseren Einfall oder hoffte auf den noch richtigeren Zeitpunkt, obwohl der Augenblick besser gar nicht hätte sein können. Ich habe auf Dinge so lange gewartet, bis sämtliche ...«, ich suchte nach einem richtigen Wort, »... Dingeablaufdaten lange überschritten waren. Hinterher habe ich mich geärgert, die Chance nicht ergriffen zu haben, als sie vor mir lag. Den anderen war ich in Gedanken immer voraus, doch als ich den Schritt schließlich gegangen bin, waren sie weit davongeeilt, nur weil ich nicht den Mut besaß, irgendetwas in meinem scheißlangweiligen Leben zu riskieren.«

Nach einer gefühlten minutenlangen Unterbrechung ergriff die Googlefrau wortlos meine Hand. Mein Blick fiel auf den hellen Streifen an meinem Ringfinger, der meine gescheiterte Ehe und damit eine weitere Niederlage symbolisierte. Eine kleine Träne kullerte unmerklich über meine Wange. Claudia hatte mir vor wenigen Tagen versichert, dass die Tränenproduktion im Kindesalter am größten war und mit zunehmendem Lebensalter abnahm. Die Mechanismen meiner Tränendrüsen waren demnach völlig fehljustiert. Ich musste das Heulen unbedingt in Griff bekommen. Nicht nur, weil es peinlich war, ständig und überall zu weinen, ich sorgte mich zunehmend um den halben Liter Tränenflüssigkeit (Tendenz steigend), den ich seit der Trennung von *ihm* jeden Tag verlor.

»Kennen Sie das Sprichwort *Wer kämpft, kann verlieren. Wer nicht kämpft, hat schon verloren?*«, quälte ich leidend hervor. »Dieses Sprichwort sitzt quasi direkt vor Ihnen.« Mit großer Geste zeigte ich auf mich.

»Ich hole uns jetzt einen extrastarken Kaffee, und Sie verlassen unter gar keinen Umständen dieses Reisebüro, ehe wir nicht ein passendes Ferienobjekt und einen Flug gefunden haben. Ich verspreche Ihnen, dass Sie morgen nach Spanien reisen und keinen Rückzieher machen werden, selbst wenn ich Sie bis dahin hier einschließen und morgen persönlich zum Flughafen chauffieren muss.«

Mit dem Schlüsselbund in der Hand machte sich die Googlefrau auf den Weg zur Tür und schloss diese tatsächlich ab. Das

Gefühl, das ein Mensch, den ich nicht kannte, mir wieder einmal wohlgesonnen begegnete, tat unglaublich gut. Idee und Schritt passten sich an.

Ich lief der Entscheidung nicht hinterher, sondern sah zu, wie diese – mit zwei Tassen Kaffee in der Hand – direkt auf mich zukam.

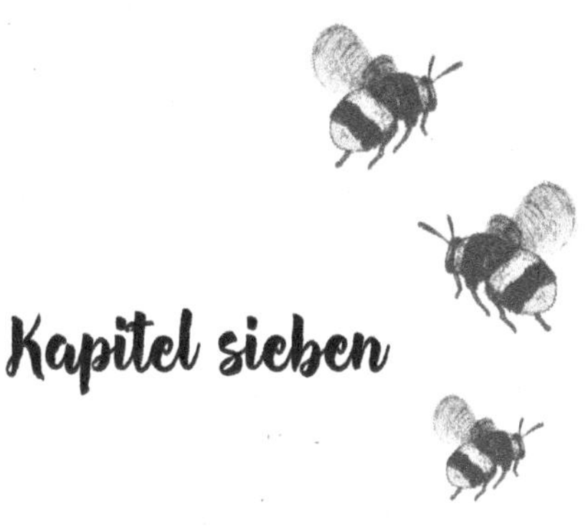

Kapitel sieben

Als ich am nächsten Morgen am Flughafen stand, fühlte ich mich weit weniger abenteuerlustig. Dafür litt ich an einer gigantischen Überreizung, die andere als Lampenfieber bezeichnen würden. Meine drei Freundinnen blickten mir ungläubig durch die Glasscheibe des Terminals hinterher, den ich soeben durchquert hatte.

»Melde dich sofort, wenn du angekommen bist«, rief Doro, nachdem sie wild gegen das Panzerglas getrommelt hatte, um meine Aufmerksamkeit zu gewinnen. »Und wenn du Panik bekommen solltest, tief einatmen.« Dabei lagen ihre Hände auf dem Bauch, und sie hechelte, als ob sie in wenigen Minuten ein Kind gebären würde. »Du kannst mich jederzeit erreichen.« Wie ein Pantomime formte sie gestenreich einen Telefonhörer.

»Du schaffst das, Hannah!«, schrie Pia und überkreuzte Zeige- und Mittelfinger. Beidhändig! Und zur Sicherheit!

»Und such dir einen geilen Latino. Tu alles, was ich auch tun würde, hörst du?« Mit diesem Satz fing sich Claudia einen doppelseitigen Fausthieb von Pia und Doro ein. Ich dagegen nickte artig, während ich stumm die Ratschläge meiner drei Ersatzmütter entgegennahm. »Keine Panik, du fährst nicht mit der Titanic«, versuchte es Claudia mit einem Scherz, doch meine Unruhe bestand im Moment einzig und allein darin, dass ich sah, was meine Freundinnen noch nicht ahnen konnten. Von hinten näherten sich zwei Flughafenpolizisten, die sich vermutlich um das Sicherheitsglas des Abflugschalters sorgten. Da bis zu meinem Abflug noch Zeit blieb, gönnte ich mir – aus sicherer Entfernung – dieses Spektakel. Während zwei meiner Freundinnen eifrig das Für und Wider der Trommelaktion diskutierten, begann Claudia, einen der beiden Gesetzeshüter mit einem schmollenden Lächeln und einem koketten »Wollen Sie mir etwa Handschellen anlegen, Konstabler?« zu bezirzen.

Ein letztes Mal winkte ich meinen Freundinnen zu und verschwand Richtung Gate, ohne von ihnen beachtet zu werden. Eine altvertraute Befürchtung machte sich unterschwellig in mir breit. Das Gefühl, nicht beachtet zu werden, war mir leider nicht fremd. Ich wollte Claudia, Doro und Pia keine Schuld dafür geben, dass sie mich nicht wahrnahmen. Hier war schließlich höhere Gewalt im Spiel. Immerhin kamen sie gegenwärtig mit dem Auge des Gesetzes in Konflikt. Trotzdem wollte das ungute Gefühl nicht verschwinden. Nachdenklich saß ich im Wartebereich der Fluglinie, blickte auf das Rollfeld und folgte mit meinem Blick einem Airbus, der sich für den Abflug in Position brachte. Dabei erinnerte ich mich an den schrecklichsten Moment meiner Außerachtlassung.

Damals wurde ich von den *Kleinen Füchsen* – meinem heimatlichen Pfadfinderbund – im Wald verloren. Im Grunde weiß ich bis heute nicht, weshalb ich damals übersehen wurde. Vermutlich fiel es aber schlichtweg niemandem auf, dass ich nicht mehr anwesend war. Ich war so unscheinbar, weshalb auch keine Menschenseele auf die Idee kam, mich zu vermissen. Dazumal fühlte ich mich naturbelassen in der Natur zurückgelassen und wurde erst am darauffolgenden Morgen vermisst, als die Eltern ihre Kinder abholten und meine Mutter keinen Sprössling in die Hand gedrückt bekam.

Plötzlich musste ich an Lukas denken. Warum dies so war, wusste ich nicht. Vielleicht, weil er damals ebenfalls der Gruppe der *Kleine Füchse* angehörte. Überstürzt war ich heute Morgen aufgebrochen, sodass mir vor der Abreise keine Zeit blieb, meine E-Mails abzurufen. Ob er geantwortet hatte? Falls ja, würde er um eine erneute Antwort bitten? Unruhe ergriff mich, und ich blickte mich um in der Hoffnung, einen Internetpoint zu entdecken. Als wollte mir das Schicksal einen Wink geben, bemerkte ich eine Reihe von Bildschirmen. Kaum eine Minute später holte ich auch schon die elektronischen Briefe aus meinem Postfach. Enttäuscht klickte ich eine Mail von »Alles-wird-gut.de« sowie eine eBay-Nachricht an »Hoppelhase« weg. Lukas hatte sich nicht gemeldet. Bemüht, die Sache leichter zu nehmen, als sie mir in Wirklichkeit fiel, öffnete ich meinen Browser und verfasste eine Nachricht, die während meiner Abwesenheit automatisch an alle, die mit mir in Kontakt treten wollten, weitergeleitet werden sollte. Es konnten getrost alle wissen, dass ich alleine die weite Welt – Mallorca – bereiste. Beleidigt schloss ich das Programm, während zur gleichen Zeit eine E-Mail von Lukas eintraf, was mir allerdings einstweilen vorenthalten blieb.

an: hannah4you@aol.com

von: topsurferlukas@web.de

Betreff: Mein Hofstaat

Hallo Hannah,

meine Lippen haben sich von der Flaschenkussaktion nur mühsam erholt und nicht ohne dem Bedürfnis, nach Menschlicherem zu verlangen. Keine Angst, kleiner Scherz, dem du aber gerne entgegenwirken kannst, trifft dich doch die alleinige Schuld an meinen Lippengelüsten. Meinem Seelenleben hast du im Übrigen nicht geschadet. Als ich über den bitteren Verlust deiner Abfuhr »erster Klasse« hinweg war ☺ (bitte würdige das ausgezeichnete Wortspiel), habe ich nach Jahren des »Suchens und Findens« meine vermeintliche Königin gefunden und geheiratet. Leider entpuppte sich diese als ziemlich unroyal, und auch ich glich mehr einem Dorfknecht auf dem Ackergaul als dem heißersehnten Ritter auf weißem Pferd. Wenn also jemand mein Seelenleben nachhaltig beeinflusst hat, dann eher dieser weibliche Oberbefehlshaber. Allerdings zählt seitdem eine kleine Prinzessin zu meinem Hofstaat. Leider entstehen manches Mal kleinere (und größere) Katastrophen, weil Hofgaul und Prinzessin nicht immerzu harmonieren, aber wir schlagen uns trotz alledem tapfer durchs Leben. Ich würde mich freuen, wenn meine liebe Schulfreundin Hannah Friedrich (heißt du noch so?) mich mit ihren netten Ideen und lustigen E-Mails bei Laune halten könnte.

Alles Gute, Lukas

an: topsurferlukas@web.de

von: hannah4you@aol.com

Betreff: Andere Ufer ☺

Leider musst du dich mit der Beantwortung deiner
E-Mail gedulden. Ich wage mich gerade ans andere Ufer ...
... und dieses neue Ufer liegt in meinem Falle ...
... direkt auf Malle ☺!!!
Asta la vista – oder so ähnlich – Hannah

Mit klopfendem Herzen und hochroten Wangen fühlte ich mich, als ob das größte Abenteuer meines Lebens bevorstand. Zumindest war es das Mutigste, was ich in den letzten zehn Jahren unternommen hatte. Meine Scheidung von Ben ausgenommen. Ich freute mich, die nötige Courage dafür zu besitzen, obwohl ich noch nicht einmal im Flugzeug saß. Vielmehr täuschte ich mir den nötigen Glauben an diese Fähigkeit vor. Meine Stimmung schwankte im Minutentakt zwischen Davonlaufen, Sich-heulend-auf-den-Boden-Werfen oder Tom Hanks nachzueifern, der in seinem Film »Terminal« unfreiwillig ein Jahr in einem Flughafengebäude leben musste, da er selbiges nicht verlassen durfte.

Mein Blick streifte über die Mitreisenden. Kaum etwas liebte ich mehr, als Leute zu beobachten. Vorzugsweise mit meinen Freundinnen, um über Gesehenes anschließend ausgiebig zu tratschen. Besonders gut eigneten sich dafür Mütter mit Kindern oder Ehepaare, die sich schweigend an einem Tisch gegenübersaßen. Die Facettenvielfalt der Menschen war etwas Wunderbares, und hier im Terminal befand sich ein breites Spektrum aller Gesellschaftsschichten, was ich begeistert zur Kenntnis nahm.

Direkt am Schalter stand ein Anzugträger samt Aktenkoffer, der gewiss einen Geschäftstermin wahrnehmen musste und die Öffnung des Gates nicht erwarten konnte, obwohl er durchaus den Eindruck hinterließ, intelligent genug zu sein, um zu erkennen, dass Drängeln an einer Supermarktkasse diskutabel, im Vorzimmer eines Flugzeuges dagegen wenig erfolgversprechend war. Bei gründlicher Betrachtung fiel mir auf, dass der Typ auch reichlich nervös erschien, was mich zur Sorge animierte, in seinem Aktenkoffer befände sich was anderes als Geschäftspapiere. Bevor ich den Gedanken weiter verfolgen wollte und mich ausgeliefert, vor einem roten und blauen Draht sitzend, wiedergefunden hätte, blieb mein Blick an einer Familie hängen, die einen höchst alternativen Eindruck hinterließ. Skeptisch beobachtete ich die vermeintliche Ökomutter, wie diese mit einem Messer einen Apfel zerteilte und zusammen mit einem staubigen Vollkornkeks ihren Ökokindern zum Verzehr reichte. Messer? Alarmiert schloss ich die Augen, öffnete sie kurz darauf, optimistisch, dass meine Fantasie mir ein Trugbild geliefert hatte. Wie war es dieser Frau gelungen, ein Messer mit an Bord zu schmuggeln, wenn ich an der Sicherheitsschleuse meine Schuhe ausziehen musste, weil man in meinem Miniabsatz eine Minibombe vermutete? Staunend folgte mein Blick der Alternativfrau samt Plastikmesser und beobachtete, wie sie dieses in diverse Einzelteile zerlegte und zur Tarnung in einem unschuldigen, rosafarbenen Zahnbürstenbehälter verstaute. Langsam – aber sicher – fand ich mich in einer Reihe unerkannter Terroristen wieder.

Der nächste Blick galt einer alten Frau, die ihre Handtasche in einer Art und Weise an sich drückte, was sofort bei mir den Verdacht heraufbeschwor, als wolle sie darin Verbotenes verbergen.

Ich glaubte mich daran zu erinnern, dass stets die unauffälligsten Leute die größten Anschläge verübten. Leute, die in der Masse verloren gingen. Bevor ich mich allerdings selbst verdächtigte – immerhin schmuggelte ich ein Nasenspray und somit eindeutig eine verbotene flüssige Substanz an Bord –, wurde mein Flug nach Palma de Mallorca aufgerufen. Zwischenzeitlich war ich mir sicher, in jedem Passagier einen Attentäter zu erkennen. Noch während ich überlegte, ob ich das Risiko dieses Charterflugs eingehen konnte, fand ich mich in der Reihe der Wartenden wieder. Mein Unterbewusstsein nahm mir damit nicht nur die Entscheidung ab, sondern gesellte sich – freundlicherweise – bereits in die Warteschlange. Jetzt galt es, cool und weltgewandt aufzutreten. Keinesfalls durfte ich mich als unwissende und infantile Alleinreisende outen.

Sein Coming-out hatte der adrette, höchstwahrscheinlich schwule Flugbegleiter anscheinend bereits hinter sich gebracht. Mit einer lässigen Handbewegung zeigte er auf die Seite des Fliegers, zu der ich mich bewegen sollte. Unnütz, gab es ohnehin nur eine Richtung, in die ich mich schieben lassen konnte. Seine Geste war gleichermaßen überflüssig wie der Hinweis, dass der Weg zum Notausstieg mit seitlichen Leuchtstreifen am Boden gekennzeichnet war. War es doch höchst unwahrscheinlich, dass sich im Falle eines Absturzes irgendjemand an den minimalistischen Leuchtetiketten im Boden orientieren würde. Nicht ganz uneigennützig beschloss ich allerdings, freundlich zu bleiben. Schließlich wollte ich mir eine gute Ausgangsposition für einen entspannten Flug verschaffen. Und um im Fall der Fälle, dass es sich um einen Katastrophenflug handelte, nicht nur gerettet, sondern auch noch gut betreut zu werden.

Ohne weitere Anweisungen des Kabinenpersonals fand ich meinen Sitzplatz im hinteren Teil des Flugzeugs – direkt an der Fensterseite. Nervös kramte ich nach den Beruhigungspillen, die mir Doro bei der Verabschiedung ausgehändigt hatte. Ich erhöhte die angegebene Dosis auf das Doppelte, immerhin wurde ich in diesem Moment mit den Sicherheitsbestimmungen an Bord vertraut gemacht. Da konnte ich, mit der Verpflichtung mir selbst gegenüber, wohl kaum hinten anstehen. Zudem trug ich Sorge, es könnte sich eine Panikattacke in Bewegung setzen, da ich kaum noch Luft bekam. Als meine Atmung kontinuierlich unkontrollierter wurde, lockerte ich den viel zu stramm gezogenen Sicherheitsgurt und gab meinen Luftwegen ein »ready for take-off«. Um nicht weiteren Horrorszenarien nachzuhängen, schloss ich die Augen und lehnte den Kopf gegen das kühle Fenster, als ich eigenartige Geräusche aus dem Triebwerk vernahm.

»Beate Sommer. Guten Tag. Wir werden die nächsten zwei Stunden miteinander verbringen.« Erschrocken darüber, angesprochen zu werden, blickte ich auf, immer noch damit beschäftigt, das rechte Triebwerk zu diagnostizieren. Die ältere Dame, die ich kürzlich als die unauffälligste aller Attentäter identifiziert hatte, streckte mir ihre kleine, von Altersflecken übersäte Hand entgegen.

»Hannah Bergmann«, erwiderte ich zögernd und reichte ihr ebenfalls die Hand. Sicherlich konnte es nicht schaden, sich mit dem potenziellen Feind gut zu stellen.

»Angenehm«, erwiderte Beate Sommer.

Wie ich mir eingestehen musste, wirkte der Klang ihrer Stimme nicht nur freundlich, sondern richtiggehend angenehm. »Kindchen, haben Sie etwa Angst?«, schlussfolgerte die alte Dame aufgrund meiner verschwitzten Handflächen vollkommen richtig.

Erstaunt zog ich eine Augenbraue nach oben. »Ich fühle mich hilflos, wenn ich mein Leben in die Hand anderer lege«, entschuldigte ich meine Flugangst.

»Ach Kindchen, ich habe ungezählte Flüge überstanden und mache mir keine Gedanken mehr darüber. Kennen Sie Friedrich Hebbel?« Ich schüttelte den Kopf. »Er sagte, *dass der Zufall ein Rätsel ist, welches das Schicksal dem Menschen aufgibt.*« Verblüfft musterte ich die ältere Dame und wünschte mir genügend Zeit, über ihre Worte nachzudenken, war ich doch ein ausgesprochener Fan von Redewendungen. Feste Wortverbindungen bedeuteten für mich Solides, auf das ich mich im Notfall verlassen konnte. »Das Schicksal kommt dann, wenn man es am wenigsten erwartet«, offenbarte Beate, »und Sie ahnen nicht, wie viele Menschen in diesen Minuten in ihrem Schicksal verharren. Einer sieht sich mit Attentätern an Bord, der Nächste vernimmt verdächtige Triebwerksgeräusche, und ein Weiterer ist felsenfest davon überzeugt, zu wenig Kerosin an Bord zu haben. Das Schicksal wäre dumm, würde es ausgerechnet jetzt zuschlagen.«

Ich fühlte mich beschämt und ertappt. Als Belohnung für ihren ausgezeichneten Spürsinn schenkte ich der alten Frau ein zaghaftes Lächeln, während das Flugzeug Richtung Startbahn rollte. Trotz aller Furcht, die mich in diesem Augenblick beschlich, spürte ich auch eine gewisse Art von Verantwortung. Nach dem Kauf und Verschicken einer Trinkflasche war dies zweifelsohne ein Fortschritt in meinem Prozess des Erwachsenwerdens. Zwar vernahm ich einen Anflug von Übelkeit, versuchte es aber als nervöse Begleiterscheinung abzutun.

»*Früher oder später* müssen wir alle sterben«, beurteilte Beate die Situation. Ein Zitat, das bei mir im Moment wenig vertrauenerweckende Gedanken auslöste und nur ein hysterisches Lachen entlockte. Doch Beate griff nach meiner Hand, und als ich mich meiner Sitznachbarin zuwandte, erblickte ich eine Frau, die ihre Augen geschlossen hielt und jegliche Gesichtsfarbe verloren hatte. Ich schmunzelte, drückte aufmunternd ihre Hand und fühlte, dass ich gebraucht wurde.

Zehn Minuten später bestellte selbige alte Dame, die gerade noch angstvoll in ihrem Sitz kauerte, unüberhörbar zwei »Sektchen« und benahm sich wie zu Beginn unseres gemeinsamen Flugabenteuers, ganz so, als hätte es die letzten zehn Minuten nicht gegeben. Ich überlegte, ob Beate die Szene inszeniert haben konnte, um mir damit einen Gefallen zu erweisen, indem sie mich von meiner Flugangst loseiste. Nein, einen Verlust der Gesichtsfarbe konnte man nicht vortäuschen, oder?

»Trinken Sie ein Glas Sekt mit mir?«

»Gerne.« Mittlerweile gewöhnte ich mich an die tägliche Portion Alkohol. Wie sich die Beruhigungsmittel mit der Blubberbrause vertragen würden, war mir in diesem Moment egal.

»Erzählen Sie, Kindchen. Was führt Sie nach Mallorca? Wollen Sie Urlaub machen oder müssen Sie bedauernswerterweise dort arbeiten?«

»Beides! Irgendwie!«, antwortete ich ehrlich.

»Dann verbinden Sie Nützliches mit Angenehmem? Sehr klug!« Beate nickte zufrieden und nippte an ihrem Sektchen. Herrgott, jetzt begann ich ebenfalls, die Dinge zu verniedlichen.

»Wie man's nimmt«, antwortete ich, darauf bedacht, nicht zu viel meines Inneren nach außen zu kehren.

»Darf ich fragen, woran Sie arbeiten, Hannah?«

»An mir.« Unfähig in ganzen Sätzen zu sprechen, blickte ich verlegen aus dem Fenster, bemerkte allerdings aus den Augenwinkeln, wie mich Beate kritisch beäugte.

»Prösterchen, Kindchen. Auf einen schönen Urlaub und dass Ihnen Ihre Arbeit gelingen möge.«

»*Kindchen*«, dachte ich verächtlich, weil ich Verniedlichungen auf den Tod nicht ausstehen konnte. Zu meinem Missfallen stieß mir auch noch das »Sektchen« sauer auf. »Sie müssen sehr an Ihrem Leben hängen, Hannah.« Ungläubig betrachtete ich meine Sitznachbarin, bevor ich mit einem Kopfschütteln den Blick wieder aus dem Fenster richtete.

»Wie kommen Sie auf diesen Gedanken?« Immerhin konnte ich einen Selbstmordversuch aufweisen, was deutlich unterstrich, dass ich nur bedingt an meinem Leben hing.

»Weil Sie es ungern aus der Hand geben?«

»Wie bitte?« Langsam ging mir Beates Philosophie auf die Nerven.

»Beim Abflug hatten Sie Angst, Ihr Leben aus den Händen zu geben«, half sie mir auf die Sprünge. »Darf ich Ihnen etwas sagen, Hannah?«

»Bitte!« Mit einer nonchalanten Handbewegung signalisierte ich, dass es mir egal war, ob ich eine Erklärung bekam oder nicht.

»Manchmal tut es gut, das loszulassen, was man am meisten liebt.«

»Soll ich etwa aus dem Flugzeug springen?«, reagierte ich gereizt.

»Um Himmels willen, nein«, lachte Beate. »Die Zeit tickt ohnehin gegen uns, Hannah. Sie wissen schon, *früher oder später …*«

»Müssen wir alle sterben«, vervollständigte ich den Satz sarkastisch.

»Aber sie tickt zu langsam für die Ewigkeit. Unsere Aufgabe ist es, das Dazwischen zu entdecken.«

An der Vergangenheit wollte ich allerdings auf keinen Fall festhalten, und die Zukunft versprach ebenfalls wenig Verheißungsvolles. Mein »Dazwischen« bestand also in diesem Moment aus Beate und Hunderten von Metern Fallhöhe.

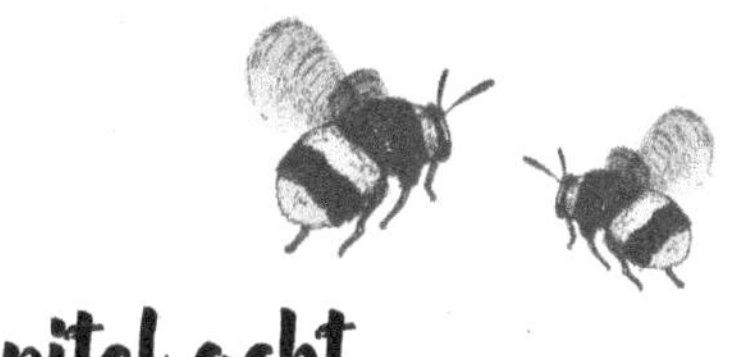

Kapitel acht

Als es mir gelang, mehr Konzentration auf den Himmel und weniger auf die Fallhöhe zu verwenden, gefiel mir das »Dazwischen« richtig gut. Der Horizont war blau und versprach die große Freiheit. Gefangen von den Eindrücken, wurde mir dieses »Über-den-Wolken-Gefühl« des Liedes von Reinhard Mey bewusst. Zwar war ich bereits des Öfteren geflogen, hatte dabei aber meistens anderes zu tun. Entweder überließ ich meinen Freunden den begehrten Fensterplatz oder kümmerte mich um Ben, den grundsätzlich bei allen Flügen große Übelkeit überfiel. Nur selten besaß ich Zeit, eigene Eindrücke zu sammeln. Unerschöpflich erstreckte sich der Horizont, und die Wolken glichen kleinen Wattebäuschchen. Ich sehnte mich, danach zu greifen oder mich hineinfallen zu lassen – unsicher, ob sie einen Moppel – wie ich einer war – auch tragen konnten. Ein Leben lang glaubte ich, meine *Gedanken wären frei,* währenddessen die globale Netzwerkverbindung kaum noch unkontrollierte Fantasien erlaubte. Dagegen erkannte ich jetzt, wo die Welt wahrhaftig grenzenlos war. Hier oben! Ich war nicht unglücklich darüber, dass sich die Empfindung von Bewegungsfreiheit in mir ausbreitete, obwohl ich in einem engen Flugzeug eingepfercht war.

»Jeder ist in seinem Leben in Regeln und Normen gefangen, und es gelingt uns immer weniger, sich dieses Freiheitsgefühl zu bewahren«, vernahm ich Beates Stimme, die meine Gedanken auf den Punkt brachte. »Schauen Sie mich bitte an, Hannah. Ich lebe seit achtundsiebzig Jahren auf dieser Welt.« Ich musterte die alte Dame und stellte fest, dass man ihr dieses hohe Alter auch ansah. Sie war ein Kind des Krieges, des Hungers und der Flucht, und das hatte Spuren hinterlassen. Ihre Haut war mit den Jahren faltig geworden und um die Halspartie erschlafft. Beates Haar war dünn, und in ihren Augen spiegelte sich Erfahrung und Weisheit wider. »Wir haben gelernt, unsere Existenz stückchenweise zu erweitern. Sie, meine Liebe«, dabei drückte sie meine Hand, »wurden in eine Gesellschaft hineingeboren, die pausenlos nach Höherem strebt und für die Luxus zur Selbstverständlichkeit wurde. Von Ihnen wird praktisch erwartet, dass Sie erfolgreich sind, neben einer Fünfundvierzig-Stunden-Woche Ihre Kinder erziehen und am Wochenende als perfekte Gastgeberin für Freunde agieren.«

Sie nahm sich eine kleine Auszeit und prostete mir zu. »Auch ich wurde irgendwann von diesem *Höher – Weiter – Schneller* getrieben«, fuhr sie fort, »bis ich herausfand, dass ich mich selbst dabei verlor. Wussten Sie, dass das Wort Luxus aus dem Lateinischen stammt und Verschwendung bedeutete?« Unwissend schüttelte ich den Kopf. Prunk war für mich nicht lebensnotwendig, meine Übersetzung für Luxus denkbar einfach: Ich konnte ihn mir nicht leisten. »Sicherlich gönne ich mir das eine oder andere, habe jedoch aufgehört, es als Luxus anzusehen, wenn es über den normalen Standard hinausreicht«, philosophierte Beate weiter. »Aber um auf den eigentlichen Kern unseres Gesprächs zurückzukommen: Ihrer Generation, Hannah, wird es wahrlich nicht leicht gemacht.«

Ich konnte Beates Worte nicht begreifen, gab es unzählige Maschinen, die mir so vieles erleichterten, und Möglichkeiten, die einem die Welt zu Füßen legen konnten. Mich überkam ein unbehagliches Gefühl, als ich darüber sinnierte, dass Beate einen Krieg überstanden hatte und mit nichts zu leben lernen musste, während ich unaufhörlich unzufrieden mit meinem Dasein war. Der Ausdruck auf Beates Gesichts versank in einem leeren Blick, und dennoch erkannte ich in ihren Augen unverfälschtes Leben. Eine Mischung aus vergangenen Tagen und einer Lebenslust, die sie sich trotz alledem bewahrt hatte.

»Wir werden überschüttet von Dingen und Ereignissen, die es uns schwer machen, das Einzigartige darin zu erkennen. Die Grenzen unserer Existenz sind zu verschwommen, um das Gute vom Schlechten zu trennen.«

Aufs Neue erstaunt über Beates Lebensweisheit überlegte ich, wann sich meine Grenzen verwischt hatten. War es während der Ehe mit Ben geschehen oder bereits zuvor? Ben und ich genossen unsere Unabhängigkeit, hatten keine Kinder und bestenfalls so viel Geld, um uns – bei gezielter Planung – sorglos im Alltag bewegen zu können. Doch irgendwann hatten wir aufgehört, Zeit und Freiheit zu schätzen. Als wir es bemerkten, erschien uns eine Umkehr zu mühsam. Verbissen versuchten wir, unser altes Leben zurückzuholen, die Freiheit, die wir einst besaßen, fanden wir aber nicht wieder.

»Bestimmt wollen Sie Ihr Leben verändern, Hannah.« Dies war keine Frage, sondern vielmehr eine Feststellung. »Seien Sie dabei nicht zu streng mit sich. Veränderungen brauchen Zeit, und Sie, meine Liebe, haben Zeit. Glauben Sie an sich und versuchen Sie nicht, das Leben im großen Stil zu verändern. *Mit kleinen Korrekturen erzielt man die bemerkenswertesten Erfolge, während man auf das Grandiose ein Leben lang vergebens wartet.* Holen Sie sich vom Leben, was Sie wirklich wollen, und warten Sie nicht darauf, dass man es Ihnen auf einem Silbertablett serviert, denn das passiert nur selten. Es sei denn, Sie wünschen sich ein Tablett voller leckerer Köstlichkeiten.«

Ich schmunzelte über Beates passende Interpretation und den Worten, die aus ihrem Mund so einfach klangen. Aber Veränderungen waren nicht einfach. Schon gar nicht, wenn man – so wie ich – nicht gerne bereit war, sich auf Neues einzulassen.

»Kleine Veränderungen?« Meine Grammatik sank – wieder einmal – unter ein Mindestniveau, für das ich mich schämte.

»Sehen Sie, Hannah. Denken Sie nicht zu viel und zu verbissen an Ihren Neubeginn. Machen Sie es wie die Hummel. Biologisch betrachtet könnte diese genau genommen nicht fliegen, weil ihr Körper zu groß und ihre Flügel zu klein sind. Sie fliegt aber, da sie sich keine Gedanken darüber macht, ob es möglich ist oder nicht.« Beate ließ mir Zeit, über Gesagtes nachzudenken, bevor sie weitersprach. »Haben Sie jemals Verantwortung in Ihrem Leben übernommen?« Ich nickte und dachte an all die Menschen, für die ich mich bisweilen verantwortlich gefühlt hatte. An meine Mutter oder Schwester zum Beispiel, an Ben oder enge Freunde. Oftmals fühlte ich mich sogar für die Wetterlage schuldig, nur weil ich am Vorabend meinen Teller nicht leer gegessen hatte. »Haben Sie eben an sich gedacht, Hannah?«

Ich senkte den Kopf und befürchtete weitere Weisheiten. Aber es kam schlimmer: Beate schwieg! Damit zwang sie mich, über meine mangelnde Eigenverantwortung nachzudenken. Obwohl Beate ihre Tasche immer noch verbissen festhielt, lächelte ich bei dem Gedanken, sie für kurze Zeit verdächtigt zu haben, ein Attentat zu begehen. Das Einzige, was diese Frau vollbrachte, war, tief in meine Seele vorzudringen.

»Ich habe Sie durchschaut, Hannah, denn ich wusste, dass Sie das Wort ›Verantwortung‹ nicht auf sich selbst beziehen würden«, unterbrach sie meine Gedanken. »Selbstfürsorge hat nichts mit Egoismus zu tun, auch wenn es fälschlicherweise gerne so interpretiert wird. Um Verantwortung zu übernehmen, muss man mit sich im Einklang sein. Ich kann keine Entscheidung fällen, wenn ich davon befangen bin, welche Auswirkungen sie auf meine Zukunft haben werden. Es gibt Menschen, die opfern sich ein Leben lang für andere auf, nur um hinterher festzustellen, sich selbst dabei verloren zu haben. Selbstfürsorge verlangt reichlich Mut, während es unseren Mitmenschen oft als purer Egoismus erscheinen mag. Was viele nicht bedenken: Nur wenn ich das Bestmögliche für mich tue, kann ich auch reichlich weitergeben.« Beate schüttelte angewidert den Kopf. »Sicherlich kennen Sie den Begriff Burn-out? Diese befremdliche Modekrankheit konnte einzig und allein dadurch entstehen, weil wir begannen, uns für andere aufzuopfern, ohne dabei auf uns selbst zu achten. Hören Sie zuallererst auf den Ruf Ihrer Bedürfnisse, Hannah, und dann erst leihen Sie Ihr Gehör den Menschen, die Sie um etwas bitten. Verantwortung bedeutet, dem Leben zu antworten. Können Sie sich diesen Satz einprägen?«

Um einer beklemmenden Melancholie vorwegzugreifen, orderte Beate beim Bordpersonal erneut zwei Sektchen.

»Für mich bitte nicht mehr. Danke!«, widersprach ich.

»Ihre Überlegung ist, dass es ungeheuerlich wäre, zwei Gläschen Schampus während eines relativ kurzen Fluges zu trinken. Sie berücksichtigen, später Entscheidungen treffen zu müssen, für die Sie einen klaren Verstand benötigen. Ganz zu schweigen, dass uns die anderen Mitreisenden mit einem Blick mustern werden, der zwischen Entsetzen und Mitleid schwanken wird.«

Nun konnte ich mir ein Lachen nicht mehr verkneifen, denn Beate war göttlich. »Ihre Entscheidungen werden auch nach diesem zweiten Glas entweder richtig oder falsch sein«, ermutigte sie mich, reichte mir den Sekt und prostete mir zwinkernd zu.

»Verantwortung bedeutet, dem Leben zu antworten.« Damit setzte ich das Gläschen an die Lippen und leerte es in einem einzigen Zug. Beate lachte herzlich und tat es mir gleich, glücklich, dass ich den Satz behalten und bereits beherzigt hatte.

»Verändern Sie Ihr Leben, Hannah. Bevor das Leben Sie verändert.«

Gerne hätte ich weiterhin den Erzählungen und Erfahrungen der lebenshungrigen Dame gelauscht. Doch der Flug war leider viel zu schnell vergangen. Beate war eine Diva und dabei vor allem eines: völlig verrückt! Hungrig nach dem Leben und bereit für alle Extravaganz, die eine Existenz bieten konnte. So erzählte sie, dass sie am liebsten nackt im Meer baden würde und sich jedes Jahr, in der Silvesternacht, einen Joint genehmigte. Letztendlich wollte sie doch wissen, wie es wäre, irgendwann von dieser Welt zu schweben. Ob sie ihrem Körper damit schaden würde, daran verschwendete sie keine Gedanken.

»Denken Sie an die Hummel, Hannah«, rief sie mir zum Abschied zu, »und fliegen Sie.«

»Und wenn es regnet?«, rief ich hinterher, da ich wusste, dass sich Insekten zur Regenzeit am liebsten irgendwo im Trockenen verkrochen.

»Dann fliegen sie trotzdem«, antwortete Beate, bevor sie tänzelnd das Flughafengebäude verließ. Wie zu erwarten war, verharrte die alte Dame nicht am Kofferband. »Das Leben ist viel zu schade, um selbst eine Minute an einem Gepäckband zu verschwenden«, versuchte sie, in mein Gewissen zu dringen. Gegen ein kleines Trinkgeld wäre jeder mallorquinische Taxifahrer begeistert, ihren Koffer am Flughafen abzuholen und dem Hotel zuzustellen. Dass es ein wenig länger dauerte, bis sie zu ihren Habseligkeiten kam, spielte für Beate keine Rolle.

Für ein derart großes Abenteuer war ich allerdings nicht bereit. Verbissen stand ich am Gepäckband und stellte mir die Frage, wie lange die Fluggesellschaft meinen Koffer noch durch die Reihen befördern ließ, bevor man ihn mir vom Band nehmen würde. Auf dem Laufband befanden sich nur noch zwei Gepäckstücke. Ein großer, brauner Lederkoffer, dem seine vielen Reisen deutlich anzusehen waren und den ich zweifelsfrei als Beates Koffer identifizieren konnte, und ein modernerer, größerer Koffer, der mir gehörte. Beide drehten seit geraumer Zeit die Runden, doch bislang fand ich nicht den Mut, meine Habseligkeiten vor den Augen der Mitreisenden vom Band zu wuchten. Schließlich wollte ich kein Aufsehen erregen und war nicht ohne Zweifel, ob ich den viel zu schweren Koffer problemlos vom Band bekommen würde. Als alle Urlauber verschwunden waren, hob ich ihn letztendlich – und tatsächlich umständlich – vom Gepäckband.

Gab es Schlimmeres, als mit schwerem Koffer, wackligen Knien, hochroten Wangen, in sengender Hitze mutterseelenallein und ohne Plan an einem spanischen Flughafen zu stehen?

Ja! Seit einer halben Stunde drückte die Blubberbrause ordentlich auf meine Blase. Warum war ich nicht im Flugzeug auf die Toilette gegangen? Eine rein rhetorische Frage, denn niemals hätte ich mich der Peinlichkeit dieses Bedürfnisses in der Enge eines Flugzeuges – das noch dazu in jedem Moment abstürzen konnte – hingegeben. Die Tatsache, dass selbst Beate ihre ausladenden Hüften durch die Passagierreihen stemmte, obwohl die Anschnallzeichen längst erleuchtet waren, tat hierbei nichts zur Sache. Während ich hektisch am Sicherheitsgurt hantierte und dessen korrekten Sitz mehrmals überprüfte, gab Beate dem liebenswerten Flugbegleiter zu verstehen, dass es ihrer Blase herzlich egal sei, ob der Landeanflug begonnen hatte oder nicht.

Dagegen war mein Blasenproblem nicht mehr relevant, denn die Schmerzgrenze war nun so gut wie erreicht. Aber wohin damit? Mit meinem monströsen Koffer konnte ich mich unmöglich in eine dieser spanischen Minitoiletten zwängen, und die Option, den Koffer irgendwo abzustellen, schied ebenfalls aus. Keinesfalls durfte ich das Aufsehen der spanischen Policía Nacional erregen. Demzufolge stand ich nun, bei gefühlten vierzig Grad im Schatten, in der Flughafensonne und spürte den Schweiß, der nicht alleine der Temperaturen wegen über sämtliche meiner Körperstellen floss. Um mir ein Taxi zu rufen, hob ich so elegant wie möglich die Hand.

»Ola, Señora. Bienvenido a Mallorca. Dónde puedo obtener?« Genau so hatte ich mir das vorgestellt! Aus meinem desaströsen Zustand plus einem Menschen, der nur seiner Sprache mächtig war, ergab sich für mich eine Situation, die einer Tragödie gleichkam.

»Ola!«, antwortete ich tapfer. Damit waren meine spanischen Vokabeln auch weitestgehend ausgeschöpft. Sich vorab Gedanken zu machen half mir bisweilen bei schwierigen Aufgaben, und dieses Mal rettete mir ein Spickzettel das Leben, der dem Fahrer grammatisch richtig, akustisch vermutlich fehlerhaft mitteilte, dass ich gerne nach Arta wollte. Da ich über keinen blassen Schimmer verfügte, wie das peinliche Blasenproblem zu lösen sei, nahm ich behutsam auf dem Rücksitz Platz und ermutigte mich, indem ich mir versicherte, dass ich nun sitzen und sich das Ganze somit leichter ertragen ließ.

Gab es Schlimmeres, als mit hochroten Wangen, wackligen Knien, mutterseelenallein, bei sengender Hitze, in einem fremden Land und mit einer vollen Blase am Flughafen zu stehen?

Ja! Nämlich mit hochroten Wangen, wackligen Knien, mutterseelenallein, bei sengender Hitze, in einem fremden Land und mit einer vollen Blase in einem mallorquinischen Taxi zu sitzen. Arta lag im Norden der Baleareninsel, was zur Folge hatte, dass die Fahrt ungefähr sechzig Kilometer größtenteils unwegsames Gelände mit sich brachte. Da dieser Küstenabschnitt weitgehend vom mallorquinischen Bebauungswahn verschont geblieben war, gehörte die Region zweifellos nicht zu den bekannten Touristenhochburgen dieser Insel. Aus diesem Grund favorisierte meine Googlefrau diese Stadt, denn der kleine, naturbelassene Ort war definitiv eine Herausforderung. Im lebendigen Touristenviertel von Cala Millor oder Arenal konnte sich jeder einquartieren, in Arta dagegen würde ich kaum Tourismus, geschweige denn deutschen Landsleuten begegnen.

»Hier lernen Sie typisches mallorquinisches Leben kennen«, versicherte sie mir beharrlich.

Doch im Augenblick wollte ich weder dem Leben Einheimischer noch der unverbauten Küste begegnen. Ich wünschte mir nur eines: eine Toilette! Und dabei war es mir piepegal, auf welchem Fleckchen Spaniens sich diese befand. Dem Anschein nach wollte mir der Fahrer wohl einen Gefallen erweisen, indem er die Klimaanlage nahezu auf den Gefrierpunkt schraubte. Ihm war mein augenblicklicher Zustand nicht entgangen, verlagerte ich meine Position im Dreißig-Sekunden-Takt. Mein Gefühlszustand wechselte wahlweise, von Zusammendrücken und Entspannen, bis zu einfachem Augenschließen und ruhigem Atmen. Was bei ausgewachsenen Panikattacken hilfreich war, konnte bei einem Blasenproblem nicht grundsätzlich verkehrt sein. Ich versuchte, an was Schönes zu denken. So schnell diese Halluzinationen erschienen, so rasch zerplatzten sie, was in mir die Frage hervorrief, ob meine Blase ebenfalls platzen konnte. Da ich für dieses Problem – im Augenblick – keine Googlelösung parat hatte, versprach ich mir, im Notfall lieber in die Hose zu machen, als dieses Körperteil zum Explodieren zu bringen.

Kurze Zeit später und just in dem Moment, als ich den Fahrer bitten wollte anzuhalten, um mich von dem kaum mehr zu ertragenden Schmerz zu befreien, deutete dieser mit einer netten Geste nach vorne.

»Arta«, lautete sein zweisilbiger Monolog, der für mich wunderschöner Poesie entsprach. Fünf Minuten später hielt das Taxi vor der kleinen Finca. Ohne auf das Wechselgeld zu achten, drückte ich dem Fahrer einen Fünfzigeuroschein in die Hand und konnte es kaum erwarten, bis dieser den Koffer aus dem Auto gewuchtet hatte. Nachdem er das Taxi gewendet hatte und davonfuhr, ließ ich alles stehen und liegen und eilte in den Garten, der meine kleine Finca umgab. Ohne im Geringsten auf irgendwelche Schicklichkeit zu achten, erleichterte ich mich hinter einem Olivenbaum, und mich überkam eine Woge der Solidarität mit den Vierbeinern meiner Morgenrunde.

Jetzt, da ich wieder an anderes als an mein Blasenproblem denken konnte, machte sich Angst und Unsicherheit in mir breit. Unschlüssig stand ich auf der vertrockneten Wiese, die unter der Sommerhitze enorm gelitten hatte. Auch die Olivenbäume (oder waren es Feigen?) sahen mitgenommen aus und dörrten armselig vor sich hin. Als ich meinen Koffer über die Wiese zog, wirbelte Sand auf, woraufhin meine Augen zu tränen begannen. Oder weinte ich bereits wieder? Unter dem verrußten Steingrill suchte ich nach dem Schlüssel und fand ihn zusammen mit einer Willkommensgrußkarte und einer Bedienungsanleitung, die einem Roman glich und für alle technischen Geräte im Haus Hilfe versprach. Ohne sie zu lesen, warf ich diese auf den Gartentisch und öffnete die antike Holztür, die ins Innere der Finca führte. Erstaunt, wie wunderschön kühl es dort war, betrachtete ich die naturbelassenen Steinmauern, die sich grotesk mit den alten Möbeln ergänzten und trotz aller Vergänglichkeit einen Hauch von Luxus ausstrahlten. Die Räume waren freundlich und offen, was den angenehmen Nebeneffekt erzeugte, mich nicht eingesperrt zu fühlen. Lediglich das Badezimmer trennte eine antike Holztür.

Die Küche war klein, dafür mit liebevollen mallorquinischen Accessoires ausgestattet. Auf einer kleinen Ablage stand ein Korb mit frischem Obst, eine Flasche Wasser sowie eine Karaffe mit Wein. Ich ging ins Schlafzimmer und ließ mich auf das weiß getünchte Bett fallen. Mein Blick richtete sich auf die hohe, mit Strohmatten überzogene Decke. Helle Sonnenstrahlen fielen durch die Läden der verschlossenen Fenster. Als ich diese öffnete, schlug mir ein Hitzewall entgegen, weshalb ich die Läden sofort wieder verriegelte. Das Bad war spartanisch eingerichtet. Der Blickfang war eine Steinmauer, die als Sichtschutz zwischen Dusche und Toilette diente.

Erschöpft ging ich nach draußen, zog meinen Koffer schwerfällig ins Innere, schob den schweren Holzriegel vor, legte mich ins Bett und fiel in einen tiefen Schlaf.

Als ich wach wurde, war es bereits dunkel. Orientierungslos tappte ich mit den Händen gegen das Nachtschränkchen, auf dem ich eine kleine Lampe vermutete. Gerade noch rechtzeitig fand ich den Schalter, um die aufkommende Panik zu unterdrücken. Blitzartig sprang ich aus dem Bett und betätigte alle Lichtschalter, die ich finden konnte. Erst als die Finca hell erleuchtet war, wurde ich ruhiger und versuchte, meinen Puls wieder auf normale Geschwindigkeit zu drosseln. Gerne wäre ich noch einmal nach draußen gegangen, um die neue Umgebung in mir aufzunehmen. Zudem hatte ich noch die Frage bezüglich der Sternenkonstellation zu klären. Doch meine Furcht gewann immer mehr die Oberhand. Ich holte mir ein Glas Wasser, griff zu den mitgebrachten Keksen und setzte mich auf die Bettkante. Noch war ich nicht bereit, der Angst klein beizugeben. Doch wann immer mein Trotzmechanismus aktiviert wurde, ergriff meine Unsicherheit die Gelegenheit, sich endgültig durchzusetzen. Mit der Wucht eines Wirbelsturms erfasste mich das Gefühl von Hilflosigkeit. Konnte es nicht wieder Tag sein? Oder zumindest ganz früher Morgen? Grillen zirpten, und ich vernahm ein Geräusch, das ich der mir bekannten, bundesdeutschen Fauna nicht zuordnen konnte. Aus der Ferne hörte ich das Knattern eines alten Motorrades. Ein Knall – einem Schuss nicht unähnlich – dröhnte durch die mallorquinische Nacht. Jedes Geschehen für sich war kein Unglück, aber es war die Vielzahl der Empfindungen, die sie für mich zur Katastrophe werden ließen.

Ich weinte und zitterte noch, als bereits die Morgendämmerung einsetzte.

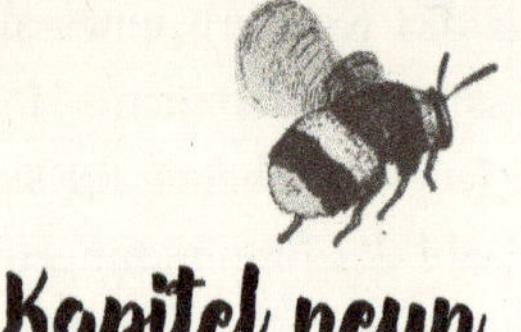
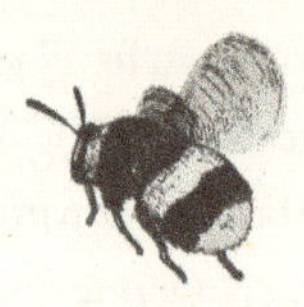

Kapitel neun

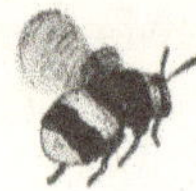

Es war bereits Mittag, als ich die Augen öffnete. Um die Schwüle zu vertreiben, hatte ich in der Morgendämmerung die Fenster geöffnet. Danach musste ich letztendlich eingeschlafen sein. Ich fühlte mich erschöpft und entmutigt, torkelte benommen ins Bad, um mir eine kühle Dusche zu gönnen.

Nachdem ich in Shorts und Shirt geschlüpft war, öffnete ich zunächst vorsichtig einen Spaltbreit die Holztür, und als nichts passierte, schob ich sie mutig auf und trat auf die gemütlich wirkende Steinterrasse, die zu dieser Zeit noch angenehm im Schatten lag. Mein Magen machte mit einem lauten Knurren auf sich aufmerksam, kein Wunder, hatte ich seit vierundzwanzig Stunden nichts Vernünftiges mehr zu mir genommen. Jetzt hatte ich die Wahl: Ich konnte mir Essen besorgen oder mit dem vorliebnehmen, was mir zur Verfügung stand. Welche Erkenntnis gewinnen würde, war mir bereits vor dem realistischen Gedanken an eine ausgewogene, reichhaltige Mahlzeit bekannt, schließlich war ich zu sehr damit beschäftigt, meinen bedauernswerten Zustand zu bemitleiden. In dieser Einöde gab ich die Hoffnung auf einen gut sortierten Discounter ohnehin von vornherein auf. Zudem wollte ich keinen einzigen Schritt unternehmen, der mich von meinem

Selbstmitleid befreien konnte, suhlte ich mich geradezu darin, was mir dabei half, die Situation besser zu ertragen. Seine Wunden zu lecken tat gut, allerdings nur, wenn man danach ins aktive Leben zurückkehrte, was bei mir oftmals leider nicht der Fall war.

»Warum *ich? ... Und die Welt ist furchtbar ungerecht!*« Mein Seelenheil konnte sich stets auf die Unterstützung dieser Sätze verlassen. Eine Lösung versprachen sie allerdings nicht. Dauerhaftes Selbstmitleid war eine Sackgasse, doch dieses Mal würde ich einfach darauf bauen, dass der Hunger irgendwann groß genug wäre, um mich aus der Opferrolle zu befreien. In der Zwischenzeit griff ich zu dem Obstkorb meines Vermieters und den mitgebrachten Keksen, stellte alles auf den Terrassentisch, setzte mich und legte die Füße auf den gegenüberliegenden Stuhl. Zögerlich griff ich zu Pfirsich, Apfel und Orange. Im Grunde war ich eine bekennende Obstverweigerin, die mit süßlichen Vitaminen nicht viel anzufangen wusste. Dementsprechend aß ich auch mit wenig Appetit. Jene Früchte, die ich nicht vollständig identifizieren konnte, ließ ich vorsichtshalber unberührt. Ich beobachtete einen kleinen Vogel, der auf einem Oliven- (oder Feigen-?) Baum saß und an den verdorrten Ästen knabberte. Er schien ebenfalls unzufrieden mit seiner Mahlzeit zu sein, flog aber in der Hoffnung weiter, Besseres zu finden, was ihm mit ein bisschen Glück auch gelingen konnte. *»Denken Sie an die Hummel, Hannah!«*, drang es in mein Bewusstsein. Doch ich fühlte mich vom Leben aussortiert, und zum Fliegen fehlte mir der Mut.

Nachdem ich neben dem Obst auch meinen bedauernswerten Zustand ausreichend durchgekaut hatte, wollte ich mich nun ganz dem aufkommenden Heimweh widmen. Darauf bauend, die Sehnsucht nach zu Hause ein wenig einzudämmen, griff ich zum Telefon und bemerkte, dass meine Mutter und Doro bereits mehrfach versucht hatten, mich zu erreichen. Sieben gespeicherte Kurznachrichten beinhalteten alle dieselbe Frage: »Bist du angekommen und geht es dir gut?« Die sehnsüchtigen Mitteilungen meiner Familie und Freunde rührten mich. Ich tippte »Bin gut angekommen« in das Handy ein und klickte auf mein elektronisches Adressbuch. Sechzehn Buchstaben verteilten sich umgehend auf sechsunddreißig Telefonnummern meiner Handyliste, von denen die wenigsten überhaupt wussten, dass ich auf Mallorca war. Meine Motivation, die gespeicherten Telefonlisten zu durchforsten, war derart gering, weshalb ich auch meiner der Bank und dem Deutschen Wetterdienst den Aufenthalt auf der Baleareninsel mitteilte. Daraufhin stellte ich das Handy ab. Obwohl es unfair gegenüber meinen Freunden war, wollte ich mir die Antworten lieber selbst zurechtlegen, anstatt Aufmunterungen oder gar Moralpredigten entgegenzunehmen. In meiner Kurznachricht war ich die Heldin, die alleine (!) Mallorca bereiste.

Um mich weiter abzulenken, stand ich auf und ging eine Runde spazieren. Selbstverständlich im heimischen Garten, denn die Finca zu verlassen erschien mir als zu gefährlich. Bei der zweiten Runde verharrte ich an einer Stelle, an der die Mauer ein wenig tiefer gelegen war. Spontan sprang ich in die Höhe, um einen kleinen Blick jenseits des Gartens zu erhaschen, konnte zu meinem Bedauern aufgrund des ständigen Auf- und Abhüpfens allerdings nichts erkennen. Sobald das Auge einen Blick über die Mauer erfasst hatte, landete ich – dank der Schwerkraft – wieder auf dem Boden. Ich beschloss, auf die dritte Spazierrunde einen Stuhl mitzunehmen. Schleppend transportierte ich den Holzstuhl von der Terrasse zur Mauer und übersah demonstrativ die Gartentür, die mir hämisch zu verstehen gab, dass es leichter wäre, sie zu öffnen, um einen Blick nach draußen zu riskieren.

Was ich anschließend auf meinem wackligen Stuhl stehend sah, war keine Offenbarung. Eine weitere verdorrte Wiese, dazwischen ein staubiger Feldweg und Fincas, die größtenteils ebenso hohe Mauern umgaben. Das Wort Finca bedeutete ursprünglich Grundstück, was ich bereits einen Tag nach meiner Buchung gegoogelt hatte. Genau genommen handelte es sich sogar um ein Anwesen ähnlich einem Bauernhof. Enttäuscht musterte ich mein Gehöft und konnte aus einem halben Meter Höhe zweifelsfrei erkennen, dass sich der landwirtschaftliche Nutzen allein auf die drei verdorrten Olivenbäume (oder Feigen?) bezog.

Obwohl ich jederzeit die Tür öffnen konnte, fühlte ich mich urplötzlich auf meinen dreihundert Quadratmetern gefangen. Ich kletterte vom Stuhl und betrachtete weiter meine Haftanstalt. Eine schmerzliche Erinnerung bahnte sich ihren Weg, wurde ich doch vor gar nicht allzu langer Zeit eingesperrt. Nicht weil ich eine Straftat begangen hatte, sondern vielmehr eine Gefahr für mich selbst darstellte. Zwar konnte ich mein damaliges *Gefängnis* jederzeit und auf eigenen Willen verlassen, trotzdem blieben für mich lange Zeit Fenster und Türen verschlossen. Als ich mich nach einigen Wochen daran gewöhnt hatte, fühlte ich mich derart beschützt, dass ich es gar nicht mehr abwenden wollte. Ähnlich erging es mir in diesem Augenblick. Zwar konnte ich nach Belieben die Finca verlassen, doch würde mich jenseits der Mauern niemand beschützen. Hier dagegen hatte ich das Leben zumindest ein klein wenig unter Kontrolle. Als ich mich auf meine gegenwärtige, aussichtslose Situation konzentrierte und sich dazu die Bilder von einst drängten, begann ich laut zu schluchzen, ganz so, als befände ich mich an der weltberühmten Klagemauer von Jerusalem.

Wenn schon Klagemauer, dann richtig! Wer konnte schon von sich behaupten, eine eigene Klagemauer zu besitzen? Geschwind eilte ich ins Schlafzimmer, kramte Stift und Zettel aus der Tasche und setzte mich auf die Terrasse. Vorwurfsvoll, als trüge ich die alleinige Schuld an meinem Schicksal, blickte ich auf meinen persönlichen Beschwerdewall und begann, kleine Zettelchen zu schreiben.

Ich will heim! kritzelte ich beleidigt auf den ersten Zettel, ging zur Mauer und steckte ihn zwischen zwei Steine. So machte man es doch in Israel, oder?

Hunger und Durst habe ich auch! notierte ich auf den zweiten, faltete ihn und stopfte ihn ebenfalls in die kleine Ritze zwischen zwei Ziegelsteinen. Dabei fühlte ich mich an meine Mutter erinnert, die vor Jahren einen Geldschein derart klein gefalzt hatte, um ihn anschließend bei einem Fahrkartenautomaten in den Einwurfschlitz für Münzen zu pfriemeln. Diesen hilflosen Moment, den sie am Bahnsteig empfand, erlebte ich in diesem Augenblick.

Hier ist es scheißlangweilig! stand auf dem nächsten Zettel; obwohl mich ein schlechtes Gewissen plagte, trug ich an dem Umstand des Desinteresses selbst die Schuld.

Und die Sonne scheint! Es tat gut, seinen Unmut – und war er noch so albern – von der Seele zu schreiben.

Die Wiese ist verdorrt und sieht nicht wie Wiese aus! Jetzt fing ich wirklich an, die Sache ein wenig zu dramatisieren. Aber meine

Emotionen waren schon immer extrem gewesen. Extrem beleidigt, extrem gestresst, extrem wütend. Jetzt war es eben die Verzweiflung, die zur Höchstform auflief.

Ein Scheißurlaub ist das! Allem Anschein nach gingen mir die wirklich guten Argumente aus. Trotzdem wanderte weiterhin ein Zettel nach dem anderen zwischen die Mauerspalten. Ich war auf alles verbittert. Extrem verbittert! Auf meine Freunde, die Familie, auf Mallorca und das Leben an sich. Entrüstet, weil ich genau so war, wie ich nie sein wollte.

Hannah, du bist blöd!!! Für diese finale Erkenntnis wollte ich ein besonders schönes Plätzchen finden, hatte ich doch gerade die Erleuchtung meines Lebens. Auch meine Ironie agierte mittlerweile extrem! Immerhin war mir damit die Selbstkritik des eigenen Ichs eindrucksvoll gelungen. Schweiß lief mir über Stirn und Wangen. Ich knickte die Selbsterkenntnis fein säuberlich zusammen und steckte sie in einen Mauerspalt, der ein wenig mit Moos bewachsen war, als mir eine aufgeschreckte Eidechse entgegensprang und kurzerhand auf meiner Schulter landete. In Panik um mich schlagend stürmte ich schreiend ins Haus, verbarrikadierte die Tür, riss mir zitternd die Klamotten vom Leib und stellte mich schaudernd unter die Dusche. Als ich den Seifenspender betätigen wollte, rutschte mir dieser aus der Hand und landete polternd in der Duschwanne. Heulend ließ ich mich, an die nasse Steinmauer gelehnt, nach unten gleiten, fügte damit meinem Rücken einige Kratzer zu und umklammerte schlotternd meine Knie. Dabei näherte sich mir ein abscheulicher Gedanke. Wie lange ich wohl unter der Dusche verharren musste, bis Mallorcas Wasserreserven aufgebraucht waren?

Ich bemerkte, wie meine Lebensgeister von verzweifelt auf beleidigt schalteten, und gab nach einer halben Stunde das Vorhaben, Mallorca in die Trockenheit zu führen, aus Vernunftgründen auf. Die Finger waren schrumpelig, mir war kalt, und schlussendlich wurde selbst mir klar, dass Mallorca eine Insel und damit vollständig von Wasser umgeben war.

Dachte ich allerdings, dass es schlimmer nicht mehr werden konnte, sollte ich nun eines Besseren belehrt werden. Es war nicht das erste Mal, dass ich diesem Irrtum erlag. Immer wieder ging ich dieser Fehleinschätzung auf den Leim, die mir vermitteln wollte, das Schlimmste überstanden zu haben. Doch die Vorboten eines heranziehenden Gewitters waren nicht zu übersehen. Als ich nämlich auf meine Terrasse trat, zogen bereits die ersten dunklen Wolken heran. Panisch verriegelte ich Fenster und Türen, knipste sämtliche Lichtquellen an und kauerte mich in die meiner Meinung nach sicherste Ecke der Finca. Als zusätzliche Lichtquelle mobilisierte ich noch mein Handy. Um das Grollen des Gewitters zu übertönen, begann ich eine Unterhaltung. Das erste Zwiegespräch führte ich mit meinem Koffer.

»Dich packe ich gewiss nicht aus, denn wir reisen morgen ab! Was war das bloß für eine blöde Idee, in einer Einöde, umgeben von einer Klagemauer, Urlaub zu machen? Von wegen ursprüngliches Leben. Todlangweilig würde es treffender bezeichnen.« Meine Googlefrau konnte sich auf eine hübsche Klage gefasst machen. »O.k., du willst mir nicht antworten?«, fauchte ich den Koffer an, »dann wird es eben ein Monolog, den wir hier führen.« Ich fühlte mich kein bisschen albern. »Mallorca. Was bist du für eine bescheuerte Insel«, richtete ich den Groll nun gegen meinen Gastgeber, währenddessen sich draußen die aufgeladene Luft eindrucksvoll entlud. »Da gibt es Schinkenstraße und Hofbräuhaus, und ich sitze in der Wildnis, habe Hunger und Durst«, brüllte ich gegen den Donner an. Der Regen wurde stärker, passend dazu schrie auch ich mich immer mehr in Rage. »Meer. Wo ist dieses blöde Meer?« Meine Anklage gegen Spanien ging in die nächste Instanz. »Stundenlang fliegt man darüber, und ist man endlich da, ist das Meer weg. Da hätte ich genauso gut an die Nordsee fahren können.« Dort stand zumindest auf kleinen Täfelchen, wann es wiederkam. »Und dieser ganze Fincablödsinn«, brüskierte ich mich. »Von wegen eigene vier Wände.« Wütend stand ich auf und streifte durch die hell erleuchtete Wohnung. Dabei begann ich, meine »eigenen vier Wände« zu zählen. »Ha, da haben wir's! Ich habe keine vier, sondern achtzehn eigene Wände. Plus eine Klagemauer.« Ich fühlte mich in meiner Wut bestätigt. Dazu kam noch dieser bescheuerte halbe Meter Mauer, der Dusche und Toilette trennte und als sinnloser Sichtschutz fungierte. Zumindest, wenn man alleine in dieser todlangweiligen Finca festsaß. »Alleine«, brüllte ich hysterisch. »Ich bin allein …!« Heftig trat ich mit dem Fuß gegen die Halbmauer und stöhnte kurz darauf schmerzvoll auf. Wenn ich mit Worten nicht mehr weiterkam, musste ich eben mit der Selbstverstümmelung beginnen. Da ich den Tritt barfuß ausführte, war es zweifelsohne ein primitiver Versuch, meinen Fuß vorübergehend unbrauchbar zu machen. Immerhin besaß ich nun ein gutes Argument, um die nächsten Tage schmollend im Bett zu verbringen. Ich humpelte mit schmerzverzerrtem, hochrotem Gesicht ins Schlafzimmer und warf mich aufs Bett. Anschließend schrieb ich Doro eine Kurznachricht.

SMS an Doro:

»Doro, ich beginne mit den Wänden (alternativ auch mit Koffer und Spanien) zu sprechen. Muss ich mir Gedanken machen?«

Da ich die Antwort meiner Freundin gar nicht erst lesen, sondern nur ihr Mitleid erregen wollte, drückte ich die Off-Taste meines Mobiltelefons und machte es somit, ganz zu meiner Zufriedenheit, unmobil. In meinem derzeitigen Zustand konnte ich es nicht verkraften, falls Doro mir zu verstehen geben würde, dass ich »natürlich« dabei war, den Verstand zu verlieren. Während ich meinen Fuß begutachtete, der sich mittlerweile an Größe verdoppelt hatte, entstand in mir eine neue Idee: Wie lange musste ich die Lichter brennen lassen, bis es auf Mallorca keinen Strom mehr gab …?

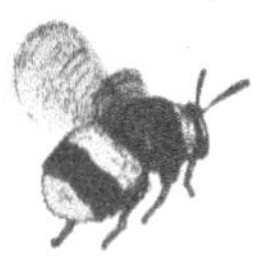

Kapitel zehn

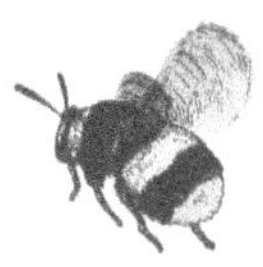

»Hannah! Sind Sie im Haus? Ich bin es, Beate Sommer. Ich habe vor zwei Tagen im Flugzeug neben Ihnen gesessen. Erinnern Sie sich?« Lauschend saß ich auf meinem Koffer und versuchte verzweifelt, diesen zu schließen. Nachdem ich die ganze Nacht kein Auge zugetan hatte, hatte ich beschlossen, noch heute abzureisen. Schleunigst wollte ich zum Flughafen – auch wenn ich noch nicht wusste wie –, um dort so lange zu verharren, bis ich einen freien Platz Richtung München ergattern konnte. Wenn es sein musste, auch nach Frankfurt, Stuttgart oder Köln. Hauptsache weg von Mallorca. Dass Beate nun vor der Tür stand und wild gegen diese hämmerte, passte überhaupt nicht in meine Pläne. Ich verspürte kein Verlangen danach, mich zu erklären, und noch weniger Bock hatte ich auf Belehrungen über dicke Hummeln, die selbst bei Regen durch die Landschaft flogen. Unmissverständlich wollte ich ihr mitteilen, dass es umgehend eine fliegende Hannah gab, nämlich eine, die sich in einer Maschine Richtung Heimat befand.

Widerwillig öffnete ich die verriegelte Tür. Wie ich Beate bis dato erleben durfte, würde sich diese ohnehin nicht eher zufriedengeben, bis ich diese freiwillig oder sie selbige mit Gewalt geöffnet hatte. Demzufolge entschloss ich mich für die sanftere Variante, schon aus der Angst heraus, für entstandene Schäden haftbar gemacht zu werden.

»Kindchen, wie sehen Sie aus?«, fragte Beate. »Haben Sie etwa geweint?«, setzte sie demütigend obendrauf.

»Ja«, schleuderte ich ihr die zwei Buchstaben entgegen und bereute den feindlichen Ton, der sich in meine Stimme geschlichen hatte, sofort. Weil Beate erneut damit begann, Dinge zu verniedlichen, verspürte ich das dringende Bedürfnis, meinem Unmut Luft zu verschaffen. »Und damit Sie es genau wissen: Ich heule, seit ich hier bin. Ich habe Hunger, die Sonne scheint, ich fühle mich eingesperrt, und aus meiner Klagemauer springen mir Eidechsen entgegen. Ich beginne, mit meinem Koffer zu sprechen, zähle Wände und treibe Mallorca gedanklich in den Ruin. Jetzt möchte ich nur noch meinen verfluchten Koffer schließen, ein Taxi rufen und nach Hause fliegen. Und ich bin der Meinung, verdammt gute Gründe dafür zu haben.« Theatralisch hob ich ihr den zwischenzeitlich blau gewordenen Fuß entgegen.

Beate musterte verwundert meinen verzweifelten Gesichtsausdruck, dann das lädierte Körperteil und begann schallend zu lachen. Dies brachte mich derart in Rage, dass sich meine ganze Wut mit geballten Fäusten und hochrotem Kopf in einem kindlichen »Argh« entlud.

»Schön, dass Sie das alles zum Lachen finden, liebe Frau Sommer«, kläffte ich mit einem leichten Anflug von Ironie. »Ich habe keine Ahnung, was mich bewog, mich hier zu isolieren! Das hier«, damit deutete ich auf das Anwesen, »war die dümmste Idee meines Lebens, und glauben Sie mir, ich hatte bereits einige extrem blöde Ideen«, verkündete ich nicht ganz ohne Stolz. »Nur weil ich mir mit elf Jahren eingebildet habe, alleine Urlaub zu machen, muss ich es mit 35 nicht zwangsläufig ebenso wollen. Wo ist eigentlich dieses blöde Buch, das für diesen Mist verantwortlich ist?« Beate hielt sich indessen vor Lachen den Bauch. »Wer gibt Ihnen das Recht, sich derart lustig über mich zu machen?«, wollte ich wissen. »Mir geht es grauenvoll, und wenn Sie schon mal hier sind, dann doch wohl, um mich mit Mitleid zu überschütten. Stattdessen verhöhnen Sie mich.«

Kaum hatte ich den Satz zu Ende gesprochen, nahm diese impertinente Person auch noch auf der Terrasse Platz, obwohl ich ihr überhaupt keinen Platz angeboten hatte. Pietätloser ging es nicht mehr! Hilflos knallte ich die Tür. Ich war nicht nur aufgebracht, ich explodierte. Wir konnten ruhig austesten, wer von uns beiden das bessere Sitzfleisch besaß. Diesen Ausdauersport beherrschte ich – im Gegensatz zum Ausdauerlauf – vergleichsweise gut. Zudem konnte ich die Situation im Haus bewältigen, während Beate irgendwann gezwungen war zu gehen.

»Hannah, warum haben Sie diese köstlichen Feigen nicht gegessen?«, richtete Beate das Wort erneut an mich.

Warum hatte ich was nicht gegessen? Ausnahmsweise zweifelte ich nicht an meinem, sondern an Beates Verstand. Im Hinterkopf tat sich eine Erinnerung an den gestrigen Tag auf, wo ich undefinierbares Obst auf dem Teller zurückgelassen hatte. »Wollen Sie nicht kosten?«, wollte Beate wissen.

»Nein, will ich nicht!«

»Sie haben Angst vor Feigen«, stellte Beate spottend fest und lachte.

»Ich habe keine Angst vor Feigen«, verteidigte ich mich, bevor ich erkannte, wie albern diese Diskussion allmählich wurde.

»Aber Sie wissen nicht, wie Feigen schmecken?«, mutmaßte Beate. Obwohl sie damit recht behielt, wollte ich nicht klein beigeben. Noch nicht. Eher würde ich diese kindliche Diskussion am Leben erhalten.

»Gibt es ein Feigenverzehrgesetz?«, brüllte ich nach draußen.

»Meine liebe Hannah, Sie wissen gar nicht, was Sie aufgrund Ihrer ständigen Furchtsamkeit verpassen. Glauben Sie mir, Kindchen, ohne ein gewisses Maß an Risiko wird Ihr Leben nicht funktionieren. Zumindest nicht, wie Sie es sich wünschen.«

Nach einer Pause fuhr Beate fort: »Wovor laufen Sie weg, Hannah? Vor der Vergangenheit? Was ziemlicher Humbug wäre, da man seiner Vergangenheit nicht entkommen kann. Man kann seine Zukunft verändern, doch die Vergangenheit bleibt Ihnen für immer erhalten. Ob Ihnen das gefällt oder nicht. Sie wird Sie immer wieder einholen, denn sie ist ein Teil von Ihnen. Glauben Sie mir, es wäre reine Zeitverschwendung, sich auf dieses Unterfangen einzulassen. Man kann im Leben nichts ungeschehen machen, aber man kann daraus lernen.«

Da ich weder eine sinnvolle noch trotzige Antwort auf Beates philosophischen Vortrag parat hatte, sprach diese weiter. »Sie müssen sich Ihrem Vorleben stellen, Hannah, und es als das hinnehmen, was es ist. Eine zurückliegende Zeit! Ein Abschnitt, der nicht wiederkommt, hingegen Ihre Zukunft prägen wird. Wenn Sie heute vor der Vergangenheit davonlaufen, wird sich auch Ihre Zukunft in ein paar Jahren als verflossene Zeit behaupten, und wenn Sie heute nicht lernen, damit umzugehen, werden Sie morgen das Gefühl haben, einen weiteren Tag vertan zu haben.«

»Ich hasse meine Vergangenheit«, entgegnete ich traurig.

»Falsch! Die Gegenwart hasst Ihre Vergangenheit, Hannah«, verbesserte Beate.

»Was wissen Sie schon von meinem Leben?« Ich war immer noch nicht bereit, meine Absichten über eine frühzeitige Abreise zu ändern, gleichzeitig ahnte ich, dass ich diese Diskussion verlieren würde.

»Da haben Sie recht, meine Liebe, und dennoch glaube ich zu wissen, dass Sie eine Lebenskrise erleiden mussten, aus der Sie sich – bis heute – nicht befreien konnten.«

»Huuh«, äffte ich hinter verschlossener Tür, einem trotzigen Kleinkind nicht unähnlich. »Ich bin beeindruckt, Frau Sommer. Allerdings habe ich bereits eine Freundin, die ihre psychologischen Fähigkeiten an mir auslebt.« Beate brach erneut in schallendes Gelächter aus.

»Bitte kommen Sie heraus und leisten Sie mir bei einem Gläschen Wein Gesellschaft.« Zwar verkleinerte Beate erneut die Dinge, doch beim Thema Alkohol empfand ich es als nicht mehr ganz so abstoßend. Wie leicht ich doch zu bestechen war. Lautlos öffnete ich die Tür und sah, wie die alte Frau verträumt auf den Olivenbaum (oder Feigen?) blickte.

»Ist es ein Oliven- oder Feigenbaum?«, fragte ich leise.

»Es ist ein Olivenbaum, meine Liebe. Ein sehr alter Olivenbaum.« Weiterhin sah sie geradeaus, wofür ich dankbar war. Ich hätte es als unangenehm empfunden, wenn Beate mit ihren wissenden in meine verheulten Augen geblickt hätte. Die Situation war ohnehin schon peinlich genug, und verlegen lehnte ich am Türrahmen.

»Soll ich uns Gläser holen?«, fragte ich unschlüssig und um überhaupt irgendetwas zu sagen. Beate nickte.

In der zweckmäßigen Küche fand ich zwei kleine Steinkrüge, die ihren Zweck erfüllen würden und zudem authentischer als elegante Rotweingläser wirkten. Als ich den roten Rebensaft in die Krüglein füllte, erkannte ich das Etikett und war überrascht, dass es sich um meinen Lieblingswein, einen spanischen Tempranillo, handelte. Langsam wurde mir die Begegnung mit Beate unheimlich. Und wollte ich nicht unverzüglich abreisen? Stattdessen saß ich nun mit einer fremden Person, die meine Gedanken zu lesen schien und die meine Adresse unmöglich wissen konnte, auf der angemieteten Terrasse und trank meinen spanischen Lieblingswein.

»Warum tun Sie das?«, fragte ich Beate, nachdem wir genussvoll den ersten Schluck zu uns genommen hatten.

»Was tue ich denn, Hannah?« Beate fixierte meine Augen. »Ich verbringe Zeit mit Ihnen. Mehr nicht.«

»Es gibt sicherlich bessere Gesellschafterinnen, als ich es bin«, deklassierte ich mich lächelnd.

»Ach, meine liebe, liebe Hannah, ich brauche doch keine Gesellschafterin. Was ich benötige, ist eine Aufgabe. Letzten Endes lebt man doch vom Glück anderer Leute.«

»Ich wäre bereits für ein Stückchen eigenes Glück nicht undankbar«, entfuhr es mir. Beate schmunzelte.

»Für mich besteht wahrer Segen darin, anderen zu helfen, und ich suche mir bisweilen eine Aufgabe, die mich glücklich macht und erfüllt. Zudem glaube ich, die Begegnung mit Ihnen, Hannah, könnte darüber hinaus sehr amüsant werden. Verstehen Sie mich bitte nicht falsch. Es liegt mir fern, mich in Ihr Leben einzumischen, bestenfalls kann ich Ihnen ein wenig dabei helfen, es besser zu verstehen. Und nun probieren Sie endlich diese köstliche Feigen.«

Damit war das Gespräch vorerst beendet, und Beate schob den Teller mit den Feigen in meine Reichweite. Zaghaft griff ich nach der Frucht. Mein Beleidigtmodus wehrte sich noch etwas, aber ich wollte erwachsen erscheinen, und nichts wäre im Augenblick dümmer gewesen, als die Feigen aufgrund gekränkter Eitelkeit auszuschlagen. Als ich zögernd die Frucht anknabberte, streichelte ein köstlicher, süßer Geschmack meinen Gaumen. Warum zum Teufel hatte ich diesen Leckerbissen nur verschmäht? Mühelos konnte ich mir diese Frage selbst beantworten: Ich hatte Angst! Die Bedenken einer allergischen Reaktion und die Furcht vor allem Unbekannten hinderten mich in der Tat daran, in eine Feige zu beißen. Ich schämte mich.

»Ich würde gerne wissen, wie Sie mich gefunden haben?«, fragte ich Beate. Ich konnte mir einfach nicht erklären, wie es der alten Dame gelungen war, meine Finca ausfindig zu machen.

»Bewahren Sie sich das eine oder andere Geheimnis«, antwortete Beate, »und stellen Sie nur Fragen, die unentbehrlich für Sie sind, Hannah.«

Ich nippte am Wein, griff nach der zweiten Feige und beobachtete kleinere Wolken, die über einen ansonsten strahlend blauen Himmel zogen. Beate hatte recht. Ich musste nicht wissen, wie es ihr gelungen war, mich zu finden. Sie saß hier auf meiner Terrasse, und es tat gut, sie hier zu wissen.

»Ich wurde zur Kriegszeit in eine ärmliche Gegend hineingeboren«, begann Beate unaufgefordert zu erzählen. »Der Wille zu leben war allerdings groß genug, um das Beste aus der Situation zu machen. Wenn etwas nicht wie geplant verlief, habe ich mir ins Bewusstsein gerufen, wie ich nicht sein wollte. Oftmals habe ich mir vorgestellt, wie mein Leben hätte anders verlaufen können und welche Besitztümer ich einmal haben wollte. Stets war ich darauf bedacht, mir vor Augen zu führen, dass ich keinesfalls wie meine Eltern enden wollte, die sich täglich für einen Hungerlohn abarbeiten mussten und keinerlei Perspektive auf eine bessere Zukunft hatten. Ab diesem Zeitpunkt, Hannah, begann ich zu träumen.«

Ergriffen von Beates Worten und deren Stärke, von der ich gerne ein wenig besessen hätte, schloss ich die Augen. »Meine Eltern hatten weder die Zeit noch das Verlangen zu träumen, waren sie genug damit beschäftigt, meine Geschwister und mich am Leben zu erhalten. Für eigene Sehnsüchte blieb da keine Zeit. Dagegen wollte ich mir eine Möglichkeit erschaffen, die es mir erlauben sollte, ohne Zwang zwischen verschiedenen Wegen wählen und entscheiden zu können. Das ist nämlich meine Definition von Freiheit, Hannah. Freiheit ist für mich das Fundament, auf dem wir unsere Träume errichten können.«

»Die Freiheit«, plapperte ich dümmlich, um mir Gesagtes zu vergegenwärtigen, »ist das Fundament, auf dem ich meine Träume errichten kann.«

»Diese Freiheit und das Streben nach Sehnsüchten erfüllten mein Leben. Zudem erkannte ich, dass die Erfüllung eines Wunsches einen anderen lebendig machen konnte. Träume haben kein Ziel, Hannah, genauso wenig, wie Glück genormt ist. Wären wir am Ende unserer Sehnsüchte angekommen, hätten wir unterwegs unsere Lebenslust verloren.« Sie lächelte mir freundlich zu. »Sollten Sie irgendwann an einem Punkt ankommen, an dem sich das Risiko nicht abwägen lässt, denken Sie an Ihre Ersterfahrung mit dieser Feige.« Sie griff nach der Frucht und begutachtete sie in ihrer Einzigartigkeit, während ich träge diesem Schauspiel folgte.

»Sie haben heute den Entschluss gefasst, eine Feige zu verzehren, und auf Anhieb festgestellt, eine richtige Entscheidung getroffen zu haben. Sollten Sie vor einer Wahl stehen und dabei ratlos sein, versuchen Sie, mit Besonnenheit die mutigere Entscheidung zu treffen. Meistens wird man für sein Risiko belohnt, doch ebenso gehören auch falsche Entscheidungen zum Leben. Das Leben ist nicht immer nur Sonnenschein, es gibt auch Regentage, die wir überstehen müssen und die uns zum Ganzen werden lassen. Wenn wir immer vorher wüssten, wie sich eine Situation entwickeln würde, wäre das Leben doch langweilig. Ein falscher Weg führt mitunter auch ans Ziel, wenngleich sich dieser zunächst als Umweg herausstellt und am Ende vielleicht ein wenig länger ist.«

Ich dachte an die vielen Umwege, die ich im Leben bereits genommen hatte, und begutachtete meinen Fuß, der bei dem Gedanken an Umschweife höllisch zu pochen begann. »Aus meinen Erfahrungen heraus kann ich Ihnen sagen, dass falsche Entscheidungen keinen Untergang bedeuten.« Beate hielt kurze Zeit inne. »Entschuldigen Sie, Hannah, manchmal plaudere ich einfach darauf los, als würde es kein morgen geben. Vermutlich würde ich einen guten Philosophen abgeben.« Sie lächelte und schüttelte gedankenverloren den Kopf. Auch wenn es für mich zunehmend anstrengender wurde, Beates Lebensansicht zu folgen, verspürte ich Neugier, wie ihr weiteres Leben verlaufen war.

»Im Laufe der Zeit wurde ich zu einer der besten Schneiderinnen des Landes, doch der Erfolg vernebelte mir die Sinne. Zwar besaß ich nun genug Geld, um ein exklusives Leben zu genießen, hatte jedoch keine Träume, die ich mir erfüllen wollte. Als mein Sohn bei einem Autounfall ums Leben kam, traf mich das Schicksal wie ein Donnerschlag, denn ich musste erfahren, dass ich mit

Geld nicht das bezahlen konnte, was mir lieb und teuer war. Kein Geld der Welt konnte mir mein Kind zurückbringen, und ich bedauerte die Momente, die ich nicht bei ihm sein konnte, weil ich zu vielen Verpflichtungen nachgekommen war. Ich verlor meinen Lebensmut, und in diesem Verlust, so schmerzlich er auch war, habe ich sie wiedergefunden, Hannah. Das Fundament meiner Träume.«

»Die Freiheit?«, fragte ich. Doch Beate antwortete nicht sofort. Vielmehr entstand ein Stillschweigen, das trotz alledem nicht unangenehm war.

»Die Kunst des Lebens besteht darin, Wendungen von Tatsachen zu akzeptieren, Hannah.«

»Ich war noch nie eine gute Künstlerin!«

»Das Schicksal sucht sich immer seinen Weg, egal wie wir uns letzten Endes entscheiden. Wir können unsere Bestimmung annehmen, ablehnen oder durchkreuzen, aber letztlich müssen wir uns unserem Schicksal stellen.«

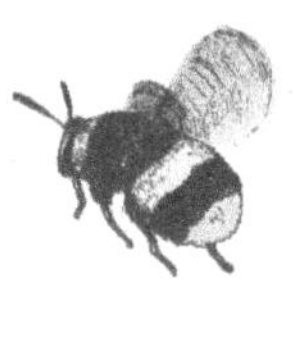

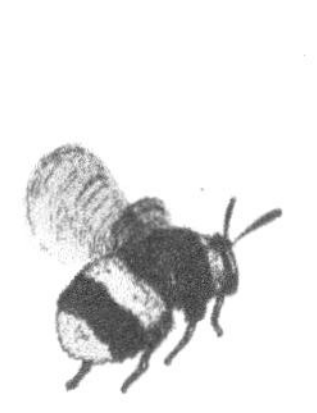

Kapitel elf

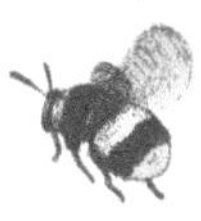

»Ich habe die Träume meines Lebens aufgeschrieben«, platzte es aus mir hervor. Mit Wissbegierde hob Beate den Kopf und musterte mich auffordernd. »Ich habe mit sechs Jahren begonnen, ein Träumebuch zu führen.« Unsicher, ob ich mich stolz oder töricht fühlen sollte, fuhr ich fort: »Ich mochte es, meine Gedanken niederzuschreiben, auch wenn bisweilen jede Menge Unsinn dabei herauskam. Wirklichkeit und Fantasie sind zwei meiner treusten Begleiter, die sich, auch heute noch, eins ums andere Mal vermischen.« Dabei musste ich an *ihn* denken, der so sehr der Illusion entsprach, um in der Wirklichkeit Spuren zu hinterlassen. Spuren, die bis heute wehtaten und denen ich heute noch folgen würde, wenn ich nur die Gelegenheit dazu bekäme. »Der erste Wunsch in meinem Träumebuch war, eine ebenso schöne Trinkflasche wie mein Schulfreund Lukas zu besitzen.« Mit einem Auge spähte ich zu Beate und gab ihr die Möglichkeit, diesen Unsinn zu kommentieren. Doch sie lächelte freundlich und hielt inne. »In der dritten Klasse schrieb ich den besten Aufsatz der Klasse und habe mir aufgrund dessen gewünscht, Autorin zu werden.« Ich kicherte albern.

»Sie machen mich neugierig, Hannah. Wie ging es weiter?«

»Mit elf war es mein Traum, alleine Urlaub zu machen. Aus diesem Grund bin ich hier, um mir einen törichten Wunsch aus Kindertagen zu erfüllen, der mit der Realität so gut wie nichts mehr gemein hat. Als Sie kamen, war ich gerade dabei, meinen Koffer zu packen.« Ich verschwieg, dass ich nicht einmal ausgepackt hatte. Wie ich mir eingestehen musste, hatte ich bis jetzt nicht ansatzweise versucht, Urlaub zu machen.

»Ich finde die Idee, Träume niederzuschreiben, wundervoll. Gewöhnlich geraten sie viel zu schnell in Vergessenheit. Dabei wäre es in der heutigen Zeit einfach, sie aufzubewahren und festzuhalten.« Ich hatte Probleme damit, mir ein Bild von Beate, an einem Laptop sitzend und Träume in einer Datei speichernd, hervorzurufen. »Welche Träume hatten Sie noch, Hannah?«

»Jetzt werden Sie sicherlich enttäuscht sein, Beate. Aber ich weiß es nicht. Als ich vor Jahren am Tiefpunkt meiner Entwicklung angekommen bin, habe ich das Buch zur Seite gelegt und es vergessen. Meine Träume wurden zu Albträumen und mein Leben lebensgefährlich. Paradox, finden Sie nicht?«

Ohne eine Antwort abzuwarten, fuhr ich fort. »Als ich es vor Wochen zufällig wiederfand, fehlte mir zuerst der Mut, es zu öffnen. Mich beschlich das Gefühl, mein verpasstes Leben darin wiederzufinden. Eine Erkenntnis, die ich mir lieber ersparen wollte.«

Ich sammelte meine Gedanken, bevor ich weitersprach. »Nun versuche ich, mir meine Träume nach und nach zu erfüllen, mit der Perspektive, dass sich der Ausflug in die Vergangenheit für mich lohnen könnte.« Dabei betrachtete ich nachdenklich meinen geschwollen Fuß. »Allerdings ahne ich, dass es schwieriger wird, als ich gedacht habe. Alleine zu sein ist auf gar keinen Fall mehr mein Lebenstraum.«

»Glauben Sie das wirklich, Hannah?«, unterbrach Beate. »Wären Sie hier gerne in Gesellschaft?«

Zweifellos fühlte ich mich in Beates Gesellschaft bereits ein großes Stück besser. Ob ich allerdings mit Doro, Pia oder Claudia aufgehobener wäre, blieb ungewiss. Mit *ihm* würde ich mich hier wohlfühlen. Wir würden zusammen kochen, einander Geschichten vorlesen und uns unter freiem Himmel lieben. Mit *ihm* wäre es hier wundervoll. Wie ich es verabscheute, wenn mich die Gedanken an *ihn* wie aus dem Nichts überfielen.

»Brauchen Sie jemand, der Sie unterhält?«, unterbrach Beate meine Gedanken und gerade noch rechtzeitig, bevor sich die Sehnsucht an *ihn* festzusetzen drohte. »Oder benötigen Sie jemanden, der die Dinge für Sie entscheidet?«

Beate brachte es – wieder einmal – auf den Punkt. Ich besaß nicht die nötige Courage, Entscheidungen zu treffen. Dabei ging es selten darum, ob ich ein richtiges oder falsches Urteil fällen würde. Für mich hinterließ ein endgültiger Entschluss wenig Spielraum für eine Alternative. Es fiel mir einfach schwer, mich endgültig festzulegen. Irgendwann hatte ich damit aufgehört, meinen Willen zu untermauern, und ließ mich stattdessen von Situationen leiten. Der Gehorsam mir selbst gegenüber war in höchstem Maße außergewöhnlich. Dafür bediente ich mich der Augen anderer und begann, Dinge aus deren Blickwinkel zu entscheiden.

»Ich glaube nicht daran, dass Sie Angst vor dem Alleinsein haben, Hannah. Vielmehr haben Sie verlernt, selbstständig zu sein. Als Kind genossen Sie den wundervollen Moment ohne Gesellschaft. Versuchen Sie sich daran zu erinnern, wie fasziniert Sie von diesen Augenblicken waren.«

»Ich glaube nicht daran, dass der Mensch zum Alleinsein geboren ist.«

»Vermutlich«, bestätigte Beate. »Und trotz alledem müssen wir lernen, selbstständig zu handeln. Wenn ich alleine bin, bin ich in Gedanken. Ich konzentriere mich auf Dinge, die tief aus meiner Seele sprechen, mich berühren und beschäftigen. Viele Menschen haben davor Angst, denn sich selbst zu stellen ist eine schwierige und mutige Aufgabe, Hannah. Als ich vor dreißig Jahren im Norden der Insel ankam, habe ich mich vollkommen isoliert. Meine einzige Tätigkeit bestand darin, über die Vergänglichkeit des Tages oder die Flüchtigkeit des Lebens nachzudenken. Diese Gedanken hinterließen Angst, und ich konnte die Einsamkeit nur schwer ertragen. Heute, wenn ich alleine bin, denke ich daran, was mir die Insel Gutes getan hat. Es funktioniert ausgezeichnet, weil sich die Gedanken dabei positiv verändern. Ich habe gelernt, auf die innere Stimme zu hören, und baue darauf, dass sie mir Gutes vermitteln möchte.«

Eine Weile tranken wir schweigend unseren Wein. Eine Stille, die das Nachdenken begünstigte. Kurze Zeit verspürte ich sogar den Wunsch, alleine zu sein, um Gedanken und Gefühle zu verarbeiten und neu zu ordnen. Miteinander zu schweigen war die tiefste Dimension des Einanderverstehens. Ich zog die Füße an meinen Körper, umklammerte sie und begutachtete meine Klagemauer, aus der weiße Zettelchen ragten.

»Hätten Sie Lust, mich heute Abend zum Essen zu begleiten, Hannah?«

»Gerne«, antwortete ich, überrascht, eine derart schnelle und spontane Entscheidung getroffen zu haben. Wollte ich etwa nicht mehr abreisen? Erstaunt, wie leicht mir dieser Entschluss gefallen war, ignorierte ich die Stimme, die weiterhin zum Abflug riet.

»Das freut mich«, antwortete Beate ehrlich. »Wenn es Ihnen genehm ist, hole ich Sie gegen acht Uhr ab?«

Genehm. Ich schmunzelte über das Wort, das aus dem heutigen Wortschatz längst verschwunden war, jedoch ein warmes Gefühl hinterließ. Beate versuchte aufzustehen, was ihr mehr Schwierigkeiten bereitete, als ich für möglich gehalten hätte. Für mich war Beate eine Art Engel, ein guter Geist, der mit der Sanftheit eines Einschlafliedes und einer Leichtigkeit, die an Schwerelosigkeit grenzte, auf mich einwirkte. Doch auf körperliche Art und Weise erschien Beate plötzlich erschöpft und zerbrechlich. »Bis acht, Hannah. Und ziehen Sie sich etwas Hübsches an.« Winkend schloss sie die Gartentür.

Den restlichen Tag bemühte ich mich, über Beates Worte nachzudenken. Einige Sätze hatten zweifellos Spuren in meinem Gedächtnis hinterlassen. *Das Fundament aller Träume ist die Freiheit.* Je länger ich darüber sinnierte, desto sicherer glaubte ich zu wissen, dass ich mir mehr Freiräume schaffen musste. Mit der Scheidung war ein Anfang gemacht, aus dem ich durchaus meinen Nutzen ziehen konnte. Verpflichtungen, die mir einst im Wege gestanden waren oder mich gar blockiert hatten, ließ ich damit zurück. An nichts mehr geknebelt konnte ich nun das tun, was ich gerne tun wollte. Diese Erkenntnis in mir aufgenommen, blieben die Gedanken an meinen Sehnsüchten hängen.

Der Wunsch nach Ferne und anderen Kulturen war weiterhin ausgeprägt. Ich konnte die Ziele frei wählen, und die einzige Sorgfalt, die es zu bedenken galt, bezog sich auf mich. Beate irrte nicht!

Ich konnte der Vergangenheit nicht davoneilen. Auch hatte es keinen Zweck, sie zu hassen, denn sie war Teil meines Lebens und formte aus mir den Menschen, der ich heute war. Auch wenn ich bisweilen mit dem Ergebnis unzufrieden war, besaß ich nicht die Erlaubnis, Entscheidungen immerzu mit den Erfahrungen aus meiner Vergangenheit zu rechtfertigen. Zudem musste ich dringend ein wenig Wagnis und Spontaneität in mein Leben bringen. Doch spontan zu sein funktioniert leider nicht aufgrund der Tatsache, dass man es sich wünscht. Vielmehr war es die Grundeinstellung, die es zu ändern galt.

Kurz darauf zog ich die wettergebleichte, schwere Holzliege auf den schattigen Teil der Terrasse und bemühte mich, in meinem Buch zu lesen. Viel zu lange war ich meinem Hobby nicht mehr nachgegangen und versuchte mich seit Wochen an ein und derselben Geschichte. Und obwohl ich die Stille ringsherum genoss, konnte ich mich nicht auf die Erzählung meiner Protagonisten konzentrieren.

Stattdessen betrachete ich den Himmel, schloss die Augen und vertiefte meine Gedanken auf die Geräusche der Umgebung. Grillen zirpten, und irgendwo bellte ein Hund. Von weiter entfernt vernahm ich den Klang einer Kirchenglocke, und je mehr ich mich konzentrierte, desto mehr Geräusche nahm ich wahr. So lauschte ich einer Biene, die eifrig auf der Suche nach Nektar war, und um mein Gesicht schwirrte summend eine Fliege. Ich erkannte Autogeräusche, und an irgendeinem Ort weinte ein Kind. Ein Flugzeug bewegte sich über mir und beförderte Urlauber, die hier die schönste Zeit des Jahres verbringen wollten. Ich genoss diese meditative Einwirkung und ergab mich dem Fluss der Gedanken. Erfreut über diese Entwicklung griff ich erneut zum Buch und begann zu lesen, mit der Gewissheit, dass mich nichts so leicht zum Träumen brachte wie die Geschichte eines Buches.

Als ich das nächste Mal auf die Uhr blickte, war es bereits früher Abend. Ich gähnte und lockerte meine angespannte Muskulatur. Die Farbe des Himmels hatte sich verändert, und das Blau war einem rötlichen Schimmer gewichen. Der Tag neigte sich dem Ende, gleichwohl beschlich mich das Gefühl, als wäre die Zeit stillgestanden. Ich schloss das Buch, stand auf und genehmigte mir eine heiße Dusche. In meinem Koffer befand sich nur ein einziges hübsches Sommerkleid, und ich bedauerte die Tatsache, beim Packen mehr Augenmerk auf Quantität als auf Qualität gelegt zu haben.

Aufgeregt winkte Beate aus dem Taxi und teilte mir mit, mich in ein gemütliches Restaurant mit ausgezeichneter Küche zu entführen. Dabei war ich, was meine Ernährung betraf, im Augenblick nicht besonders anspruchsvoll. Erstmals nahm ich die Umgebung zur Kenntnis, kein Wunder, plagten mich bei der Anreise andere Sorgen. Erfreut registrierte ich, dass es bis zum nächsten Lebensmittelgeschäft ein Katzensprung war und ein nettes Café sich an der übernächsten Straßenecke befand.

Am Restaurant angekommen folgten wir dem Kellner in einen kleinen, geschlossenen Hinterhof, in dessen Mitte ein alter, gemauerter Brunnen plätscherte. Daneben wuchs eine große Palme, die sich zwischen den Häuserwänden einen sowohl außergewöhnlichen wie auch spektakulären Platz zum Leben ausgesucht hatte. Ich überlegte, wer zuerst da gewesen sein konnte. Wuchs hier eine Palme und Menschen hatten die Mauern um sie errichtet, oder erkämpfte sich die Pflanze, trotz aller Mühen, einen Weg zwischen dem Steinboden in die Freiheit? Demnach konnte auch vor Pflanzen ein steiniger Weg liegen.

Die Wände des Hinterhofes waren mit Efeuranken durchzogen. Blühender Oleander und duftende Lavendelsträucher verteilten sich großzügig in den Ecken. Sämtliche Tische waren für zwei Personen eingedeckt, und bequeme Korbstühle luden zum Verweilen ein. Dutzende brennender Windlichter verliehen dem Ganzen eine sehr heimelige und zugleich romantische Atmosphäre.

Der Kellner führte uns an einen Tisch und rückte Beate den Stuhl zurecht. Da es mir unangenehm gewesen wäre, in gleicher Weise hofiert zu werden, setzte ich mich eilig auf den Stuhl und zog diesen unüberhörbar an den Tisch. Peinlich berührt lächelte ich entschuldigend. Ein Serviermädchen reichte die Speisekarte und Beate bestellte bei einem Sommelier, in ausgezeichnetem Spanisch, eine Flasche Rotwein.

»Meine liebe Hannah«, begann Beate schmunzelnd, »was steht auf Ihrer Karte?«

»Speisen, die ich nicht kenne«, antwortete ich »und ich befürchte, dass genau dies auch ihre Absicht war.« Mit diesen Worten und einem Lächeln schloss ich demonstrativ die Speisekarte und legte sie auf dem feinen, mit Spitzen verzierten Tischlaken ab. So sehr ich mich auch bemüht hatte, wusste ich kein Gericht auch nur ansatzweise zu deuten.

»Oh, mein Gott!«, ulkte Beate und gab sich gespielt entsetzt. »Bin ich derart leicht zu durchschauen?« Ich ersparte mir jeden weiteren Kommentar.

»Haben Sie sich entschieden?«, fragte sie kurze Zeit später, nachdem ich die Karte erneut zur Hand genommen hatte, jedoch weiterhin keine Idee besaß, was sich hinter »Salmorejo«, »Polo asado« oder »Nattials« verbarg.

»Da ich nicht weiß, was mir angeboten wird, könnte ich genauso gut auszählen, was ich essen möchte«, antwortete ich trotzig. »Ene mene meck und du bist weg!«

»Ich hätte Ihnen weitaus mehr Fantasie zugetraut, als sich an einen Abzählreim aus Kindertagen zu erinnern. Versuchen Sie es anders«, forderte sie mich auf.

»Wie wäre es damit? Das hier«, dabei deutete ich auf das Gedeck, »ist meine erste richtige Mahlzeit auf Mallorca, weshalb ich mich für die erste Vorspeise auf dieser Karte entscheide.«

»Sehr gut«, lobte Beate. »Und weiter?«

»Mit der Hoffnung, dass es nicht eine Henkersmahlzeit wird, entscheide ich mich für das letzte Hauptgericht.«

»Weshalb hoffen Sie, nicht zum letzten Mal zu speisen? Haben Sie vor, in Ihrem Urlaub in einen Hungerstreik zu treten?«

»Nein!«, lachte ich. »Aber was wäre, wenn ich ...« Verzweifelt suchte ich nach Worten. »... wegen dubioser Zutaten eine schwere allergische Reaktion erleiden sollte?«

»Welche Allergien haben Sie denn?«, fragte Beate interessiert.

»Keine! Soweit ich weiß«, fügte ich rasch hinzu. Schließlich konnte man sich dessen nie vollkommen sicher sein. Zum Glück erinnerte ich mich daran, an einer ausgeprägten Katzenhaarallergie zu leiden. »Immerhin laboriere an einer Katzenhaarallergie«, erklärte ich selbstsicher. Beate sah mich mit großen Augen an und begann lauthals zu prusten.

»Köstlich, Hannah.« Belustigt trocknete Beate die Tränen, die sie aus ihren Augenwinkeln gelacht hatte. »Aber ich kann Sie beruhigen. Katzen stehen nicht auf dieser Speisekarte.«

»Das erleichtert mich doch sehr«, entgegnete ich spitz. Enttäuscht darüber, dass meine Allergiephobie so wenig Beachtung fand.

»Allerdings bin ich neugierig, wie Sie sich Ihre Nachspeise erschließen wollen?«

»Wie wäre es mit der goldenen Mitte?«

»Zu langweilig! Zudem ist bei acht Köstlichkeiten keine Mitte möglich.« Woher Beate das wusste, blieb unerforscht, denn seit unserem Eintreffen hielt sie die Speisekarte ungeöffnet in den Händen. Letztlich war es jedoch wieder eine dieser unnötigen Fragen, mit denen ich mich nicht mehr beschäftigen wollte.

»Ich hatte bis zum heutigen Tag fünf Liebhaber«, platzte es aus mir hervor.

Da war es wieder: mein sprechendes Unterbewusstsein, das mit nachvollziehbarer Verstandestätigkeit nichts gemein hatte. Beates Augen begannen zu leuchten. »Ich wusste es«, triumphierte ich, »dass Sie diese Lösung gutheißen.«

»Also Nachspeise fünf!«, schmunzelte Beate.

Wir stießen mit unseren Gläsern an und gaben uns Zeit, die Atmosphäre zu genießen. Beate hatte sich – ohne in die Karte zu sehen – meiner Auswahl angeschlossen.

»Verraten Sie mir, was ich essen werde?«

»Ist das eine wichtig Frage, Hannah?«

Zwar war ich durchaus interessiert, was ich essen würde – zumal es köstlich duftete –, allerdings musste ich nicht der korrekten Bezeichnung dieser Speise kundig sein. Die Aufgabe eines Essens bestand doch darin zu schmecken. Ich gehörte nicht zu den Menschen, die sich Gedanken über Ballaststoffe, Nährwerte und Kalorien machten.

»Ich wünsche Ihnen einen guten Appetit.« Damit hatte ich meine Antwort gegeben.

Bewusst versuchte ich, den Geschmack wahrzunehmen, der so ungewöhnlich für meinen Gaumen war. Ich erkannte eine leichte Säure sowie eine würzige Note und war mir sicher, dass es sich um eine Art Käse handelte, der auf köstliche Weise zubereitet und zuletzt überbacken wurde.

»Wie schmeckt Ihnen der Ziegenkäse, Hannah?«, erkundigte sich Beate. Erschrocken starrte ich auf den Teller und stellte mir im gleichen Moment die Frage, warum ich derart emotional reagierte. Ziegenkäse wollte ich bis vor wenigen Minuten niemals verzehren. Jetzt, da ich wusste, was ich aß, überfiel mich plötzliche Übelkeit. Natürlich vermittelte mein Verstand, dass es sich nur um bloße Einbildung handeln konnte. Negative Gedanken, die ich aus unerklärlichen Gründen mit dem Wort Ziegenkäse verband. Ich musste mich regelrecht dazu zwingen weiterzuessen. Was bislang eine Gaumenfreude bereithielt, war nun zum Gaumenreiz des Ekels mutiert. Beeindruckt, wie mir das Gedächtnis einen derartigen Streich spielen konnte, würgte ich den nächsten Bissen runter. Ich konnte Ziegenkäse nicht leiden, obwohl ich diesen nie gekostet hatte. Meine Bildung bestand lediglich darin, bloße Einbildung Realität werden zu lassen.

»Warum fällt es so schwer, Verstand und Instinkt zu trennen?« Hilfesuchend blickte ich zu Beate.

»Weil es in der Natur des Menschen liegt. Als Kind lassen wir uns von Gefühlen leiten, da Verstand und Lebenserfahrungen noch nicht genügend ausgeprägt sind. Nach und nach erweitern sich Verstand, Wissen und Erfahrung und beeinflussen uns. Selten lassen wir uns dabei noch von den Gefühlen leiten.«

Beate erkannte in meinen Augen, wie unergründlich ihre Gedanken für mich waren. Sie legte das Besteck zur Seite und versuchte, anhand eines Beispiels ihr Wissen zu verdeutlichen. »Wie einem kranken Kind nicht verständlich ist, warum es bittere Medizin schlucken soll, wissen wir nicht, weshalb wir etwas essen sollen, das wir aus unserem Verstand gestrichen haben. Anstatt uns auf etwas einzulassen, fällen wir die meisten unserer Entscheidungen mit Verstand.«

Ich musterte den Ziegenkäse, der mir trotz Verstand nicht sympathischer wurde. »Erzählen Sie weiter von sich, Hannah, und essen Sie gelassen weiter. Denken Sie nicht nach, sondern verlassen Sie sich auf Ihr Urteilsvermögen.«

»Was würden Sie gerne wissen?« Langsam steckte ich mir einen weiteren Bissen Ziegenkäse (!) in den Mund.

»Erzählen Sie mir von Ihren fünf Liebhabern!«, schmunzelte Beate.

»Mein erster Freund hieß Mark«, begann ich artig zu erzählen und versuchte, mich an die einstige Jugendliebe zu erinnern. »Unsere Beziehung war ein unsicheres Stolpern, mit jeder Menge Ersterfahrungen. Wir haben Kenntnisse gesammelt, die sich kaum lohnten, gesammelt zu werden.« Dabei dachte ich an die feuchten Küsse, die Eifersuchtsanfälle und die Schamgefühle der ersten Berührungen. »Mit Julian war es anders. Er war älter als ich, und an seiner Seite fühlte ich mich erwachsen. Wie es zu Ende ging, weiß ich nicht mehr, es gab keinen richtigen Grund, und irgendwann war es einfach vorbei. Doch jetzt wird es richtig übel«, zwinkerte ich der alten Dame zu, obwohl ich zu wissen glaubte, dass diese Art von »Liebe« Beate gefallen würde. »Liebhaber Nummer drei war ein One-Night-Stand, dessen Bekanntschaft ich auf einer Reise nach London machen durfte. Ich war felsenfest davon überzeugt, ohne diese Erfahrung der ›schnellen und einfachen‹ Liebe nicht leben zu können. Mit diesem festen Willen hatte ich sie geplant, durchgeführt und schnell wieder vergessen.« Ich überlegte.

»Ich kann mich nicht mal mehr an seinen Namen erinnern«, gestand ich, traurig, dass von diesem Abenteuer so wenig in meinem Gedächtnis geblieben war. »Ähnlich hielt ich es mit einem kleinen Techtelmechtel, auf das ich gut und gerne hätte verzichten können. Traurig oder? Wirklich geliebt habe ich keinen der Männer. Zumindest nach meinem heutigen Wissen, wie sich wahre Liebe anfühlen kann.« Dabei dachte ich aber keineswegs an Ben, sondern an *ihn,* meine bis jetzt einzige und große Liebe. »Und irgendwann kam Ben.« Ich legte das Besteck auf dem leeren Teller ab, nachdem ich den Ziegenkäse aufgegessen und den Rest mit einem Stückchen Brot aufgenommen hatte. »Von ihm ließ ich mich vor drei Monaten scheiden«, setzte ich, als krönenden Abschluss meiner misslungenen Liebschaften, obendrauf. »Schockiert?«

»Ach du meine Güte, Hannah. Wo denken Sie hin? Um mich zu schockieren, braucht es ein wenig mehr als fünf mehr oder weniger langweilige Liebhaber«, wiegelte sie ab. »Allerdings drängt sich mir die Frage auf, wo die Spannung in Ihrem Leben blieb? Die Aufregung? Das Außergewöhnliche?«

»Aufregung gab es genug in meinem Leben«, versicherte ich.

»Ach ja?« Dabei hob Beate eine Augenbraue. »Welche denn?«

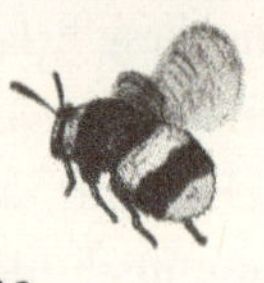

Kapitel zwölf

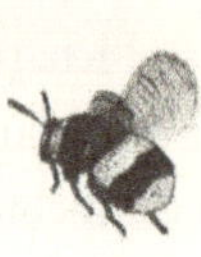

Somit begann ich mein Leben in Worte zu fassen. Nach dem Hauptgang, Doradenfilet auf Safranschaum mit Gnocchi, Fenchel und Tomaten, beschrieb ich immer noch die Episoden meines Lebens. Beate unterbrach mich selten und stellte keinerlei Fragen.

Ich erzählte von der glücklichen Kindheit als Mitglied einer kleinen, konservativen Pfarrgemeinde, die mir in der Jugend Aktivitäten und Erlebnisse in den verschiedensten Vereinen ermöglichte. Ich erwähnte meine Schulzeit, die mal gut und mal weniger gut verlief, und Lukas' Liebesbrief, den ich laut und deutlich der Klasse vorgetragen hatte. Zudem vertraute ich Beate an, wie gerne ich einen kreativen Beruf hatte ergreifen wollen, mein Vater mir jedoch verbot, Fotografin zu werden. Er war dem Glauben unterlegen, ich würde ausschließlich nackte Frauen oder, schlimmer, entblößte Männer ablichten, die sich im günstigsten Falle im Adamskostüm vor mir rekelten. Dabei hatte ich nur eine solide Fotografenausbildung absolvieren wollen, um später als Reisefotografin, vielleicht sogar als Reisejournalistin, zu arbeiten. Stattdessen war ich, sehr zur Freude der Eltern, in einem örtlichen Handwerksbetrieb gelandet. Ich offenbarte Beate die Zeit nach dem Tod meines Vaters, dessen schmerzlichen Verlust ich zu keinem Zeitpunkt verarbeitet hatte, und die Jahre danach, in denen ich mich für meine Mutter und Schwester verantwortlich gefühlt hatte. Ich sprach von Ländern, die ich kennenlernen durfte, und Exkursionen, die mir bisweilen alles bedeuteten. Am Ende charakterisierte ich noch meine Liebe zu Ben und wie rasch ich damals beschlossen hatte, dass er der Mann an meiner Seite bleiben sollte, da die Auswahl vorweg nur bedingt lohnenswerter gewesen war. Die schönen Anfangsjahre der Ehe waren allerdings schnell dem Alltag gewichen, und irgendwann gaben wir den Kampf um die Liebe auf. Ich verschwieg auch nicht meine Flucht in die virtuelle Welt mit dem Eingeständnis, mich unzählige Male über den Bildschirm verliebt zu haben. Kaum jemand ahnte, dass ich aufgrund dieser Erfahrungen eine Persönlichkeitsstörung davontrug, die mich für Wochen in psychiatrische Behandlung bringen sollte. Es fiel mir leicht, nichts zu verschweigen. Beate war eine geduldige Zuhörerin, und es tat gut, die Hemmschwelle der eigenen Erinnerungen zu überwinden. So erfuhr Beate auch von den erbarmungslosen und schmerzlichen Erkenntnissen, die ich in der Klinik machen musste, und wie mühevoll der Schritt zurück ins Leben gewesen war.

»Als sich mein Zustand einigermaßen stabilisiert hatte, wusste ich, dass ich mich von Ben trennen musste, um irgendwann wieder ein alltägliches Leben führen zu können.« Mit diesen Worten schloss ich meine Lebensgeschichte und fühlte mich auf eine seltsame Art befreit.

Zwischenzeitlich waren wir bei der Nachspeise angekommen. Wiederum wusste ich nicht, wofür ich mich entschieden hatte, hoffte jedoch, dass die ausschlaggebende Zahl meiner Liebhaber kein schlechtes Omen dafür war. Zuversichtlich naschte ich an dem Dessert, das schmeckte, wie es aussah: köstlich.

»Und Ihre Träume?« Beates Frage riss mich aus meinen Gedanken.

»Träume?«, entgegnete ich in der Hoffnung, den Gesprächsfaden wiederzufinden.

»Wovon träumen Sie, Hannah? Sie haben von einem Träumebuch erzählt, allerdings gehe ich davon aus, dass sich das Buch auf alte Wünsche aus Ihrem Leben bezieht. Sind diese Träume noch gegenwärtig?« Obwohl ich mir die Zeit nahm, darüber nachzudenken, konnte ich keine Antwort auf Beates Frage finden. Nur der Traum nach der Ferne war zweifelsfrei geblieben.

»Lassen Sie sich Zeit, Hannah. Der Abend ist lang, und mir liegt es fern, Sie mit meiner Neugierde zu überrumpeln. Was halten Sie davon, wenn wir uns morgen in der Bucht von Font Celada verabreden? Für Sie wäre es eine schöne Wanderung, und auf dem Weg bleibt genügend Zeit, um über meine Fragen nachzudenken.«

Da mir vor dem morgigen Tag und vor allem vor dem Alleinsein graute, und ich ihn nur ungern ohne Gesellschaft verbringen wollte, willigte ich ein. Auf einer Serviette skizzierte Beate den Weg, dem ich zur Bucht folgen sollte. Sie versicherte mir, dass ich das Meer in einer knappen Stunde problemlos erreichen würde. »Die Gegend um Arta ist eine der schönsten der Insel. Hier lernt man noch das ursprüngliche mallorquinische Leben kennen«, erklärte die alte Dame und traf den Ton meiner Googlefrau auf den Punkt. Es hatte den Anschein, als würde Beate der Globalisierung Mallorcas nicht bedingungslos zustimmen.

»Leben Sie auf einer Finca im Norden?«, erkundigte ich mich.

»Oh nein, Hannah, dafür bin ich zu bequem geworden. Eine Königin will hofiert werden.« Sie verdrehte belustigt die Augen und stellte sich gestenreich als Diva dar. »Ich bin es leid, für mich alleine zu kochen oder aufzuräumen. Außerdem brauche ich Leben, das mich umgibt. Ich liebe es, die Menschen zu beobachten.«

»Auf diese Idee wäre ich unter gar keinen Umständen gekommen«, mimte ich die Schockierte und stellte nun ebenfalls mein schauspielerisches Talent unter Beweis.

»Sie glauben gar nicht, welch ein amüsantes Schauspiel Beobachtungen mit sich bringen können.«

Ich dachte an meine dramatische Inszenierung am Flughafen und schmunzelte. »Aber um auf Ihre Frage zurückzukommen: Ich habe mir ein kleines Appartement in einem Hotel gekauft und damit zwei Fliegen mit einer Klappe geschlagen. So bewahre ich mir ein kleines Stück Eigenständigkeit und kann dennoch den Luxus eines Hotels in Anspruch nehmen. Ich verbringe viel Zeit auf der Insel und habe Freunde gefunden, die ich immer wieder gerne besuche.«

»Lassen Sie mich raten? Von der Edelboutique-Besitzerin in Palma bis zum armen Bergbauern im Hinterland sind ausnahmslos alle Gesellschaftsschichten in Ihrem Freundeskreis vertreten.«

»Bin ich so leicht zu durchschauen?«, resignierte Beate lächelnd, während ich nur mit den Schultern zuckte. »Darf ich Sie dennoch zu einer Tasse Cappuccino überreden, meine Liebe?«

»Gerne.« Zufrieden lehnte ich mich zurück, um die friedvolle nächtliche Stimmung zu genießen.

Nachdem wir den Cappuccino ausgetrunken hatten, erschien ein charmanter Herr, bei dem es sich um den Inhaber des Lokals zu handeln schien. Während Beate bezahlte, unterhielten sich beide auf Spanisch. Und obwohl ich kein Wort verstand, konnte ich einen koketten Unterton in Beates Stimme vernehmen. Natürlich blieb mir keinerlei Möglichkeit, auf irgendwelche Zahlungsvorgänge Einfluss zu nehmen. »Eingeladen ist eingeladen«, beteuerte Beate, »und damit basta!«

Als wir kurze Zeit später das Restaurant durch den Hinterhof verließen, gelang es mir, meine Begleitung zu einem kleinen Verdauungsspaziergang zu überreden. Wir schlenderten durch eine verschlafen wirkende, einheimische Touristenmeile, in der gleichwohl ein nur spärliches Nachtleben vonstattenging.

»Die Party steigt heute anderweitig«, witzelte Beate, »aber eine alte Freundin, der wir einen kleinen Besuch abstatten könnten, wohnt nur einen Straßenzug weiter. Was halten Sie davon, Hannah? Würden Sie mich dorthin begleiten?«

»Wenn es Sie nicht kränkt, würde ich mich gerne ein wenig umsehen. Vielleicht ergattere ich sogar das eine oder andere Souvenir. Nur lassen Sie mich um Himmels willen nicht alleine zurück«, flehte ich lächelnd, »ausgeschlossen, dass ich ohne Sie zu meiner Finca zurückfinde.« Beate tätschelte liebevoll meine Hand.

»Ich warte hier in einer Stunde auf Sie, Hannah. Viel Spaß beim Durchwühlen der Auslagen. Es freut mich, dass Sie den Mut dazu haben.« Sie grüßte und war sogleich hinter der nächsten Häuserecke verschwunden.

Zögerlich begab ich mich auf den Weg. Nun war ich allein. In einem fremden Land. Was für herrliche kleine Läden es doch zu entdecken gab. Die Luft war angenehm lau, und ich schloss für einen Moment die Augen, um den Geräuschfluss des Nachmittags aufzugreifen. Als ich wenig später die Augen wieder öffnete, erspähte ich ein kleines Schild, das mit grünem Pfeil auf ein Internetcafé verwies. Der Kontakt zur Außenwelt, und dazu noch über das Internet, war haargenau das, was ich im Moment am allerwenigsten benötigte. Aus diesem Grund ärgerte ich mich auch über den Gedanken, damit schnell und unkompliziert meine Lieben zu Hause verständigen zu können, denn ich wusste, dass ich dem Vorsatz einer Alles-ist-gut-Mail nicht treu bleiben würde. Immerhin war es möglich, dass *er* eine Nachricht hinterlassen hatte. Dass er dies seit zwei Jahren nicht mehr getan hatte, spielte da kaum eine Rolle. Und immerhin gab es auch noch Lukas. Ich musste mich einfach ins globale Netzwerk einspeisen, sonst würde ich es in wenigen Stunden bitterlich bereuen. Vielleicht versuchte ich aber auch nur, meine Cyberwelt schönzureden, um den Schritt ins Café letztendlich vor mir selbst zu rechtfertigen. Ich versprach mir, weder zu googeln noch länger als zehn Minuten im Netz zu verweilen.

Als ich meinen Account öffnete, um meine Mutter, Doro und Magdalena zu verständigen, entdeckte ich fünf ungelesene Nachrichten in meinem Postfach. Natürlich hatte ich gegen meine Neugier nicht die geringste Chance des Widerstands. Die erste Mail war von Doro.

an: hannah4you@aol.com
von: ichbins@doro.de
Betreff: WO STECKST DU???

Verdammt, Hannah, melde dich bitte! Wir machen uns große Sorgen. Doro.

Übersichtlich, dachte ich. Aber was hatte ich erwartet? Ich war diejenige, die in der großen weiten Welt verweilte und zu berichten hatte. Die zweite und dritte Mail versprach mir einen Gewinn von zusammengerechnet rund 25 000 Euro. Ungeachtet des Geldsegens löschte ich beide Nachrichten und öffnete die vierte Mail. Sie war von Lukas …

Lukas? Rasch beantwortete ich Doros Mail, schrieb meiner Mutter drei Zeilen, strich die Botschaft an Magdalena aus meinem Vorhaben und versuchte stattdessen, die Nervosität und Anspannung unter Kontrolle zu bringen. Kaum etwas wäre ungeschickter, als Lukas' Nachricht unter heftigem Einfluss von Emotionen zu lesen.

»Herrjemine, Hannah, es ist die Mail eines alten Schulfreundes«, schärfte ich mir ein. *»Aber auch die E-Mail eines Mannes«*, verteidigte ich mich sogleich und rutschte nervös auf dem klapprigen Holzstuhl hin und her. Mit einem wohligen Gefühl erkannte ich, dass Lukas die Mail sogar kurz vor meinem Abflug, also bereits vor zwei Tagen geschrieben hatte. Auch die zweite Mail war von meinem einstigen Jugendfreund.

an: hannah4you@aol.com

von: topsurferlukas@web.de

Betreff: Ich leide!

HASTA (es heißt H … asta) la vista Hannah,
leider muss ich dir mitteilen, dass mein Seelenleben nun doch ein wenig leidet. Um ehrlich zu sein, habe ich gestern einige Male mein Postfach ausgespäht, in der Hoffnung, dass sich in meinen harten Arbeitsalltag ein wenig Abwechslung einschleicht. Stattdessen lese ich, dass meine alte Schulfreundin auf Malle verweilt. Sonne, Strand, Drinks und Meer …, Hannah – wie kannst du mir das antun??? ☺
Blicke ich aus dem Fenster, sehe ich Wind, Regen und dunkle Wolken. Bis demnächst, dein gekränkter, alter Schulkamerad Lukas.

»Was für eine schöne Mail«, schwärmte ich und stützte verträumt den Kopf in die Hände.

»Por favor, Señora?«, fragte der Spanier neben mir. Verlegen schüttelte ich den Kopf. In meiner Traumblase war mir entgangen, laut gesprochen zu haben. Aufgewühlt richtete ich den Blick auf den schwarzen Bildschirm. Das gesetzte Zeitlimit war zwischenzeitlich abgelaufen. Entschlossen schritt ich zur Theke und bezahlte – ganz gegen meine Vereinbarung – für weitere zehn Minuten.

Dies war eindeutig »Höhere Gewalt«, eine Macht, die von außen auf mich einwirkte und der ich mich nicht widersetzen konnte. Und wollte.

Nachdem ich mich neu eingeloggt hatte, las ich Lukas' Briefe noch einmal und konzentrierte mich auf mögliche versteckte Botschaften. Du meine Güte. Meine Wangen glühten, und das Gedankenkarussell drehte weiter seine Runden. In meinem Bauch schien sich eine ganze Schmetterlingsfarm zu entpuppen. Herrgott, es war doch NUR die E-Mail eines alten Schulkameraden.

Nach wenigen Minuten signalisierte mir mein Zeitkonto einen erneuten Countdown von hundertzwanzig Sekunden. Unter Zeitdruck die richtige Lösung zu finden erschien mir aussichtslos, weshalb ich mir – vor allem nach der Zeit mit *ihm* – vornahm, nicht mehr emotional zu handeln, sondern eine Sache gründlich zu überdenken. Lukas musste jetzt wohl oder übel die Konsequenzen ertragen. Immerhin verblieben nur wenige Urlaubstage, die er, mit ein bisschen gutem Willen, durchaus überstehen konnte. Schließlich hatten wir Jahrzehnte keinen Kontakt zueinander, neun Tage sollten dabei kaum ins Gewicht fallen.

Hatte ich gerade noch meine Entscheidung für gut befunden, überfiel mich auch schon ein grausamer Gedanke: Die Vorstellung, wie ich mich an Lukas' Stelle fühlen würde, setzte große moralische Bedenken in mir frei. Ich wusste, was es hieß, zwei Jahre auf eine Nachricht zu warten. Zwischen zwei Jahren und neun Tagen bestand allerdings ein großer Unterschied. Ein geduldiger Mensch konnte diese Tatsache mit Gelassenheit und Standhaftigkeit ertragen. Allerdings waren dies Assoziationen, die mit Nachdruck nicht auf mich zutrafen. Weder Contenance noch Durchhaltevermögen waren Begriffe, mit denen ich etwas anzufangen wusste, war bereits das Schlangestehen an der Supermarktkasse eine echte Herausforderung für mich. Natürlich konnte ich auch sofort antworten, ob Sinnvolles dabei herauskam, blieb zweifelhaft. Da ich eine schnelle, unüberlegte Rückmail vermutlich bereuen würde, konnte ich auch getrost darauf verzichten. Hektisch überflog ich nochmal die Botschaften.

Lukas war nicht allein! Eine kleine Prinzessin konnte bedeuten, dass er Vater einer kleinen Tochter war. Undurchsichtig blieb dagegen die Frage, wo er wohnte, erklärte er mir doch vor einigen Tagen, dass er die Trinkflasche mehr durch Zufall von seiner Mutter überreicht bekam.

Als das Zeitkonto die letzten Sekunden in großen Zahlen vom Bildschirm zählte, war ich versucht, mir weitere zehn Minuten zu erkaufen.

Liebesleben auf Ratenkauf, schoss es mir durch den Kopf.

Dachte ich eben wahrhaftig an ein Liebesleben? Anscheinend verbrachte ich zu viel Zeit in der Sonne. Anders waren meine leichtsinnigen Gedanken nicht zu erklären. Durch die weise Voraussicht, dass Beate bereits an der nächsten Häuserecke auf mich warten würde und Höflichkeit ein Begriff war, den ich durchaus zu beherrschen verstand, verabschiedete ich mich mit einem internationalen »Bye« und spazierte zufrieden nach draußen in die herrlich laue Abendluft.

Nachdem ich mich später von einer sichtbar ermüdeten Beate verabschiedet hatte, setzte ich mich trotz der Dunkelheit auf meine Terrasse. Zur Vorsicht öffnete ich jedoch die Fincatür, um im Notfall schnell ins Innere zu gelangen. Meine Füße schmerzten, und ich schleuderte die Schuhe quer über den Steinboden. Ein paar Zentimeter größer zu erscheinen, hatte eben seinen Preis.

Dabei kicherte ich und gestand mir, womöglich ein wenig überdreht zu sein. Darüber hinaus entzog der Schlafmangel meinem Körper noch zusätzlichen Sauerstoff und minderte damit die Leistungsfähigkeit meines Gehirns. Vor ganz müde kam also ganz blöd.

Was für ein herrlicher Tag. Dass ich am Morgen noch abreisen wollte, strich ich meisterhaft aus dem Gedächtnis. Rückblickend ließ ich sogar den Tag Revue passieren: Den ruhigen Nachmittag mit meinem Buch, das Festessen mit Beate und die anregenden Gespräche, die mich durch diesen Tag begleitet hatten. Selbstverständlich dachte ich auch an die Mail von Lukas und kramte meine kleine Serviette hervor, um mir zu versichern, dass Erlebtes auch der Realität entsprach. Der Sternenhimmel erschien mir von Dunkelheit umgeben, unendlich. Allerdings vermittelte er ausschließlich Vergangenheit. Viele dieser Sterne existierten vermutlich gar nicht mehr, sondern bestanden nur noch aus einem einzigen Lichtstrahl, der sich auf einer jahrelangen Reise zur Erde befand. Meine Gedanken kreisten um das Träumebuch. Ob ich es holen sollte, um darin zu lesen? Nach längerem Zögern verschob ich dieses Vorhaben auf den nächsten Tag. Man musste sein Glück auch nicht überstrapazieren. Gründe, das Buch nicht zu lesen, gab es genug:

Ich hatte eindeutig zu viel getrunken!
Darüber hinaus zwei (!) Briefe von Lukas erhalten.
Und ich philosophierte über vergangene Galaxien.

Daraufhin nahm ich meine Tasche – während ich die Schuhe abstreifte und am Boden verstreut zurückließ –, ging ins Bad, beschränkte mich auf das unbedingt Nötige an Körperpflege und plumpste müde ins Bett. Zur Feier des Tages, der mir so gut gelungen war, löschte ich sogar das Licht und fiel in einen traumlosen und tiefen Schlaf.

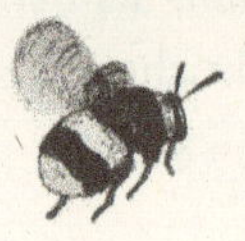

Kapitel dreizehn

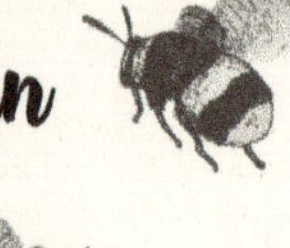

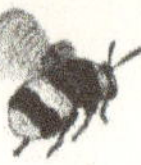

Während anderswo zu Tagesbeginn das Leben erwachte, wurde es hier einfach nur hell. Der Morgen weckte mich mit einem glänzenden Sonnenstrahl, der durch eine kleine Lücke in den Fensterläden geradewegs auf mein Gesicht fiel. Ein kurzer Blick auf die Uhr reichte aus, um zu erkennen, dass ich acht Stunden tief und fest geschlafen hatte. Beschwingt stand ich auf, öffnete Türen und Fenster und schnupperte Urlaubsluft. Ob man Urlaub riechen konnte? Früher hatte eine Zigarettenfirma mit dem *Duft der großen weiten Welt* geworben. Aber wie roch die Welt? Ich bildete mir ein, hier, auf meiner kleinen Finca den Urlaub erschnuppern zu können, ohne dabei genau zu definieren, wonach er eigentlich roch. Nach einer kalten Dusche, die meinen Kreislauf in Schwung brachte, gönnte ich mir eine Tasse Kaffee, die meine letzten Lebensgeister wecken sollte. Da meine Vorräte gänzlich aufgebraucht waren, konnte ich mich leider nicht mehr bewirten. Sollte ich es wagen und zu dem kleinen Lebensmittelladen an der Ecke gehen?

Weit war es bis dorthin nicht, überlegte ich. Und die Gegend wirkte keineswegs so verlassen, wie ich zuerst angenommen hatte. Ich wog das Für und Wider ab und griff schließlich mutig zur

Geldbörse. Sich zu verlaufen war weitaus angenehmer, als zu verhungern.

Eine halbe Stunde später saß ich bereits wieder auf meiner Terrasse und betrachtete voller Stolz die zwei prall gefüllten Einkaufstaschen, die sich auf dem Tisch vor mir befanden.

»Ich habe es getan«, strotzte ich voller Selbstvertrauen. Ich war einkaufen gegangen, hatte wahllos nach Lebensmitteln gegriffen, bezahlt und war unversehrt wieder zur kleinen Finca zurückgekehrt. Jetzt besaß ich zu essen, auch wenn ich nicht genau wusste, was ich mit einem Anflug von Panik in die Taschen befördert hatte. Als die Angst mich nämlich zu übermannen drohte, beließ ich es dabei, einen raschen Blick auf die verschiedenen Brot- und Käsesorten zu werfen, und nicht gezielt nach bestimmten Produkten zu suchen. Natürlich wären mir importierte Lebensmittel (vorzugsweise aus Deutschland) lieber gewesen, doch darauf konnte ich in jenem Moment keine Rücksicht nehmen. Als ich schließlich in meiner Küche stand, fühlte ich mich als Jäger, der seine Beute erlegt und nach Hause geschleppt hatte. Zu meiner Überraschung waren mir außergewöhnlich gute Treffer gelungen. Ich schnitt das köstlich duftende Weißbrot in Scheiben, bestrich eine mit Marmelade und belegte die andere mit Käse. Zusätzlich drapierte ich das Obst (darunter auch Feigen) auf einen hübschen Teller mit Zitronenmotiv und setzte mich zufrieden auf die Terrasse.

Um wie viel ausgeglichener ich heute bin, dachte ich. Eine Art Hochgefühl stellte sich ein, als ich daran dachte, wie souverän ich die aufkommende Panik, die langsam von weither herangeschlichen kam, abgewehrt hatte.

Angst zu haben, war die stärkste Emotion der Menschheit, denn anders als beispielsweise die Liebe, kam Angst nicht freiwillig. Panik niederzukämpfen, war nichts, was sich emotional regeln ließ, sondern unterlag dem heftigen Kampf der eigenen Gedanken. Alles, dem man keine oder nur wenig Beachtung schenkte, schwächte sich – mit der Zeit – von alleine ab. Man brauchte also nur ein wenig Zeit und Geduld. Schließlich war es auch schwerer, mit dem Rauchen aufzuhören, als damit anzufangen.

Bevor ich den Fußmarsch zur Bucht antrat, war noch ein wenig Zeit, die ich mit Lesen verbringen wollte. Doch schon bald schloss ich die Augen und erträumte mein eigenes Buch. Meine Fantasie war derart ausgeprägt und hatte manches Mal sogar eine heranziehende Depression unterdrückt. Gerne entwickelte ich meine eigene, heile Welt und erschuf mir dabei eine ganze Schatzkammer voller Ichs. Egal wie die Welt mich beurteilte, im Inneren war ICH die Schönste, ICH die Klügste und ICH diejenige, die es zu beneiden galt. Die Ansammlung meiner Ichs war unerschöpflich. Um das zu verstehen, musste ich es mir nur immer wieder vor Augen führen. Alles, was ich nicht ausleben durfte, wurde zu einem Trugbild meiner Fantasie. Diese Seelenwelt, wie ich sie nannte, war schon in meiner Kindheit des Öfteren außer Kontrolle geraten, als ich zum Beispiel Jesus nacheifern wollte und mich von meinen verwirrten Freundinnen an eine Baumgabelung hatte fesseln lassen. Schon damals empfand ich meine Fantasie als besorgniserregend, doch nie war mein Leben so stark in Gefahr geraten, als zu der Zeit, in der ich mich in *ihn* verliebt hatte. Welche Gefahr sich dahinter verbarg, wurde mir erst viele Monate später bewusst. Ich legte das Buch zur Seite. Jetzt galt es nämlich unverzüglich gegenzulenken. Meine Gedanken boten zwei Türen, und ich zwang mich, die ungetrübte Seite zu öffnen. Die andere würde schnurstracks zu *ihm* führen, was ich auf keinen Fall zulassen konnte.

Damit wanderten meine Gedanken in die wundervolle, sorglose Kindheit, die ich genießen durfte. Ein intaktes Familienleben war – im Gegensatz zu heute – keine Ausnahme, sondern gewöhnlich. Mit den Freunden aus Kindertagen verwuchs ich zu einer Gemeinschaft, die nichts und niemand trennen konnte. Kleinere Streitereien waren von kurzer Dauer, denn wir waren auf Freundschaften angewiesen, gab es weder Computer noch Handys, die uns ermöglichten, auf eine andere Art Bekanntschaft zu schließen oder Kontakte zu pflegen. Ein fast unvorstellbarer Gedanke, wenn ich die Jugend von heute betrachtete, bei denen sich die meisten vermutlich eher ein neues Handy als einen guten Freund zur Seite wünschen würden. Auf ein iPhone hatte man stets Zugriff, auf gute Freunde nicht immer.

Traurig, dachte ich, obwohl ich auf mein Handy auch nicht mehr verzichten wollte. Ebenso fremd blieb mir das Zeitalter der Spielkonsolen. Um als Kind nicht vollständig zu vereinsamen, musste man kompatibel sein. Die Welt und deren Fortschritt schienen stillzustehen, vielleicht war die Aufwärtsentwicklung aber auch nicht genug sichtbar. Ich wollte für immer Kind bleiben und konnte es doch kaum erwarten, erwachsen zu werden.

Am Ende verschlang die Zeit mein sorgenfreies Leben, und ich wurde Teil der Gesellschaft. Die Verpflichtung unterlag der Leichtigkeit, die Schulzeit wurde zur Arbeitszeit und ein Lebensabschnitt damit über Nacht vergänglich. Freundschaften verliefen sich, erschien es uns nun wichtiger, neue Wege zu begehen. Nach und nach ergab sich ein neuer Bekanntenkreis, begünstigt durch

Interessengemeinschaften, Liebeleien oder die neue Umgebung, in der man sich nun befand. Wir wurden gezwungen, eigene Entscheidungen zu treffen, doch trafen wir sie, wurde Kritik laut. Die Familie forderte Eigenständigkeit, verlor uns dabei aber nicht aus den Augen. Das *Wattebäuschchendenken* der älteren Generation hüllte unser Leben ein. Ganz nach dem Motto: Fliegt, aber bleibt bitte in unserer Nähe.

Nach der Geburt von Magdalena arbeitete meine Mutter im ortsansässigen Unternehmen als Reinigungskraft. Mein Vater war Bauarbeiter im regionalen Hoch- und Tiefbau. Somit war meine »Fluglinie« quasi vorgegeben. Ich absolvierte eine Ausbildung zur Sekretärin in einem lokalen Elektrobetrieb, ganze achthundert Meter vom Elternhaus entfernt. Meine eigene Entscheidung, Fotografin zu werden, wurde von allen Seiten kritisiert. Ich kam aus einer ländlichen Gegend und hatte dort zu bleiben. Noch hatte ich keine negativen Erfahrungen mit Rückschlägen gemacht und war bereit für das Risiko, das ich für ein Abenteuer hätte eingehen müssen. Doch aus dem Glauben heraus, dass meine Eltern nur das Beste für mich wollten, schenkte ich dem Umfeld Glauben und war am Ende Sekretärin geworden.

Dabei war ich kein Einzelfall gewesen. Meine Freundin Maria, die mir als kreativ und naturverbunden in Erinnerung geblieben war, trat eine Lehre zur Industriekauffrau an. Vermutlich, da Marias Vater in der gleichen Firma beschäftigt war und seine Fäden im Hintergrund zog. Manuela, Rechtsanwaltsgehilfin, leitete nun eine eigene Praxis als Heilpraktikerin! Auch ihr Lebensweg hatte sich vollkommen verkehrt. Und Frank, der unbedingt Schlosser hatte werden sollen, unterstützte inzwischen Senioren im Altenheim, was bewies, dass nicht nur Mädchen, sondern auch die Buben in ihren Wattebäuschchen feststeckten. Nur wenigen aus meiner Generation war es gelungen, ihrer wahren Berufung zu folgen und jene Beschäftigung zu erlernen, der sie ein Leben lang treu bleiben wollten. Die meisten wurden in die Fußstapfen der älteren Generation gepackt. Doch das Ziel, ihre Kinder damit glücklicher zu machen, war ein großer Irrtum! Ein Fehler, der sich nicht korrigieren ließ. Glück war eben nicht vorhersehbar, und wenn etwas gut war, hieß es noch lange nicht, dass etwas anderes nicht besser sein konnte.

Damals begann aus meiner Fantasie eine Art Lebensverherrlichung zu werden. Ein Kreislauf, der, war er erst einmal in Schwung gekommen, nur schwer zu durchbrechen war. Mein Realitätsbewusstsein verabschiedete sich ein ums andere Mal, und meine Fantasien erlebten ein stets wiederkehrendes Comeback. Das Resultat meiner schöpferischen Kraft waren zuerst Trugbilder, die letztendlich mit *ihm* zu einer einzigartigen Fiktion wurden.

Dabei stand mir die Medialisierung zur Seite, die eine Welt voller Möglichkeiten bot. Der Computer, und die damit verbundene weltweite Verbindung, hielt Einzug in die Gesellschaft. Für mich wurde damit eine neue Welt zugänglich, die half, Träumen nachzugehen. Plötzlich konnte ich virtuell die ganze Welt bereisen, ohne mich vom heimischen Schreibtisch zu bewegen. Ich verschickte sogar Ansichtskarten, ohne überhaupt je dort gewesen zu sein. In Onlinespielen schlüpfte ich in Rollen, die ich gerne darstellen wollte, und auch der einstige Berufswunsch – Fotografin – war nur wenige Klicks entfernt. Ich rekonstruierte Bilder, schnitt Fotos und beförderte mich in Nullkommanichts an die großen Schauplätze dieser Welt. Dabei wusste ich es vor allen anderen:

An dem Tag, an dem der Computer bei mir und Ben Einzug hielt, verlor ich die Realität vollständig aus den Augen. Niemand hatte mich auf die Gefahren dieser virtuellen Welt aufmerksam gemacht. Buchstäblich ging ich im Netz verloren, und die ohnehin mühsam gepflegten Kontakte bestanden neuerdings aus vernetzten Verbindungen. Verschiedene Chatrooms, die man in vollkommener Anonymität betreten und verlassen konnte, und die Anerkennung, die meist auf Lügen basierte, waren rasch unerlässlich für mich geworden. Und obwohl ich es von Anfang an ahnte, dass diese Entwicklung nicht gut sein konnte, nahm ich die Cyberwelt dankend und überglücklich entgegen.

08/15 hieß der Mann, ohne dessen Zeilen ich nicht mehr leben konnte und wollte. Die Verbindung zu *ihm* erschien wie *sein* Name: einfach, praktisch, konfliktfrei. Dagegen empfand ich die Ehe mit Ben als zunehmend anstrengender. Nicht verwunderlich, war es das reale Leben, das Kraft und Ausdauer erforderte. Die Flucht, die ich damals unternahm, war einfach und unkompliziert. Am Ende wurde daraus der größte Konflikt meines Lebens.

Meine Augen füllten sich mit Tränen. »Stopp, Hannah. Du wirst nicht weiter grübeln«, ermahnte ich mich laut. Immerhin wusste ich genau, wohin es führte, wenn ich meinen Gedanken keinen Einhalt gebot.

Gegen Mittag packte ich eine kleine Tasche mit Badesachen, Handtuch und einem kleinen Imbiss, der aus etwas Obst, einem belegten Brötchen und einer Flasche Wasser bestand. Anhand von Beates Streckenplan versuchte ich, mich zu orientieren. Den kurzen aufkeimenden Gedanken, ein Taxi zu bestellen, verwarf ich schnell, denn … a) ich besaß keine Telefonnummer eines Taxiunternehmers und b) keine Spanischkenntnisse, sodass es c) auch gar keinen Sinn ergab, ein Taxi zu rufen.

Wie von Beate prophezeit, erreichte ich Sa Font Celada letztendlich eine knappe Stunde später. Unterwegs zerbrach ich mir des Öfteren den Kopf, ob es mir gelänge, dort anzukommen, denn der Weg verlief größtenteils in unwegsamem Gelände. Mein Orientierungssinn war so weit von dem Wort präzise entfernt, wie die Erde vom Mond.

Der Blick, der sich mir nun bot, war aller Mühe und Zweifel wert. Ein Bild mit dieser Eindringlichkeit hatte ich selten zuvor erlebt. Es war atemberaubend.

»Es ist wunderschön«, flüsterte ich ehrfürchtig. Die Bucht, etwa dreihundert Meter breit, rechts und links von Schatten spendenden Bäumen umschlossen, wirkte nahezu irreal, sodass ich mich in den Arm kneifen musste, um mich zu vergewissern, nicht zu träumen. Der herrlich weiße Sand fesselte meine Augen, türkisfarbenes Wasser, so weit ich sehen, und keine Menschenseele, die diesen Anblick stören konnte. Ich fühlte mich in dem Kleinod eines Rosamunde-Pilcher-Films gefangen.

Entschlossen stürzte ich über die letzte Düne, warf die Tasche in den heißen Sand, kickte meine Schuhe von den Füßen und eilte zum Wasser. Übermütig tollte ich herum, spritzte einen imaginären Gefährten nass und lachte. Ich war kein bisschen allein, sondern unendlich frei.

Die Freiheit des eigenen Ichs ist das Fundament, auf dem ich meine Träume errichten kann.

Schlagartig erinnerte ich mich an Beates Worte und begriff den wahren Kern dieser Aussage. Mich überkam die Erkenntnis, dass ich hier Grundsteine legen konnte, wenn ich mir nur die nötige Zeit dafür gab.

Als ich anschließend auf dem warmen Sand lag und meine Arme ausgebreitet hatte, ergriff ich eine Muschel.

»Hallo, Hannah. Wie ich sehe, haben Sie den Weg gefunden«, ertönte Beates Stimme hinter mir. Ich drehte mich um und entdeckte die alte Dame in Begleitung eines braun gebrannten Schönlings, auf den sie sich stützte, während sie mir mit der freien Hand zuwinkte.

»Ich habe eine Muschel ausgegraben!«, rief ich laut und strahlte dabei, als hätte ich soeben einen neuen Kontinent entdeckt.

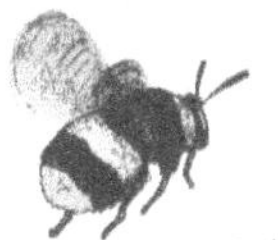

Kapitel vierzehn

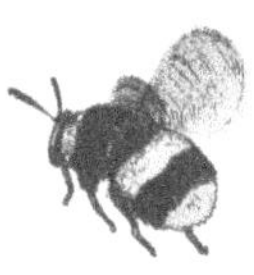

Ich habe eine Muschel gefunden! Hatte ich das wirklich gerufen? Ich schämte mich.

»Antonio, gracias por su apoyo«, lächelte Beate ihrem Adonis zu. Ich hatte keinen blassen Schimmer, was sie gesagt hatte, allerdings war Antonio keinesfalls ihr Latino-Lover, den sie sich geangelt hatte. Vielmehr glich er einem Angestellten, der die alte Dame höflich hofierte. Antonio verankerte gekonnt einen großen, gelben Sonnenschirm im Sand. Darunter breitete er eine Decke aus und stellte einen prall gefüllten Picknickkorb darauf ab. Danach verschwand er und kehrte kurze Zeit später mit einem Stuhl und Kissen zurück. »Muchas gracias, Antonio. Hasta luego«, sagte Beate, und Antonio lächelte zufrieden, als sie ihm einen Geldschein, wohl eine größere Summe, zusteckte. Ich blickte dem schönen Antonio nach, wie er hinter einer Düne verschwand, und wünschte ihn mir sogleich als meinen Freitag zurück, wollte doch Robinson (ich) mit Freitag (ihm) gerne ein Abenteuer erleben. Übermütig schüttelte ich den Kopf, denn meine Fantasie ging nun wirklich mit mir durch. Ich ließ mich neben Beate, die auf dem Stuhl Platz genommen hatte, auf der Decke nieder, und zusammen blickten wir auf das offene, endlose Meer. Innehaltend, ob ich die Stille unterbrechen konnte oder ob ich uns diesen Moment gönnen sollte, kam mir Beate zuvor. »Ola, Hannah«, lächelte sie warmherzig.

»Ola, Beate«, entgegnete ich zögerlich. Nicht dass ich sie nicht begrüßen wollte, sondern ich empfand es als skurril, diese Fremdsprache aus meinem Mund zu hören, zumal ich die drei Buchstaben mehr geflüstert hatte. Dass man auch in kurze Worte einen Akzent legen konnte, beherrschte nur der, der Spanisch als seine Muttersprache empfand.

»Sie haben den Weg gefunden?«

Da ich neben ihr saß, war es mehr eine rhetorische Frage, doch ich wollte nicht unhöflich erscheinen.

»Oh ja. Danke«, antwortete ich. »Diese Bucht ist wunderschön.«

»Da haben Sie recht, Hannah.« Verträumt blickte Beate aufs Wasser. »Wie fühlen Sie sich heute?«

»Frei«, antwortete ich ehrlich und spontan, da ich mich tatsächlich so fühlte.

»Könnten Sie Ihr Gefühl deutlicher beschreiben?« Mich überkam der Gedanke an meine psychotherapeutischen Sitzungen, ich verdrängte ihn allerdings rasch, war diese Therapie doch weitaus angenehmer.

»Darüber müsste ich erst nachdenken«, erwiderte ich und schämte mich, dass ich keine spontane Antwort auf eine einfache Frage zustande brachte.

»Sie denken zu viel, Hannah«, rügte mich Beate. »Wer zu viel nachdenkt, mindert seine Leistung.«

»Wer behauptet das?«, wollte ich wissen, da ich diese Redewendung nie zuvor gehört hatte.

»Ich«, erwiderte sie lächelnd. Mich beschlich das Gefühl einer Rechtfertigung. Das Leben hatte mich vorsichtig gemacht. Wo andere ihren Emotionen freien Lauf ließen, begann ich, sie in Einzelteile zu zerlegen.

»Das Leben hat mich vorsichtig gemacht«, teilte ich ihr meinen letzten Gedanken mit.

»Kein Grund, diese Vorsicht auch mit in die Zukunft zu schleppen, Hannah.« Ich nahm die Muschel in die Hand und drehte mich auf den Bauch. Wie wundervoll sie sich in meiner Hand anfühlte. Beate hatte leicht reden. Weniger vorsichtig zu sein war weitaus schwieriger, als sie sich vorstellen konnte. Ich hatte es des Öfteren versucht, war aber immer wieder gescheitert.

»Diese Muschel fühlt sich toll an«, schwärmte ich.

»Glauben Sie an das Schicksal, Hannah?«

»Welches Schicksal meinen Sie?« Erstaunt sah ich auf und bemerkte ihren Blick, der immer noch gegen das Meer gerichtet war.

»Dass Sie diese Muschel gefunden haben.« Ich lächelte.

»Eine denkbar einfache Art, seine Bestimmung zu beschreiben, oder?« Dennoch machte ich mir Gedanken, was Beate dahinter vermuten konnte. »Hier liegen Tausende von Muscheln, warum sollte es Schicksal sein, eine davon in der Hand zu halten? Noch dazu, da ich sie keinesfalls gesucht habe.«

»Genau deshalb, Hannah, denn die Muschel hat Sie gesucht, nicht umgekehrt.« Ich schmunzelte, denn meine esoterische Akzeptanz reichte bei Weitem nicht aus, um Beate bei dieser Art von Bestimmung Glauben schenken zu wollen.

»Für mich ist es ein zweifelhafter Gedanke, den Sie da äußern, Beate«, lächelte ich. »Zudem fällt mir die Vorstellung schwer, dass eine Muschel nach mir Ausschau halten könnte.«

»Warum haben Sie dann die Muschel aufgehoben?« Beate gab nicht auf.

»Weil sie im Sand lag?« Ich war versucht aufzustehen, um Beate eine Handvoll Muscheln zu bringen, als Beweis, dass sie mit ihrer Muscheltheorie völlig daneben lag.

»Und warum drehen Sie Ihre Muschel in der Hand?« Langsam wurde mir das Gespräch zu engstirnig.

»Ich liebe Handschmeichler aller Art«, erwiderte ich trotzig. »Sie haben keinen konkreten Sinn, fühlen sich aber gut an.« Für einen kurzen Augenblick trafen sich unsere Blicke. Eine kleine Weile später wendete Beate sich wieder der Weite des Meeres zu, während ich meinen Kopf auf die verschränken Arme legte. *Ich könnte vortäuschen zu schlafen*, dachte ich, *damit wäre dieses abstruse Thema schnell beendet.*

»Sie sind zauberhaft, Hannah.«

Ein derart nettes Kompliment hatte ich noch nie erhalten. Das Gespräch wurde angenehmer. »Zurück zur Muschel.« Oh nein, wir hatten das Kuriosum Muschel noch nicht abgeschlossen. »Darf ich Sie mit einer Muschel vergleichen, Hannah?« Ich antwortete nicht, war ich nun an einem Punkt angekommen, meine Gedankengänge zu beurlauben, um Beate beim Interpretieren freie Hand zu lassen.

»Kennen Sie die Geschichte der Muschel?« Zögernd verneinte ich ihre Frage, unklar, worauf sie hinauswollte und welche Interpretation mich nun erwarten würde. »Wenn die Schale einer Muschel an Land gespült wird und dort als äußeres Zeichen zurückbleibt, ist ihr Qualvolles widerfahren, Hannah. Ihre kilometerlange Reise durchs Meer wurde just in dem Moment beendet, als sie versucht hatte, sich zu öffnen.«

»Und ich bin diese zurückgebliebene Schale? Weil ich mich zu weit geöffnet habe?«, fragte ich ironisch.

»Wenn Sie es so ausdrücken wollen: Ja!« Nach einem kurzen, nachdenklichen Augenblick setzte Beate ihre Gedanken fort. »Haben Sie vielleicht etwas in Ihrem Inneren verloren, Hannah? Sie sind hierher gekommen, um alleine zu sein. Jetzt sind Sie es und unsagbar traurig darüber. Ich schätze, Sie befinden sich auf einer Reise, bei der Sie nach etwas suchen, das Sie vor langer Zeit verloren haben.«

»Was habe ich denn verloren?«, testete ich Beate.

»Den Kern aller Empfindungen. Zurück blieb das Drumherum, der Körper, dem irgendetwas abhandengekommen ist.« Ich schloss meine Augen und spürte die Tränen, die ihren Weg in die Freiheit suchten. Beate erkannte, dass sie in mein Inneres vorgedrungen war. Meine Mauer war stets eine Art Festung, doch Beate hatte sie zum Bröckeln gebracht.

»Was habe ich verloren?«, stellte ich erneut die gleiche Frage, denn mit dem Kern aller Empfindungen wollte ich mich nicht zufriedengeben. Vielleicht war Beate überhaupt nicht so tief in mich vorgedrungen, wie es den Anschein hatte.

»Ihre Freiheit!«

Der Zerfall meiner Festung schritt stetig voran. »Darf ich Ihnen von der indischen Definition der Muschel erzählen?« Ich nickte, behielt meine Augen geschlossen und ließ meinen Kopf weiter auf meinen Armen ruhen. »Ich wähle sie deshalb, da ich die europäische Deutung für nicht sehr gelungen halte. Sie ist zu spirituell und führt viel zu weit weg vom Wesentlichen, weil es ausschließlich um Leben und Tod geht. Die Inder dagegen haben es auf den Punkt gebracht, ohne dabei viel hineinzuinterpretieren:

Eine Muschel zu finden bedeutet in ihrem Land Ratlosigkeit, aus der man sich nur mit Mühe befreien kann.«

Beate gab mir Zeit, über ihre Worte nachzudenken. Wieder fiel ein Teil meiner Festung in sich zusammen. »Ist die Muschel leer, ist dies mit Verlust verbunden.«

Meine Tränen liefen mir über die Wange, da der Verlust von *ihm* zu übermächtig war. »Ist sie dagegen voll, steht die Aussicht auf Erfolg nicht schlecht.«

Leer, dachte ich. *Meine Muschel ist einfach nur leer.* »Wo bleibt das Happy End?«, schluchzte ich. »Ich will ein Happy End Ihrer Weisheiten.«

»Keine Sorge, Hannah. Das glückliche Ende naht, denn eine Muschel zu behalten besagt, Verantwortung übernehmen zu müssen.« Welch eigenartige Definition von Happy End hatte Beate da aus dem Hut gezaubert?

»Harte Schale, weicher Kern«, sagte ich, um überhaupt irgendetwas zu sagen. Beate signalisierte mit ihrer Hand, dass sie mit meiner Aussage nicht einverstanden war.

»Eine Redensart, die keinen richtigen Ursprung hat. Die meisten Muscheln folgen ihrer normalen Entwicklung, und doch gibt es welche, deren Verwandlung aus einem schmerzvollen Prozess besteht.«

»Warum?«, fragte ich Beate und blickte auf meine Muschel. Ich konnte mir beim besten Willen nicht vorstellen, dass diese halbe Muschelschale eine schmerzvolle Verwandlung hinter sich gebracht haben sollte.

»Die Biologie lehrt uns über die Entstehung der Muschel Folgendes: Zwischen den harten Schalen ist ein Fremdkörper, vielleicht ein Sandkorn, eingedrungen. Es verletzt das weiche Muschelfleisch im Inneren und ...«

»Eben, harte Schale, weicher Kern«, unterbrach ich Beate und fühlte mich in meiner Aussage bestätigt.

»Ich habe nicht gesagt, dass es vollkommen falsch ist, Hannah. Dennoch empfinde ich dieses Sprichwort als weit hergeholt. Im Gegensatz zu uns Menschen kann die Muschel ihren Fremdkörper nicht abstoßen. Diese Möglichkeit bleibt ihr, anders als uns Menschen, vorenthalten. Nach und nach beginnt die Muschel diesen Fremdkörper so lange zu umlagern, bis daraus eine Perle entsteht. Perlen sind also nichts anderes als verwandelter Schmerz.«

Ich schwieg. Es war keine unangenehme Stille, wie es der Fall war, wenn sich Menschen nichts mehr zu sagen hatten und aus Höflichkeit krampfhaft um Konversation bemüht waren. Dieses Schweigen war die Vollendung eines Gespräches zweier Generationen.

»Sie glauben also, dass ein Fremdkörper in meine Seele eingedrungen ist, der mich zu einem anderen Menschen gemacht hat, als der, der ich bin?«, fragte ich Beate.

»Ja, das denke ich, Hannah. Und Sie denken das übrigens auch. Aus diesem Grunde sind Sie gewissermaßen hier. Sie wollen sich verändern, und um sich diesen Schritt zu erklären, benutzen Sie Ihr Träumebuch.«

»Es tut so weh«, flüsterte ich in mich gekehrt.

»Verstehen Sie jetzt, dass dieses Sprichwort nicht viel mit jener Muschel gemein hat?« Ich konnte ihre Worte immer noch nicht nachvollziehen.

»Vielleicht wirken manche Menschen hartherzig, weil sie im Inneren ihrer Seele verletzt wurden«, überlegte ich.

»Mag sein, Hannah. Ich habe auch nicht behauptet, dass es auf keinen Menschen passen würde. Auf Sie, liebe Hannah, passt es allerdings nicht. Sie haben keine harte Schale. Im Gegenteil, Sie zeigen nach außen grenzenlose Verletzlichkeit, die eigentlich in Ihrem Inneren stattfinden sollte. Deshalb ist Ihre Schale angreifbar und Ihr Schmerz derart sichtbar, obwohl er tief in Ihnen steckt. Um ein Sandkorn in eine Perle zu verwandeln, bedarf es vor allem eines: Geduld!«

»Haben Sie jemals mit einer Servicehotline telefoniert?«

Beate blickte mich fragend und aufgrund meines abrupten Themenwechsels überrascht an.

»Ja«, beantwortete sie meine Frage erstaunt.

»Sehen Sie, ich nicht, dazu fehlt mir nämlich die Geduld.«

Beate lachte schallend.

»Es heißt nicht, dass Sie Ihren Schmerz mit Demut ertragen müssen, Hannah.« Dabei streichelte sie leicht über meinen Kopf. »Nur wer Kraft in sich spürt, stark genug ist und ein wenig Beharrlichkeit zeigt, wird Erfolg haben. Geben Sie mir Ihre Hand, Hannah. Ich verspreche ihnen, dass der Schmerz irgendwann nur noch in Ihren Erinnerungen existieren wird. Dafür müssen Sie mir nur eines geloben: Beharren Sie auf Ihrem Gefühl und glauben Sie dabei fest an sich.«

»Ich habe aufgehört, an mich zu glauben.« Heftiger als gewollt entzog ich ihr meine Hand, denn das Versprechen des »Selbst-an-sich-Glaubens« konnte und wollte ich Beate einfach nicht geben.

»Falsch. Den Glauben an sich selbst kann man nicht vollkommen verlieren. Ebenso wenig können wir von anderen Menschen erwarten, dass sie an uns glauben, wenn wir es selbst nicht tun.

Vertrauen Sie auf Ihre Eigenschaften, die ich für wundervoll halte, und überzeugen Sie die Welt von Ihrer Person, Hannah.«

Ich weinte. Um mich, meine Zukunft und meine Vergangenheit. Und auch ein bisschen um meine Festung, die nicht mehr vorhanden war. Beate griff erneut nach meiner Hand, um sie zu streicheln. »Der französische Schriftsteller Victor Hugo hat einmal gesagt: *An etwas zu glauben ist schwer, an nichts zu glauben ist aber unmöglich.«*

Nachdem ich mich beruhigt hatte und meine Tränen versiegt waren, gönnten wir uns ein ausgedehntes Picknick. Beate hatte einen exzellent gefüllten Korb – mit allerlei Köstlichkeiten – zusammengestellt. *Zusammenstellen lassen*, verbesserte ich meine Gedanken. Es gab Käse, Trauben, Pesto aus Tomaten und Oliven und verschiedene Brotsorten. Wir lauschten dem Rauschen des Wassers, dessen Akustik mir niemals im Leben so intensiv erschien wie in diesem Moment.

»Beschreiben Sie mir das Meer, Hannah? Schildern Sie es mir, dass ich es sehen könnte, selbst wenn ich blind wäre.« Besorgt blickte ich zu Beate. Sie lächelte und betrachtete eine Tomate, die sie in der Hand hielt. »Keine Sorge, meine Liebe. Zwar kann ich nur schwerlich ohne Brille meine Zeitung lesen, aber derart schlecht sind meine Augen nun auch nicht. Vielmehr interessiert mich, ob Sie aus unseren Gesprächen gelernt haben.«

»Mein Gott«, stöhnte ich und fühlte mich sofort an meine Schulzeit erinnert. »Hatte ich Ihnen erzählt, dass ich Abfragen noch nie leiden konnte?«

»Hannah! Muss ich Sie rügen? Sie sollen nicht denken, sondern Ihre Gefühle in Worte fassen. Ist das tatsächlich so schwer für Sie?« Ich atmete tief und blickte aufs Meer.

»Das Meer hat eine unglaubliche Weite«, begann ich zögerlich, unsicher, was Beate von mir wissen wollte. »Man kann sein Ende weder entdecken noch erahnen. Ich weiß nicht, wo es beginnt und an welcher Stelle es endet. An diesem Strand ist es jedenfalls angekommen.«

»Sprechen Sie ruhig weiter«, forderte mich Beate mit geschlossenen Augen auf, nachdem ich gehofft hatte, mein Vortrag hätte bereits ein Ende gefunden.

»Schiffe fahren darauf.«

»Weiter!«

»Das Meer besteht aus Wasser, und H_2O ist die chemische Formel dafür.« Nur mit Mühe konnte ich mir ein Lachen verkneifen.

»Hannah«, echauffierte sich Beate. Ich schmunzelte, mein kleiner Scherz war mir also gelungen. Um die alte Damen nicht weiter zu verärgern, konzentrierte ich mich erneut auf meine Empfindungen.

»Ich denke an eine Unbegrenztheit, die ich sehen und spüren kann. Wellen treiben stetig etwas an, berauben sich dessen sofort wieder, so, als könnte sich das Meer nicht dafür oder dagegen entscheiden. Wenn sich die Wellen am Ufer ihrem Schicksal ergeben, fließen sie in ihren Kreislauf zurück. Sie sind zerbrochen, kehren jedoch in kürzester Zeit zurück.«

Nein, das Meer war wahrlich nicht gut darin, einen Entschluss zu fassen. Wenn sich derart Großartiges nicht entscheiden konnte, wie sollte ich es dann schaffen? »Ich habe gelesen, dass jede siebte Welle zerbricht. Demnach werden sechs Wogen angespült, während jede folgende sich in sich selbst verliert. Vielleicht bezieht das Sprichwort *Sich in den Tiefen des Meeres verlieren* daraus seinen Ursprung?« Plötzlich fühlte ich mich dem Schicksal der siebten Welle verbunden. »Die Farbe des Meeres ist blau, halte ich es indessen in meiner Hand, ist es weder blau noch hat es sonst irgendeine Farbe, aber in seiner Unendlichkeit betrachtet ist es meist blau. Somit zeigt uns das Meer sein eigentliches Bild und hat einen klaren Ausdruck, den es trotz seiner Durchsichtigkeit nach außen trägt.«

»Welche Farbe ist Ihre Lieblingsfarbe, Hannah?«

Verwundert blickte ich zu Beate und entnahm ihrem Gesicht, dass sie meine Antwort bereits wusste.

»Blau!«, antwortete ich ihr trotzdem und verspürte, ungeachtet der Sonnenstrahlen, plötzlich ein leichtes Frösteln.

»Blau ist meine Lieblingsfarbe, Beate.«

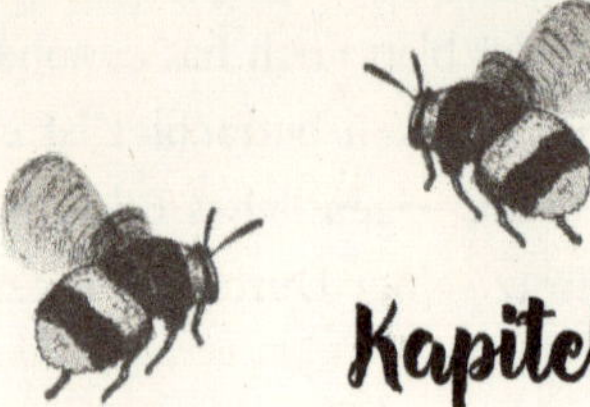

Kapitel fünfzehn

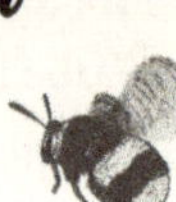

Als gegen Abend die Sonne hinter der Düne verschwand, chauffierte uns Antonio zu meiner Finca. Fieberhaft überlegte ich, wie ich Beate höflich mitteilen konnte, den morgigen Tag gerne alleine verbringen zu wollen. Es gab Dinge, die ich verarbeiten und gründlich überdenken musste. Mehr Input konnte mein Kopf im Moment wirklich nicht mehr ertragen. Doch erstaunlicherweise bat Beate um kein weiteres Treffen, weder für den morgigen noch für einen der nächsten Tage, was mich letztendlich ein wenig traurig stimmte. Trotzdem vertraute ich darauf, dass mich Beate bestimmt noch einmal, wenn auch unangemeldet, besuchen würde. Wie hatte mich die alte Dame beschrieben? Als zauberhaft? Oder perlenartig? Ich musste also nur darauf vertrauen, dass Beate meinem Zauber abermals erliegen wollte.

An diesem Abend ging ich früh zu Bett. Der Tag am Meer und die tiefgründigen Gespräche hatten mich müde gemacht. Ich zollte dem Tag Tribut und gähnte.

Dementsprechend früh erwachte ich am nächsten Morgen. Trotzdem fühlte ich mich ausgeschlafen und voller Tatendrang. Für gewöhnlich entstand Erfolg nicht über Nacht, dennoch ging es mir heute blendend. Geradezu euphorisch packte ich meine Tasche und suchte nach dem Handtuch, das ich nach dem Duschen irgendwo hatte liegen gelassen. Dazu packte ich Wasser, Brot, Käse und Obst in eine Tasche und begab mich auf den Weg zur Bucht. Selbst den Weg dorthin empfand ich heute als weitaus angenehmer. Vielleicht fühlte ich mich aber auch nur ein wenig sicherer.

Das Meer zeigte auch heute eine wunderschöne dunkelblaue Farbe. An einigen Stellen schimmerte es sogar grün. Ich gab mir genügend Zeit, diesen unbeschreiblichen Anblick zu genießen, und freute mich, dass er – über Nacht – nichts an seiner Vollkommenheit eingebüßt hatte. Trotz der morgendlichen Stunde war es bereits herrlich warm, weshalb ich meine Kleider in den Sand warf und zum Wasser eilte. Dort betrachtete ich die Vielzahl der einzelnen Muscheln, die sich zuhauf um meine Füße tummelten.

Kurze Zeit später lag ich im Sand und ließ mich von der Sonne trocknen. Dabei verspeiste ich das mitgebrachte Frühstück und zählte die Wellen. Ich dachte an Beate und an unser Gespräch über die Muschel. Die Tatsache, dass mein Inneres verletzt worden war, stimmte. Wann war meine »siebte Welle« über mich gekommen? Verbissen überlegte ich, zu welchem Zeitpunkt ich mich verloren hatte. Doch wann immer ich einen Moment ins Auge gefasst hatte, kam mir ein noch weiter zurückliegender Verlustmoment in den Sinn. Doch war es unwahrscheinlich, dass mein ganzes Leben keinen Sinn ergab. Oder?

Letzten Endes gab ich die Überlegungen auf, denn die Vergangenheit quälte. Vernünftiger war es, die Perspektive zu wechseln und an das Hier und Jetzt zu glauben. Ich war stolz, ohne Angst und alleine im Sand zu sitzen. Ob ich mich ins tiefe Wasser wagen konnte, um ein paar Züge zu schwimmen? Oder einen Sprung von den Klippen? Einfach rein ins kühle Nass? Womöglich noch kopfüber? Trotz der Fragen und der Sicherheit, für keine dieser Gedanken eine positive, mutige Entscheidung zu besitzen, war ich in diesem Augenblick glücklich und konnte mich selbst samt meiner Bedenken gut akzeptieren. Meine Gegenwart war mühelos ertragbar.

Nachdem ich eine Weile vor mich hin geträumt hatte, traten zwei Wünsche in den Vordergrund. Zum einen wollte ich gerne eine Sandburg bauen, zum anderen verspürte ich den Wunsch zu schreiben. Irgendetwas, einen Brief oder sogar eine Aufforderung an mein Ich. Beide Wünsche waren an Kuriosität kaum zu überbieten, setzten allerdings ein Gefühl der Ausgelassenheit in mir frei. Warum sollte ich den Gedanken nicht nachgehen? Nur weil sie albern waren? Oder mich jemand hätte beobachten können?

Da ich für eine Sandburg keine richtigen Utensilien besaß und dem bloßen Werkzeug Hände kein allzu großes Vertrauen schenken wollte, griff ich zu meinem Notizbuch, das ich immer bei mir trug. Ohne großartig darüber nachzudenken, begann ich zu schreiben.

Liebste Hannah,
wann hast du begonnen, dich zu verlieren? Wann und warum kam diese siebte Welle so unaufhaltsam auf dich zu? Die dich mitriss und dir keine Möglichkeit zum Entkommen gab? Warum hast du dich nicht gewehrt? Ich glaube, es war zu der Zeit, als du … ihn … kennen und lieben gelernt hast. Du wusstest doch, dass die virtuelle Welt dir keine Zukunft versprach. Du wusstest von Anfang an, dass die Zeit mit … ihm … begrenzt war. Warum konntest du nicht beenden, was beendet werden musste?

dein Fehler lag nicht darin, sich in Fantasien zu verlieren, er lag darin, es in der Gegenwart nicht zu versuchen. Träume lassen sich verwirklichen, nämlich dann, wenn man ihnen Zeit und Raum in der Wirklichkeit gibt. ~~Du hast es nicht versucht.~~ Du hattest nicht den Mut dafür!

Leben ist Bewegung, Hannah, und Bewegung bedeutet Richtung. Man muss in keine bestimmte Richtung gehen, um sich Träume zu erfüllen. Nur losgehen muss man schon. Zwar hast du einen ersten Schritt getan, aus Bequemlichkeit ~~oder~~ und Angst bist du allerdings stehen geblieben. ~~Dir war es egal, dass Du auf der Stufe des kleinsten Traumes stehengeblieben bist~~ du hast dich auf der Kleinsten aller Stufen ausgeruht. Sehnsüchte sind dazu da, sie zu verwirklichen!!! Schritt für Schritt. Nicht Schritt und Stillstand. Ein stetiges Vorwärts. Eine Richtung, eine Bewegung, die auch in Bewegung bleibt. Wie eine Welle. Und wenn du es nicht schaffst, den großen Schritt zu wagen, mach ~~verdammt nochmal~~ drei kleine. Realisiere deine Wünsche, Hannah. Aber nicht, weil deine Vergangenheit es dir vorschlägt. Träume ~~dürfen~~ sollten sich ändern. Finde heraus, was du wirklich willst. Das wünscht dir, liebste Hannah, dein ICH.

Der Brief rief keine Begeisterungsstürme hervor, gleichwohl tat er gut. Euphorisch darüber, mich dann und wann verbessert zu haben, als ich meine Fehler selbst erkannte. Konnte es sein, dass ich mich bereits auf dem richtigen Weg befand? Und war mein Kindheitstraum, Autorin zu werden, gar nicht so abwegig? Es hatte Spaß gemacht, diesen Brief zu verfassen, der mir fast wie von selbst von der Hand ging. Auf dem Rücken liegend blinzelte ich zum Himmel. Ich lachte, buddelte die Füße in den Sand und strampelte, gleichgültig, ob ich in Kürze einem panierten Schnitzel glich. Ich rollte von der Decke, vergewisserte mich, dass kein Publikum anwesend war, und zeichnete mit Armen und Beinen einen Engel in den Sand, als wäre ich das kleine Kind, das früher im Schnee lag und jene Himmelswesen erschuf.

Als der Tag voranschritt und die Sonne höher stand, breitete ich meine Habseligkeiten im Schatten einer Baumgruppe aus. Ich griff zum Handy und rief meine Mutter an, die allerdings nicht zu Hause war. So hinterließ ich eine Nachricht, nicht unglücklich, das Gespräch derart schnell beenden zu können. Anschließend war Doro an der Reihe. Zwar befand sich diese in einer Besprechung, allerdings versprach ihre Sprechstundenhilfe einen baldigen Rückruf. Ich nahm das Buch zur Hand und hätte Doro beinahe vergessen, als eine halbe Stunde später das Telefon läutete.

»Hasta la vista, Doro!«, meldete ich mich übermütig.

»Endlich!«

Das Gespräch begann nicht sonderlich gut für mich. »Was ist mit dir los?«, schimpfte Doro. »Wir zerbrechen uns den Kopf über dich. Ganz zu schweigen von den Sorgen, die wir uns machen.«

»Die völlig unbegründet sind, Señora«, mimte ich die Unschuldige.

»Hannah!«, entfuhr es Doro lautstark. »Versetze dich bitte in unsere Situation!«

»Na gut. Schuldig Euer Ehren.« Nur mit Mühe konnte ich einen aufkeimenden Lachanfall unterdrücken.

»Hannah! Es reicht!«

In meinem Übermut erkannte ich, dass ich übers Ziel hinausgeschossen war, und leistete Abbitte.

»Entschuldige, Doro, irgendetwas in mir widersetzte sich, euch anzurufen. Verstehst du?«

»Nein!«, antwortete meine Freundin kurz und bündig. Eine längere Pause entstand, die signalisierte, dass sie auf eine Erklärung wartete.

»Ich wollte mich alleine durch die ersten Tage kämpfen und kein Mitleid erhaschen, für das es keinen Grund gab.« Dabei bekam ich prompt ein schlechtes Gewissen. Keineswegs war ich alleine gewesen. Schlimmer noch, hätte ich Beate nicht getroffen, säße ich bereits wieder zu Hause. Aber konnte ich Doro das sagen? Ich entschied mich für die Wahrheit. »Doro, bitte entschuldige«, begann ich vorsichtig, »aber ihr hättet mich unermüdlich bemitleidet, und eure Zuwendung hätte mein Jammern doch nur verstärkt.« Ich bezweifelte, einen guten Schachzug getan zu haben. Höchstwahrscheinlich war es unklug, die Wahrheit mit einem Tadel zu beginnen. »Allerdings war ich auch nicht alleine«, brachte ich die Tatsache unverfälscht auf den Tisch. »Ich habe im Flugzeug die Bekanntschaft einer älteren Dame gemacht, die mir auch jetzt noch gelegentlich Gesellschaft leistet. Auch wenn sie mir ein wenig unheimlich erscheint«, flüsterte ich verschworen ins Telefon.

»Ist mit dir alles in Ordnung, Hannah?«, erkundigte Doro sich nun mehr besorgt als wütend.

»Mir geht es gut. Ich sitze mutterseelenallein in einer wunderschönen Bucht, zeichne Engel in den Sand und wurde von einer Muschel aufgefunden.«

Kurz darauf schüttelte ich mein Telefon. War die Leitung unterbrochen oder gar der Akku leer? Warum war es plötzlich so still in der Leitung? »Doro, bist du noch am Telefon?«

»Natürlich«, erklang es unwirsch, und Schweigen machte sich breit. »Hannah, bist du wirklich sicher, dass mit dir alles in Ordnung ist?«

»Selbstverständlich. Warum fragst du fortwährend, ob es mir gut geht?«

»Du erzählst von Engeln und Muscheln, die dich heimsuchen. Stellt dir diese alte Dame etwa nach? Pass bloß …«

»Lukas hat mir drei E-Mails geschrieben«, versuchte ich es mit einem abrupten Themenwechsel, da ich befürchtete, mit Erklärungen nur noch mehr Argwohn in die Sorgen meiner Freundin zu bringen.

»Oha!«, sagte Doro. »Und was hat er geschrieben?«

»Dass er auf eine Mail von mir wartet.«

»Und, hast du?«

»Habe ich was?«

»Na, geantwortet?«, fragte sie leicht genervt bezüglich meiner Unbedarftheit.

»Nein.«

»Warum nicht?«

»Weil, weil, … ich will nicht emotional entscheiden«, rechtfertigte ich mich.

»Warum nicht?« Ihre Stimme wurde höher UND lauter.

»Weiß ich nicht!«, schrie ich zurück, genervt von den geschickt und präzise gestellten Fragen, die mich einmal mehr überforderten.

»Kann es sein, dass du wieder einmal nicht weißt, was du willst?«

»Ich weiß nicht, was du meinst«, stellte ich mich dumm. Ein altbewährtes Mittel, um sein Gegenüber zur Aufgabe zu zwingen.

Ich hatte genug von Doros Fragen. Doch diesen Gefallen erwies sie mir nicht, war es doch ihr Beruf, auf dumme Fragen noch dümmere Antworten zu geben.

»Gerade hast du damit argumentiert, nach Gefühl zu handeln, dagegen weißt du nicht, wie du die Sache mit Lukas einordnen sollst. Jetzt erhoffst du dir, dass andere, im besten Fall ich, dir diese Entscheidung abnehmen. Das ist nämlich genau und seit jeher dein Problem. Dir fehlt der Mut, dich zu entscheiden.«

»Aber …«, versuchte ich meine Freundin zu unterbrechen, denn ich wollte nicht, dass sie recht behielt, obwohl sie natürlich recht hatte.

»Kein Aber, Hannah«, antwortete sie bestimmt. »Willst du ihm antworten?«

»Ja, aber …«

»Dann antworte ihm!«

»Ich …«

»Hannah, tut mir leid, mein nächster Termin wartet. Bitte versuch uns in regelmäßigen Abständen zu erreichen. Wir machen uns Sorgen.« Widerwillig gab ich Doro das gewünschte Versprechen, bevor wir uns emotionslos voneinander verabschiedeten und letztendlich auflegten.

Hatte ich wirklich ein Problem damit, auf eine nette E-Mail zu antworten? Ich wusste, dass es nichts mit einer Entscheidung zu tun hatte, vielmehr siegte die Angst, dass Lukas mir nicht mehr antworten würde und ich damit eine persönliche Niederlage entgegennehmen müsste. Da war es weitaus angenehmer, sich anbetteln zu lassen, als selbst um etwas zu bitten. Fair war es allerdings nicht. Ihn warten zu lassen, um mir eine Enttäuschung zu ersparen, die es vermutlich gar nicht gab, war gemein.

»Sie denken zu viel, Hannah. Was habe ich Ihnen gesagt? Wer zu viel nachdenkt, mindert seine Leistung!«

Beate! Ihre Stimme war nicht zu überhören, doch als ich mich umsah, war ich weiterhin der einzige Mensch weit und breit. Mir war durchaus bekannt, dass Frauen ab einem gewissen Alter eigenartig werden konnten, aber so alt fühlte ich mich nun auch wieder nicht.

Flugs packte ich meine Sachen und verließ den Strand. Plötzlich wusste ich haargenau, was zu tun war. Zudem war es mir eine Spur zu unheimlich geworden, denn ich war mir absolut sicher, Beates Stimme engelsgleich vernommen zu haben.

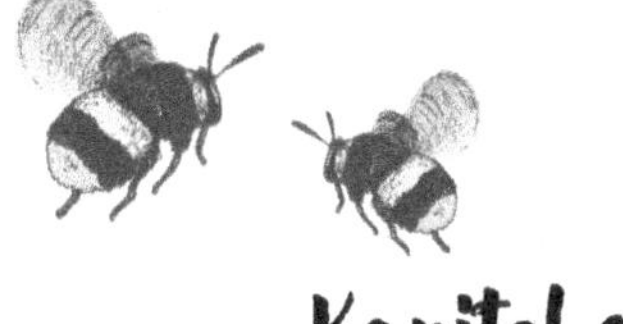

Kapitel sechzehn

Bewusst ließ ich mich von meiner inneren Stimme leiten und schob die aufkommenden Zweifel rasch beiseite. Sie waren Produkte des Verstandes, und ich wollte lieber ganz nach meinem Herzen handeln.

»Yo quisiera una hora larga la conexion a internet«, präsentierte ich stolz meine, auf dem Weg zum Internetcafé einstudierten, Spanischkenntnisse.

»Para una larga, Señora?« Ich jubelte, denn es hatte den Anschein, als hätte mich der äußerst nette Señor verstanden.

»Ja, für eine Stunde, por favor.« Ich schenkte ihm mein schönstes Lächeln, dankbar, dass er meiner Mischmaschsprache mächtig war. Der Cafeteriamann lächelte, kassierte fünf Euro und gab mir einen Zugangscode, den ich ähnlich in meinen Händen hielt wie einst Rudi Völler nach der gewonnenen Weltmeisterschaft den Weltpokal. Darüber hinaus bestellte ich sogar noch eine große Tasse Cappuccino (una taza cappuccino) und empfand mich als unglaublich kommunikationsfähig. Ich setzte mich an einen Fensterplatz, öffnete den E-Mail-Account, atmete tief und begann, eine Mail an Lukas zu schreiben.

an: topsurferlukas@web.de

von: hannah4you@aol.com

Betreff: Mallorca ist wirklich schön!

Hallo Lukas, verzeih bitte, denn ich hätte dir geradewegs antworten müssen (böses Mädchen), doch wenn ich ehrlich bin, überfiel mich ein wenig die Angst. Du musst wissen, dass ich ein wenig anspruchsvoll bin, was die Beantwortung meiner E-Mails betrifft. Ich verlange immer nach einer Antwort – und diese, am besten, sofort!

Mallorca ist wirklich schön. Ich residiere auf einer kleinen Finca und bin damit beschäftigt, mich selbst zu finden. Da ich gezwungen bin, aus einem Internetcafé zu antworten (und dafür eine Strecke von zirka einem Kilometer durch fremdes, unwegsames Gelände bewältigen muss), ist es durchaus möglich, dass du dich mit der Beantwortung der – hoffentlich sofortigen – Rückmail gedulden musst. Schöne Grüße aus dem Süden von Hannah

PS: Hatte ich erwähnt, dass Mallorca wirklich sehr schön ist? ☺

Ich nippte an dem Cappuccino, der wirklich ausgezeichnet schmeckte (anders als in Deutschland wurde hier nicht Milchschaum, sondern Sahne auf den Kaffee gegeben), löschte Werbe-E-Mails und googelte mich durch das Hinterland von Mallorca, als in meinem Postfach das Symbol eines ungeöffneten Briefumschlags erschien und damit den Eingang einer angekommenen Nachricht signalisierte.

an: hannah4you@aol.com

von: topsurferlukas@web.de

Betreff: RE: Mallorca ist wirklich schön!

Hallo, böses Mädchen aus dem schönen Mallorca!
Endlich! Wie ich dir fälschlicherweise verschwiegen habe, gehöre ich ebenfalls zu den Anhängern der anspruchsvollen E-Mail-Account-Besitzer, die nicht allzu geduldig sind.
Hast du schon gefunden, wonach du suchst auf deinem schönen Mallorca? Zudem plagen mich Schuldgefühle wegen deines Gewaltmarsches durch fremdes, unwegsames (hoffentlich nicht gefährliches?) Gelände.
Alles Liebe, Lukas. (Egoistischer Junge.) ☺
PS: Habe ich erwähnt, dass es in Hamburg regnet?

an: topsurferlukas@web.de

von: hannah4you@aol.com

Betreff: Regen in Hamburg???

Jeder, wie er es verdient. ☺ Dabei fällt mir ein: Habe ich dir von den dreißig Grad im Schatten, dem blauen Meer, dem weißen Strand und meiner einsamen Bucht erzählt?
Du willst wissen, ob ich etwas gefunden habe? Die Frage kann ich dir mit einem klaren »Nein« beantworten, es sei denn, dich interessiert die Entdeckung einer Muschel, einer Damenbekanntschaft oder der Fund zweier E-Mails eines egoistischen Jungens (ohne Geduldsfaden).
Was, bitteschön, machst du in Hamburg? Hannah

an: hannah4you@aol.com

von: topsurferlukas@web.de

Betreff: RE: Regen in Hamburg???

Liebste Hannah, kann es sein, dass du versuchst, mich zu ärgern? xxx ☺

an: topsurferlukas@web.de

von: hannah4you@aol.com

Betreff: Wo ist dein Humor geblieben?

Ist dir etwa dein bewundernswerter Humor abhandengekommen, oder machst du unter Umständen derzeit Urlaub im – regnerischen – Hamburg? Dies wäre allerdings wirklich unschön. Also raus mit der Sprache: Warum bist du in Hamburg?

Schließlich habe ich dir ebenfalls verraten, warum ich auf dem schönen, sonnigen (!!!) Mallorca verweile. Hannah

an: hannah4you@aol.com

von: topsurferlukas@web.de

Betreff: Hier kommt der Humor!

Liebste Hannah, um es kurz und knapp auf den Punkt zu bringen:

ICH ARBEITE HIER!!! ☺

an: topsurferlukas@web.de

von: hannah4you@aol.com

Betreff: RE: Das nenne ich wirklich Humor ☺

Im regnerischen Hamburg??? PS: Das war wirklich kurz und knapp.

an: hannah4you@aol.com

von: topsurferlukas@web.de

Betreff: Rätsel

Entschuldige, im Augenblick bin ich ein wenig kurz angebunden. Damit du dich allerdings nicht langweilst (auf deinem schönen Mallorca), beschäftige ich deinen Geduldsfaden gerne mit einem Rätsel. Ich bin:
a) Mitarbeiter einer großen Werft
b) Bordellbesitzer auf der Reeperbahn ☺
c) Pädagoge oder
d) Leiter eines privaten Bankhauses
Also liebste Hannah, beweise mir, dass angespannte Geduldsfäden durchaus halten können, solange sie nur ausreichend beschäftigt werden.
xxx ☺

an: topsurferlukas@web.de

von: hannah4you@aol.com

Betreff: 50:50 Joker

Ist dein Geduldsfaden möglicherweise gerissen, oder warum bist du »kurz angebunden«? ☺
Hatte ich erwähnt, dass ich Rätsel nicht leiden mag? Zeigen sie mir deutlich, wie mein Allgemeinwissen auf dem Rang einer Halbbildung basiert. Um mich also nicht gänzlich zu blamieren, ziehe ich den Fünfzig-fünfzig-Joker, um beim großen Rätselraten zwei der vier Berufe von vornherein ausschließen zu können.
Allerdings werde ich dich, in aller Ruhe, deiner Beschäftigung (was machst du eigentlich im Moment?☺) nachgehen lassen und mich dem sonnigen, warmen, wunderschönen Mallorca widmen und hoffe, dass du meine Art von Humor gut ertragen kannst.
Wenn du mir versprichst zu antworten, werde ich mich morgen erneut durch halsbrecherisches Gelände schlagen und dich mit weiteren humoristischen Mails zu beglücken.
Liebe Grüße, Hannah.

an: hannah4you@aol.com

von: topsurferlukas@web.de

Betreff: (kein Betreff)

Leider bin ich im Moment nicht zu erreichen.
Lukas Meyer

Ich war selig. Der Kontakt mit Lukas war das Beste, was mir seit *ihm* widerfahren war. Beschwingt spazierte ich zurück zu meiner Finca.

Später trank ich ein Gläschen Rotwein, aß dazu Käse und Tomaten und erfreute mich an dem knusprigen, mit Oliven gefüllten Baguette, dass ich auf dem Rückweg an der Brottheke des Supermarkts erstanden hatte. Ich zählte Sterne und versuchte Sternbilder zu erspähen, die für mich auch auf meinem Hinterhofbalkon sichtbar waren. Es gelang mir problemlos, mich selbst zu unterhalten, und ich fühlte mich weder alleine noch unzufrieden. Ich war einfach nur glücklich und felsenfest davon überzeugt, dass meine Selbstkasteiung damit ein Ende gefunden hatte.

Im Grunde hätte ich stutzig werden müssen, besonders, da ich keinen Gedanken daran verschwendete, dass es genauso gut anders hätte verlaufen können.

Dabei war es gleichermaßen wie mit *ihm*: Ich bekam von einem fremden Mann jene Aufmerksamkeit, die ich so dringend zum Glücklichsein benötigte. Mit seinen Worten verlieh mir Lukas Flügel. Flügel, die mir halfen, über meinen Problemen zu schweben. Ich konnte mich keineswegs ertragen, denn ich ließ mich erneut von jemandem tragen. Von Lukas. Es war eine Art starkes

Verlangen, das um sich griff und mir das trügerische Gefühl der Zufriedenheit bot.

Allerdings wollte der Groschen partout nicht fallen.

Selbsttäuschung funktionierte bei mir ähnlich gut, wie mich selbst zu belügen.

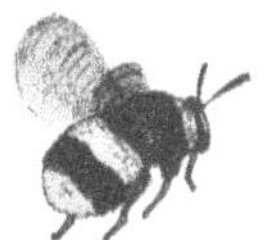

Kapitel siebzehn

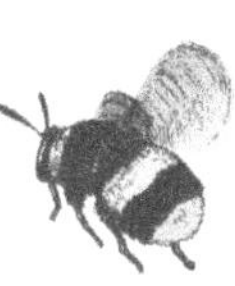

Ich wusste nicht, wie und wann es über mich hereingebrochen war, denn ich hatte es nicht erwartet. Es kam so überraschend, dass sich keine Gelegenheit ergab, dagegenzuhalten, zumal der Groschen am Abend einfach nicht hatte fallen wollen.

Kurz nachdem ich aufgewacht war, fand ich mich auf dem Boden kauernd wieder. Heftig am ganzen Körper zitternd konnte ich mein Schluchzen nicht unterdrücken. Die Welt versank in einem Meer voller Tränen, und es erschien mir als großes Bedürfnis zu weinen, zu schreien und traurig zu sein. Ich fühlte mich derart elend, worauf ich mich sogar verletzen wollte, nur um diesem seelischen Schmerz zu entkommen. Allerdings wusste ich genau, dass der Eintausch von körperlichem Schmerz nur kurzweilig half, weshalb ich den Wunsch der Selbstverletzung mit größter Anstrengung zu unterdrücken versuchte.

Dagegen konnte ich die Angst nicht bezwingen. Sie gewann die Oberhand und startete einen Kreislauf, aus dem ich nicht herausfinden würde, sofern ich nicht in der Lage war, diesen zu beherrschen. Mein ohnehin hoher Blutdruck ließ sich prompt auf dieses Spielchen ein und schoss in die Höhe. Verängstigt bemühte ich mich, in die Küche zu gelangen, um ein Glas Wasser zu erreichen. Vorsichtig, mit den Händen an den Wänden vorwärtstastend, ging ich Schritt für Schritt meinem Ziel entgegen. Dabei schwankte der Boden wie der eines Schiffes bei Windstärke neun. Meine Panik lieferte ihre Trugbilder zuverlässig.

Zitternd und mit beiden Händen die Wasserflasche haltend versuchte ich das Glas auf der Anrichte zu füllen. Als ich es an mich nehmen wollte, fiel es zu Boden und zerbrach klirrend in tausend Stücke. Wasser und Glassplitter verteilten sich gleichermaßen auf den Boden, und auch ich sank auf die kalten Steinfliesen.

Verlockend lag ein größeres Glasstück vor mir und flüsterte verführerisch, dass es kinderleicht wäre, sich damit zu verletzen. Vorsichtig drückte ich den Glassplitter in meinen Unterarm, als ein klitzekleiner Funken Widerstand spürbar wurde. Ich musste die Situation nur kurze Zeit aushalten, dann würde sie erträglicher werden. Ein schier aussichtsloser Gedanke, wenn man sich hundeelend fühlte. Vorsichtig griff ich nach dem Glasstück, betrachtete es und schleuderte es heftig in eine Ecke, worauf es in tausend kleine Splitter zerbarst. Um auch den letzten Ansatz im Keim zu ersticken, leckte ich mir den Blutstropfen vom Arm, den der Splitter auf meiner Haut bereits hinterlassen hatte.

Der Anfang war also gemacht, der Versuchung widerstanden. Erschöpft lag ich auf dem Boden und atmete flach und kontrolliert in den Bauch. Bereits nach kurzer Zeit war ich ausgelaugt und müde. Ein sicheres Zeichen, dass mein Körper entspannte und aufgrund seiner psychischen Höchstleistung nach Ruhe verlangte. Vorsichtig stand ich auf, unterdrückte das altbekannte Schwindelgefühl und versuchte, ins Schlafzimmer zu gelangen. Fluchend entfernte ich einen eingetretenen Splitter, setzte mich aufs Bett und weinte, unwissend, ob ich es des blutenden Fußes wegen oder aus Selbstmitleid tat. Ich griff zur Beruhigungstablette, die als Notration in dem kleinen Kästchen neben dem Bett lag, und ließ sie auf der Zunge zergehen.

Auf die Abschwächung der Symptome musste ich nicht lange warten, und tiefe Entspannung setzte ein. Aufgrund des Wissens, dass alle Panikattacken nach einem bestimmten Schema abliefen, wusste ich, ich hatte das Schlimmste überstanden. Wenn ich später zu mir käme, musste ich lediglich eine positive Eingebung finden und alles konnte wieder gut werden.

Als ich am Abend erwachte – ich hatte demzufolge zwölf Stunden tief und fest geschlafen, erkannte ich, dass mein Körper sich beruhigt hatte. Während mein Gedankenkarussell weiterhin auf Hochtouren lief, war der Körper bereits im Endstadium der Panikattacke angekommen. Da ich den Tag komplett verschlafen hatte, stand mir nun eine Nacht bevor, in der ich nur spärlich auf Müdigkeit vertrauen konnte. Verzweifelt wünschte ich mir eine Vorlauftaste, die mich in den nächsten Tag katapultierte, alternativ dazu auch eine Rücklauftaste, die mir den gestrigen Abend zurückbrachte, an dem ich so unermesslich glücklich gewesen war. Ich konnte mir einfach nicht erklären, warum der heutige Tag so niederschmetternd verlaufen war, allerdings war es auch nicht nötig zu begreifen. Er war geschehen, und ich würde nicht umhinkommen, es zu akzeptieren. Nur so konnte es mir gelingen, den Blick nach vorne zu richten. Doch war jetzt der richtige Moment, meine Zukunft zu fixieren? Meine weltmeisterlichen Fähigkeiten im Hineininterpretieren hatten einen Gedanken gefunden, an dem sie sich nun ordentlich austoben konnten.

Bedeutete der richtige Augenblick, den Wendepunkt im Leben einzuläuten? Doch leider gab es weder einen Dirigenten, der mir mitteilen konnte, dass in diesem Augenblick der richtige Moment gekommen war, noch wurden Scheidewege mit Hinweisschildern versehen. Dabei erinnerte ich mich an den Stern von Bethlehem, der den Menschen den richtigen Weg zur Krippe gewiesen hatte, und haderte augenblicklich mit Gott, warum er mir nicht ebenfalls eine Botschaft zukommen ließ. Bevor sich meine Gedanken in grenzenlosen Hirngespinsten verirrten, kam ich zu dem Entschluss, dass jeder bewusst gelebte Zeitpunkt der richtige sein konnte, bezweifelte aber, hier auf Mallorca, in einem Bett liegend, unter dem Einfluss eines starken Beruhigungsmittels und mit einem blutenden Fuß (und Arm), dass der Tag X für mich gekommen war. Sofort tastete ich nach meinen Verletzungen. Die Blutungen waren gestoppt und die Wunden bereits leicht verkrustet.

Kurze Zeit später kam ich sogar mit mir überein, dass der richtige Moment für mein Träumebuch gekommen sein könnte. Immerhin befand ich mich in der Gegenwart. Warum also nicht in der Vergangenheit stöbern, um sich ins Hier und Jetzt zu katapultieren? Der Augenblick war günstig und ein besserer Zeitvertreib nicht in Sicht. Stolz obgleich meines positiven Gedankens, öffnete ich das Träumebuch, mit dem Optimismus einer Hummel, die das regnerische Hamburg nach Nektar durchkämmte.

14. März 1987

Oh mein Gott!!!

Meine Freundin Manu hat sich die Haare R O T färben lassen und ist mit Eva und Christine in den Keller gegangen, um dort

eine Zigarette zu rauchen. Als es dunkel wurde, haben sie im Garten von Frau Braun Blätter von den Bäumen geschüttelt.
In Frau Brauns Garten gibt es kein Laub, das am Boden liegen darf, und wenn, hebt sie es sofort auf. Die drei haben Stunden auf der Lauer gelegen, bis um vier Uhr morgens die Blätter von Frau Braun fluchend eingesammelt wurden.
Als ich meine Freundinnen gefragt habe, weshalb ich nicht dabei sein durfte, meinten sie, dass ich nicht rauche und darüber hinaus nichts Verbotenes tue.

Hannah (Angsthase)

Nachdenklich betrachtete ich den Träumebucheintrag und lächelte bei dem kläglichen Versuch einer Zeichnung, die mich mit einer Kippe in der Hand darstellen sollte. Ich konnte meine Freundinnen verstehen, denn in der Tat hatte ich nur selten Unerlaubtes getan. Viel zu groß war die Angst vor den Konsequenzen gewesen. Auch die Erfahrung des Rauchens blieb mir verwehrt. Zwar konnte ich zu dieser Zeit nicht ahnen, dass mein Vater vier Jahre später an Lungenkrebs, aufgrund seines übermäßigen Nikotinkonsums, versterben sollte, dennoch hatte ich nie mit dem Glimmstängel experimentiert. Meine Freundinnen hatten recht! Niemals hätte ich zur Zigarette gegriffen und mich keinesfalls in die Nähe von Frau Brauns Garten gewagt. Ich schloss mein Träumebuch und versuchte abzuwägen, ob es Sinn machte, traurig zu sein, nur weil ich mich ein Leben lang an Regeln hielt. Das Einzige, wofür ich empfänglich gewesen war, hatte sich in der einen oder anderen Lüge gezeigt. Besonders dann, wenn ich meine Schummeleien nur vor mir selbst hatte vertreten müssen. Betrachtete man dies glaubenstechnisch, war es zweifellos Verbotenes. Wissenschaftlich sah es dagegen anders aus, denn der Mensch lügt bis zu zweihundertmal – täglich.

Der Hauptgrund einer Lüge liegt so gut wie immer in der Angst. Auch dies ist wissenschaftlich bewiesen. Deshalb belügen wir nicht nur andere, sondern auch gerne uns selbst. Wir tun es, um uns sicherer zu fühlen. Als ich mir als Zehnjährige das Handgelenk brach – ich fiel von einer verrosteten Turnstange, an der ich eigentlich nicht mehr turnen durfte –, griff ich zur Lüge. Mit der erbärmlichen Angst der Bestrafung im Nacken, belog ich meine Eltern und erklärte die Verletzung mit einem Sturz beim Ballspielen. Heute noch verspüre ich Unbehagen, wenn ich zurückdenke, wie Eva und ich im Krankenhaus saßen und unsere ausgetüftelte Lüge offiziell zu Protokoll gaben. Dabei bewundere ich nach wie vor das großartige Schauspiel, das wir dort ablieferten. Die goldene Regel des Schummelns war uns dabei in Fleisch und Blut übergegangen. Auf ein klares und einfaches Gerüst wurde eine Lüge aufgebaut. Eine glaubhafte Darbietung, ohne Übertreibung. Einfach, sachlich, analytisch. Nur das schlechte Gewissen in der Magengrube blieb.

Doch dann überkam mich die mächtigste Lüge meines Lebens, die mit einer kleinen Schwindelei begann und zur überdimensionalen Täuschung des Lebens heranreifte. Zuerst war es ein simples Lügengerüst, das ich gut zu kontrollieren wusste, doch mit der Zeit entstand daraus eine schwer verständliche Begebenheit, die mir am Ende die Kraft zum Leben nahm.

Meine Freundinnen irrten sich, denn ich hatte sehr wohl Verbotenes getan! Zwanzig Jahre zu spät, dafür mit der Wucht eines

Tsunamis, der sich langsam aufbaute und in einer Katastrophe endete. Ich hatte einem Menschen wissentlich und mit voller Absicht Leid zugefügt und damit nicht nur mich, sondern auch *ihn* an den Rand des Abgrunds gebracht.

Ich dachte mit all meiner Liebe an *ihn*, und für die Dauer von drei Herzschlägen fehlte mir die Luft zum Atmen. Ich besaß kein Recht, mich zu bedauern, aber die Erlaubnis zu hoffen, dass … *er* … *Max* … glücklich war.

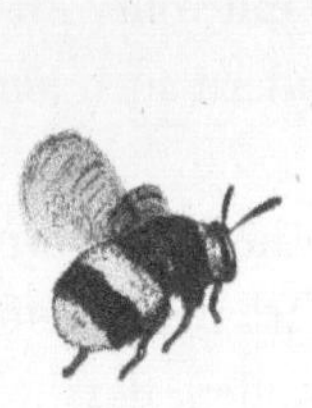
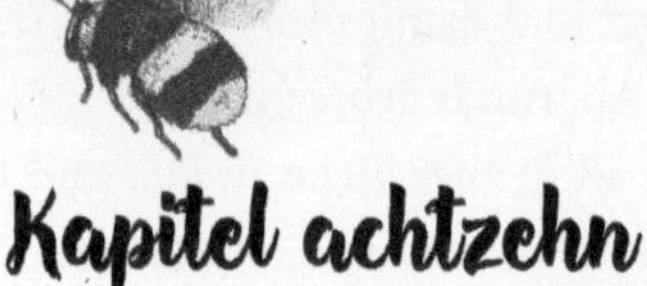

Kapitel achtzehn

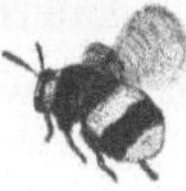

Ich hatte Maximilian in den Tiefen der Cyberwelt kennengelernt, als sich meine Ehe mit Ben bereits in der *Ich-bleib-bei-dir-aus-Gewohnheit-Phase* befand. Unser Ehealltag gestaltete sich träge und war mit der Zeit in die Jahre gekommen. Max, acht Jahre jünger, trotzte dagegen voller unbekümmerter, jugendlicher Energie. Von Anfang an gelang es ihm, mich mit Worten zu fesseln und mein empfängliches Wesen zu bezaubern. Daneben befand er sich ebenfalls in einer festen Beziehung, deren Basis, ähnlich wie bei Ben und mir, zu sehr im Alltag gefangen und am Verkümmern war. Max war dabei, eine Existenz zu gründen, von der er leben konnte, und hatte seine Zukunft für die nächsten Jahre minutiös vorausgeplant. Doch er hatte seine Rechnung ohne mich gemacht.

Die Lüge basierte von Anfang an auf meiner Angst. Auf der Angst, ihn zu verlieren. Der Grundgedanke war unverfänglich: Um von Maximilian lange genug beachtet zu werden, musste ich mich so interessant wie möglich präsentieren. Allerdings gab es in meinen Augen nichts Uninteressanteres als eine Frau über dreißig, die verheiratet und dazu ein wenig übergewichtig war. Folglich verwandelte ich mich in eine Person, die ich gerne sein wollte. Und diese Hannah war jung, attraktiv, erfolgreich und alleinstehend. Mein geschickter Umgang mit Worten machte es mir leicht, mich erfolgreich und faszinierend darzustellen.

Im Laufe der Zeit lernten wir uns immer näher kennen, und der Umgang miteinander wurde vertrauter. Aus anfänglichen Floskeln entstanden spannende Gespräche über das Leben und die Liebe. Wir schrieben uns nächtelang, diskutierten aktuelle Themen oder welche, die Jahre zurücklagen. Wir fanden Gemeinsamkeiten und Gegensätze und unterhielten uns über Familie, Freunde oder den Mauerfall, den der Ostdeutsche Max als kleiner Junge miterleben durfte. Ich erzählte unter Tränen vom Tod meines Vaters und erfand kurz darauf spannendere Geschichten, damit Maximilians Interesse nicht verloren ging. Meist bis in die frühen Morgenstunden überschütteten wir uns mit Komplimenten und Bewunderungen, fielen dann oft erst ins Bett. Erschöpft! Glücklich!

Dabei gab es einen klitzekleinen Unterschied, den ich leider allzu oft und allzu gerne vergaß. Jene Person, in die sich Max verliebte, existierte nur in meiner Fantasie. Ben erklärte ich den nächtlichen Gedankenaustausch (so umschrieb ich meine virtuelle Beziehung) als rein freundschaftlich. Und Ben tat das Gleiche wie Maximilian: Er vertraute mir.

Nachdem der virtuelle Austausch mit der Zeit seinen Zauber verloren hatte, begannen wir, miteinander zu telefonieren. Max blieb aus diesem Grund nächtelang im Freien und vergrub sich, der Kälte wegen, unter Decken. Seine damalige Freundin war keineswegs so tolerant wie Ben und verbot uns den Umgang. Als ich später von Ben wissen wollte, warum er Max kampflos akzeptiert hatte, wurde mir seine ausweglose Situation bewusst.

»Was hätte es für einen Sinn ergeben, dir den Kontakt zu verbieten, Hannah? Du hättest dich mit allen Mitteln durchgesetzt und mir mit einer Trennung gedroht, die ich nicht wollte. So war es sinnvoller gewesen, dich zu halten und einfach abzuwarten. Schließlich war ich mir im Klaren gewesen, dass über kurz oder lang dein Lügengerüst zusammenbrechen würde.« Ben hatte mich also ins offene Messer laufen lassen. Die Schuld daran trug ich aber selbst.

Eine Lüge durchzuhalten, in der es um Gefühle und Emotionen ging, war schwer. Doch mein Egoismus trieb mich weiter voran. Ich begann, eine zweite Persönlichkeit zu entwickeln. Am Tag war ich Hannah Bergmann, die funktionierte, und am Abend verwandelte ich mich unkontrolliert zu einem völlig anderen, fremden Wesen. Mit der Zeit gelang es mir mühelos, mich in beiden Welten zurechtzufinden und spielend darin zu bewegen, denn allmählich glaubte ich mir selbst. In meinem Körper lebten zwei Menschen, wobei ich das Individuum der erfolgreichen Karrierefrau mehr liebte als die Person, die ich tatsächlich war.

Nebenbei wand ich mich um jedes Treffen, das Max vorschlug, weil die Unwahrheiten viel zu weit fortgeschritten waren, um uns ein Zusammentreffen zu ermöglichen. Trotz der keineswegs positiven Aussicht, gelang es mir nicht, mich von Max zu trennen. Spätestens als seine Freundin über Nacht die Koffer packte und auszog, hätte ich die Notbremse ziehen müssen, ihm die Chance ermöglichen müssen, ihr nachzureisen. Doch dazu fehlte mir der Mut. Zudem war mein Egoismus derart ausgeprägt, dass ich ihn gar nicht gehen lassen wollte. Alles drehte sich um mich und meine Bedürfnisse. Und um meine geliebte Hannah, die ich nicht war.

Wer also darunter am meisten litt, war klargestellt. Ich litt – nicht Max, denn dieser hatte keine Ahnung. Das Fatale war, dass ihn seine Trennung mehr als glücklich stimmte, zufrieden und erleichtert, weil er an eine Zukunft mit mir glauben konnte.

Eineinhalb Jahre dauerte am Ende meine Beziehung zu Maximilian. Derart aneinander gebunden, konnten wir uns nicht voneinander lösen. Abhängig, ähnlich einer Droge, hingen wir aneinander und begannen, unsere Geborgenheit schönzureden. Doch unsere Beziehung war zu einer Leidenschaft geworden, die nur in der eigenen Fantasie bestand. Das hatte auch Max irgendwann erkannt, denn dafür musste man kein Hellseher sein.

Die Katastrophe kam an einem unsäglich heißen Sonntag im August über mich. Maximilian bat mich ein letztes Mal um ein Treffen. Wie oft er mich bereits gefragt hatte, wusste niemand mehr. Ich erkannte, dass ich keine Kraft mehr besaß, um ihn weiter an mich zu binden. Ich würde ihn verlieren. Heute noch! In meiner Verzweiflung trat ich die Flucht nach vorne an, mit der Hoffnung, dass er die richtige Hannah, jene, die ich nun einmal war, weiterhin lieben könnte.

»Max, bitte, lass mich nicht alleine. Ich liebe dich.«

»Hannah, was du von mir verlangst, ist unmöglich. Du hast mich über ein Jahr belogen und betrogen. Ich habe alles aufs Spiel gesetzt, während du mein Vertrauen und meine Liebe zu dir mit Füßen getreten hast.«

»Nein, Max, bitte glaube mir. Es war nur so, … so …

»So … was … Hannah? So leicht, mich zum Narren zu halten?«

»Ich habe dich nicht zum Narren gehalten, Max. Ich liebe dich doch.«

»Du liebst dich selbst, Hannah. Und nur dich selbst«, spie er die Worte aus dem Mund. »Du bist so in deine Persönlichkeit verliebt, dass du über Leichen gehst.«

»Max, bitte … O.k., o.k., ich habe einen Fehler gemacht, einen großen Feh …«

»Fehler? Hannah, DU hast mich in den Ruin getrieben und mir den Glauben an die Liebe genommen. Wie soll ich je wieder einem Menschen vertrauen können?«

»Aber ich liebe dich …«

»Aber ich liebe dich nicht mehr.«

»Max … ich komme jetzt zu dir.«

»Bleib, wo du bist Hannah. Und halt dich von nun an von meinem Leben fern.«

»Ich werde auf dich warten, Max. Im Himmel.«

»Lass den Scheiß, Hannah, und mache mich nicht für DEIN beschissenes Leben verantwortlich.«

Das war unser Ende, denn anschließend habe ich sehr lange Zeit nichts mehr von Max gehört. Er änderte alle Telefonnummern und sperrte sämtliche Accounts. Selbst in der digitalen Welt war er für mich unsichtbar geworden. Es gab kein Happy End. Wir befanden uns weder in Hollywood noch war unsere Tragödie ein Liebesroman, der sich nach einem glücklichen Ende sehnte. Eineinhalb Jahre Lügen waren zu viel gewesen. In jener Nacht verlor ich alles: Max, den Mann, den ich so unbeschreiblich zu lieben glaubte, und Hannah, die Frau, die ich so gerne sein wollte. Am schlimmsten jedoch war, dass ich die Achtung vor mir selbst verloren hatte.

Zwei Wochen nach der Trennung lag ich mit einer Hand voller Schlaftabletten auf dem Bett und versuchte, meinem kläglichen Leben ein Ende zu bereiten. Eine einfache Lösung für einen Schmerz, der nicht mehr zu ertragen war.

Doch die Gerechtigkeit holte mich ins Leben zurück. Darüber hinaus waren auch einige Ärzte und Ben daran beteiligt. Zur Strafe wurde mir ein harter Weg zurück ins Leben auferlegt, den ich allerdings verdient hatte. Zwei Monate verbrachte ich in einer psychiatrischen Einrichtung. Die ersten Wochen, vollgepumpt mit Medikamenten, ließen sich unter dem Schirm der Gleichgültigkeit leicht ertragen. Zudem stolperten meine Mitpatienten gleichermaßen dröge durch die Anstalt. Die Aufarbeitung dagegen war ein harter Kampf, der mich nur schleppend weiterbrachte. Die Gedanken an Max wollten partout nicht kapitulieren, da half auch keine höhere Dosis Psychopharmaka. Für Ärzte war es einfach, Nieren und Körperteile zu transplantieren. Persönlichkeit zu übertragen war dagegen unmöglich. Nur durch Zufall erfuhr ich später, dass Max einen ähnlichen Weg gewählt hatte, denn auch er wollte nicht mehr weiterleben. Wie krank ich tatsächlich war, wurde mir erst begreiflich, als ich mir wünschte, unsere Selbstmordversuche wären erfolgreich gewesen. Im Himmel vereint zu sein war ein verlockender Gedanke gewesen. Die Realität dagegen war das Gegenstück, das ich nicht akzeptieren konnte. Doch meine Psychologen machten mir eines unmissverständlich klar: Ich hatte einen Menschen in einen Selbstmordversuch getrieben. Erst als mir Max nach Monaten in einer kurzen, aber ergreifenden Mail vergab, konnte ich Frieden mit mir schließen. Und darüber hinaus schloss sich auch die Tür zu *ihm*.

Wie ein Häufchen Elend saß ich nun auf meinem mallorquinischen Bett. Die Füße fest mit den Armen umklammert weinte ich still vor mich hin. Ich wog mich in leisem Schluchzen und fühlte mich gleichzeitig befreit. Es tat gut, um *ihn* zu weinen, ohne jene Abneigung, die ich so lange Zeit empfunden hatte. Der unermessliche Ekel, den ich für mich selbst gehegt hatte, war verschwunden. Ich besaß das Recht zu weinen und durfte traurig sein, einen geliebten Menschen für immer verloren zu haben, denn der eigenen Traurigkeit war es egal, wer die Schuld daran trug. Ein Zuspruch, der mich immer wieder trösten konnte.

Später konnte ich mich nicht mehr erinnern, wann ich eingeschlafen war, doch als ich wach wurde, war es Mittag, und in meinem Hinterkopf lauerten böse Kopfschmerzen. Ich erschrak, als ich mich im Spiegel erkannte. Meine Augen waren gerötet und die Lider geschwollen.

Um endgültig wach zu werden und allen Schwellungen zu trotzen, positionierte ich mich unter der eiskalten Dusche, wusch meine schulterlangen braunen Haare und band sie zu einem nassen Zopf. Für größere Haaraktionen fehlte mir die Lust, pulsierte es doch in meinem Kopf munter weiter. Kurzerhand schlüpfte ich in bequeme, kurze Jeans und ein olivfarbenes Top, bei dem mein bereits leicht gebräunter Teint gut zur Geltung kam. Mit einem frisch aufgebrühten Kaffee in der einen und einem Mittel gegen die Kopfschmerzen in der anderen Hand trat ich auf die Terrasse, auf der bereits die ersten Sonnenstrahlen einfielen. Appetit verspürte ich keinen, bereits der bloße Gedanke an eine feste Mahlzeit rief ein Gefühl der Übelkeit hervor. Als die Kopfschmerzen erträglicher wurden, griff ich erneut zu meinem Träumebuch. Mit der Erwartung, die dringend benötigte positive Eingebung zu finden, setzte ich mich in den Schatten. Im gleichen Moment ließ sich eine dicke, fette Hummel auf dem Büchlein nieder.

»Denken Sie an die Hummel, Hannah, und fliegen Sie.«

Erneut erlag ich dem Irrglauben, Beates Stimme vernommen zu haben. Doch als ich mich umsah, war erwartungsgemäß niemand zu sehen. Fröstelnd beobachtete ich die Hummel, die weiterhin friedlich und träge auf dem Träumebuch saß. In der Tat besaß sie kleine Flügel und wirkte mit dem enorm massigen Körper richtiggehend asymmetrisch. Von Traummaßen konnte jedenfalls keine Rede sein. Dazu kam, dass sie im Volksglauben keinen allzu guten Ruf genossen, wurden sie gerne mit Hexen und Krankheitsdämonen in Verbindung gebracht, und bei schwarzen Messen in den Mund der Besessenen gelegt.

»Süße«, versuchte ich es einfühlsam, »deine Geschichte ist vermeintlich ebenso bescheiden wie meine.« Ob ihre Sitzblockade auf meinem Träumebuch ein schlechtes oder gar gutes Omen war? Ich versuchte, mich auf die bewundernswerte Flugfähigkeit dieses inhomogenen Tierchens zu besinnen. Kaum war der Satz zu Ende gedacht, begannen die filigranen Flügelchen zu rotieren, und die Hummel flirrte von dannen. Lächelnd nahm ich das Buch und blickte ihr hinterher, überzeugt, es als gutes Zeichen zu deuten, dass sie hinwegflog, als ich einen erfreulichen Gedanken gefasst hatte.

27. September 1990

Ich habe ein Ziel! Nach meiner Ausbildung zur doofen Bürokauffrau werde ich, tataratta … S T E W A R D E S S.

Hannah (Stewardess-Anwärterin)

Ich musterte den kurzen, bündigen Eintrag und brach in schallendes Gelächter aus. Im Grunde war bereits im Alter von sechzehn Jahren zu erkennen, dass ich keinesfalls den Kriterien einer Flugbegleiterin entsprach. Weder besaß ich lange, kranichartige Beine noch die Figur, um mich anmutig durch ein enges Flugzeug zu bewegen. Zudem hatte ich Englisch, zwecks mangelnder Aussicht auf Erfolg, bereits vor der Abschlussprüfung abgewählt und konnte mich glücklich schätzen, wenn ich einen grammatikalisch richtigen, hochdeutschen Satz zustande brachte. Ganz zu Schweigen von der Flugangst, die stets gegenwärtig war.

Es fiel mir leicht, diesen Wunsch zu ignorieren. Die Erkenntnis, die darin lag, war jedoch wertvoll: Träume konnten und durften sich ändern. Und keinesfalls mussten sie bedauert werden, wenn sich diese nicht verwirklicht hatten. Von dem Ergebnis meiner Gedanken beflügelt überlegte ich sogar, wie ich den Tag sinnvoll verbringen konnte. Hatte ich nicht Lukas versprochen, eine Mail zu schreiben? Sofort änderte mein Herz seinen Rhythmus, und meine Schmetterlingsfarm wurde aktiv.

Auf dem leicht abschüssigen Weg ins Tal erfreute ich mich daran, zumindest einen kleinen Schritt in eine zuversichtliche Richtung getan zu haben. *Rom wurde auch nicht an einem Tag erbaut*, philosophierte ich über die städteplanerische Vergangenheit der italienischen Hauptstadt. Welch eigenartige Sprichwörter es gab? Dabei war ich sicher, dass diese Redensart nur eines vermitteln wollte: Alles Schöne braucht Zeit! Unklar blieb, ob es der Wahrheit entsprach, denn ich war noch nie in Rom gewesen.

Als ich im Café eintraf, erwartete mich der nette Señor mit einem Internetcode, den er mir lächelnd in die Hand drückte.

»Cappuccino, Señora?« Wie aufmerksam von ihm, dass er sich gemerkt hatte, was ich das letzte Mal getrunken hatte.

»Si!«, antwortete ich couragiert und zeigte auf ein Croissant, das ich ebenfalls gerne haben wollte.

»Ig bringe«, grinste der Señor in gebrochenem Deutsch und deutete auf meinen Stammtisch in der hintersten Ecke des Cafés.

»Gracias!«, bedankte ich mich landestypisch für seine Gastfreundschaft und den Versuch, in seinem Land meine Sprache zu sprechen. Dabei schenkte ich ihm ein bezauberndes Lächeln, das er, nicht ganz lückenlos, erwiderte.

Die ersten Nachrichten gingen an Doro und meine Schwester Magdalena. Dabei ließ ich unerwähnt, gestern einen vermeintlich schlechteren Tag durchlebt zu haben. Stattdessen erwähnte ich die schönen Stunden am Strand und die Stille der Abende, die ich auf meiner Finca genoss. Diese kleine Notlüge kam nicht allzu schwer über meine Finger, bezweckte ich damit einzig, dass sich geliebte Menschen keine Sorgen um mich zu machen brauchten. Der sahnige Cappuccino schmeckte erneut köstlich, und selbst das Croissant verschlang ich mit gutem Appetit. Doch am zufriedensten war ich, als ich drei E-Mails von Lukas entdeckte. Er hatte mir, wie versprochen, geantwortet.

an: hannah4you@aol.com
von: topsurferlukas@web.de
Betreff: RE 50:50-Joker

Liebe Hannah,
darf ich fragen, woher du deinen Joker gezaubert hast? Was für einen Hokuspokus betreibst du da auf Mallorca? ☺
Keine Antwort ohne Gegenleistung, Hannah.
Also, was suchst du wirklich auf deiner begehrenswerten Insel? xxx ☺

an: hannah4you@aol.com
von: topsurferlukas@web.de
Betreff: einen Tag später

Liebste Hannah,
vielleicht hätte ich dir den Joker doch bewilligen sollen?
xxx Lukas

an: hannah4you@aol.com
von: topsurferlukas@web.de
Betreff: gleicher Tag, später

Ich gebe mich geschlagen, Hannah.
Demütigend streiche ich den Bordellbesitzer aus meinem Berufsfeld. Weiter werde ich mich allerdings nicht unterwerfen.
Hingebungsvoll ☺ Lukas

Ich war selig. Lukas hatte den maillosen, Tag gut überstanden, und sein Geduldsfaden war weiterhin intakt. Darüber hinaus versuchte er, mich mit lustigen Mails bei Laune zu halten. Es fiel mir leicht, mich von seiner guten Laune einfach anstecken zu lassen.

an: topsurferlukas@web.de
von: hannah4you@aol.com
Betreff: Gemüts- und Wetterlage auf Mallorca

Guten Morgen Finanzchef,
was macht die Wetterlage im regnerischen Hamburg? Hier strahlt nach wie vor die Sonne, und die Luft lädt zum Baden oder Flanieren ein. Vor mir steht ein ausgezeichneter Cappuccino, und ein zahnloser Señor lächelt mir freundlich zu, während ich ein knuspriges, frisches Croissant genieße. Zudem überlege ich, ob ich mir ein Taxi leiste, um nach Palma zu fahren und meinen Blickwinkel vom schönen Mallorca zu erweitern.
Ich wünsche dir, dass alle Geldgeschäfte gelingen, und werde dir nicht verraten, worin ich auf Mallorca gerade investiere. Buenos dias, Lukas, Hannah

Fünf Minuten später erhielt ich seine Antwort.

an: hannah4you@aol.com

von: topsurferlukas@web.de

Betreff: Ticken die Uhren auf Mallorca anders?

Liebe Hannah,

vielleicht ist es dir auf deinem schönen Mallorca entgangen, aber in Hamburg ist es bereits Mittagszeit. Es müsste also, präzise ausgedrückt, »Buenos tardes« heißen.

Hinsichtlich deiner Investitionen kann ich dir raten, heute in die einheimische Küche und ein Taxiunternehmen zu investieren. Von der Geldanlage in einen älteren, zahnlosen Señor würde ich allerdings abraten. Zahnersatz kann auch in Spanien teuer werden, Hannah!

Liebe Grüße aus dem schönen Hamburg – Lukas PS: »Ich-verbeiss-mir-jeglichen-Wetter-Kommentar« PPS: Im Anhang mein Lächeln ☺

an: topsurferlukas@web.de

von: hannah4you@aol.com

Betreff: Welcher Anhang???

Ist dem Herrn Lehrer heute zum Scherzen zumute?

Dachtest du, ich wüsste nicht, dass es buenos tardes heißen müsste? Du bist geradewegs in einen Hinterhalt getappt, Lukas. Mit ein bisschen Raffinesse habe ich augenblicklich deinen Beruf erraten.

Zudem sind deine Investitionstipps miserabel. Der zahnlose Señor besitzt ein wunderschönes Internetcafé und einen

gut sortierten Supermarkt. Von schlechter Investition kann also keine Rede sein. ☺
Buenos tardes !!!, anhangsLOSER Lukas, Hannah

an: hannah4you@aol.com
von: topsurferlukas@web.de
Betreff: Nachtrag zum Anhang

Hast du jetzt das Anhängsel??? xxx ☺

an: topsurferlukas@web.de
von: hannah4you@aol.com
Betreff: Anhängsel???

NEIN!!! ☺

an: hannah4you@aol.com
von: topsurferlukas@web.de
Betreff: (kein Betreff)

Leider bin ich im Moment nicht zu erreichen. Lukas Meyer

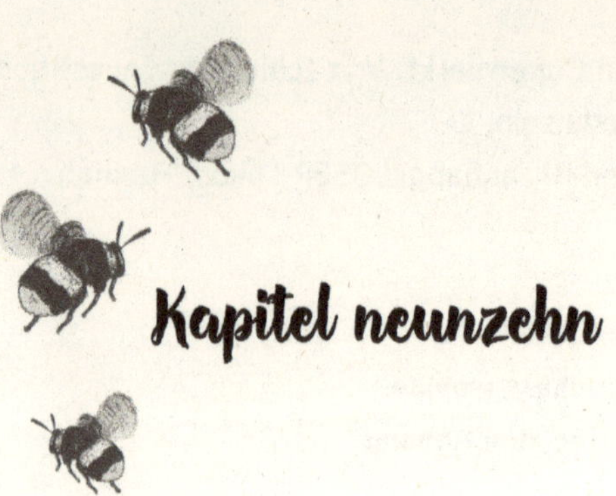

Kapitel neunzehn

Interessiert googelte ich mich durch Hamburg und registrierte, dass es dort nach wie vor aus Eimern goss und eine Mittagstemperatur von nur knapp zehn Grad herrschte. Gleichgültig welcher Aufgabe Lukas nachgehen würde, ich durfte keinesfalls von ihm erwarten, dass er pausenlos Zeit für mich aufbringen konnte. Nicht jeder frönte diesem Luxusleben, wie ich es im Moment genießen durfte, und erst recht nicht, wenn man für ein Kind verantwortlich war.

Ich stellte mich der Frage, ob ich jemals den Wunsch nach einem eigenen Kind verspürt hatte, schloss den Account und blickte nachdenklich aus dem Fenster. Sich für ein Kind zu entscheiden war für mich lange Zeit undenkbar gewesen, dafür liebte ich die Freiheit viel zu sehr. Als der Wunsch nach Nachwuchs ernstere Gedanken hervorrief, liebte ich Ben allerdings nicht mehr genug, um mit ihm diesen Schritt zu wagen. Unsere Ehe war festgefahren, und keinesfalls wollte ich die angestaubte Beziehung mit einem Kind retten. Ein Baby hätte unsere in die Jahre gekommene Ehe nur noch verkompliziert. Dabei war es nicht einfach gewesen, den kinderlosen Standpunkt zu vertreten, denn schwanger zu sein, war zur Modeerscheinung in meiner Familie geworden. Getreu dem Motto, schneller, weiter, höher, entfachte sich ein Wettkampf, den mein Cousin dank der Geburt seiner Zwillinge letztendlich gewann.

Ohne großartig darüber nachzudenken bestellte ich mir ein Taxi und fand mich zehn Minuten später in selbigem unterwegs Richtung Palma wieder. Vermutlich trug ich die berechtigte Sorge in mir, mehr als nötig über Liebe, Familie und Ehe sinniert zu haben, weshalb ich mich letztendlich doch sehr spontan zu diesem Ausflug entschied. Den Rest der Fahrt versuchte ich, an nichts zu denken, obwohl ich es für unwahrscheinlich hielt, dass es echte Gedankenlosigkeit gab. Streng genommen erledigte das Gehirn einen Fulltime-Job und war überdies sogar im Schlaf aktiv. Aus diesem Grunde fand ich es nur fair, meinem Verstand diese kleine Auszeit zu gönnen. Allerdings gelang es mir nicht allzu lange, an nichts zu denken, immerhin befand ich mich in einem Auto, das mich in die größte Stadt Mallorcas transportieren würde.

Wenn ich meinem Reiseführer Glauben schenken wollte, waren dort rund vierhunderttausend Menschen beheimatet. Ich durchforstete mein Gehirn nach einer Möglichkeit, wo mich das Taxi absetzen konnte, ohne Gefahr zu laufen, mich zu verirren. Da die Bucht von Palma einem Vergleich mit meinem eigenen kleinen Strandabschnitt nicht standhalten würde, und ich auf Arenal samt Ballermann keine allzu große Lust verspürte, beschloss ich, mein Augenmerk auf das imposanteste Bauwerk der Insel zu richten: die Kathedrale von Palma.

»Kathedrale La Seu, por favor«, bat ich den Chauffeur, unwissend, ob ich richtig oder falsch akzentuierte. Doch als ich mich wenige Minuten später vor dem eindrucksvollen Bauwerk wiederfand, war ich mir sicher, dass mein Spanisch so miserabel nicht sein konnte.

Dass es sich bei der Kirche einst um ein Bistum gehandelt hatte, erfuhr ich aus dem Reiseführer, den ich erneut zur Hand nahm, als ich mich auf einer Parkbank im Schatten niederließ. Bischofssitz hin oder her, der Kulturschock bezüglich des Anblicks dieses imposanten Bauwerks gegenüber meiner kleinen Finca musste erst einmal verdaut werden. Verzweifelt versuchte ich, das Gebäude vollständig auf das Display meiner Digitalkamera zu bekommen, doch egal welche Drehungen mit der Kamera und Verrenkungen ich mit meinem Körper vollbrachte, das Bauwerk wollte partout nicht auf ein Foto passen. Schmerzlich daran erinnert, dass ich mir seit geraumer Zeit eine neue Kamera samt Weitwinkelobjektiv kaufen wollte, zerteilte ich letztendlich die Kirche – fotografisch – in zwei Teile.

Um in das Innere der Kirche vorzudringen, gesellte ich mich in die Warteschlange der anderen Touristen. Unvermindert stark gleißte die Sonne auf die Köpfe der Wartenden, und ich hoffte inständig, vom tropfenden Schweiß meines Vordermannes verschont zu bleiben. Dem Geruch nach zu urteilen, bestand sein Hemd aus hundert Prozent Polyester, weshalb ich versuchte, genügend Abstand zum Hypertranspirator zu halten.

Im Inneren der Kirche dagegen war es angenehm kühl. Beeindruckt, wie mühelos sich dort die verschiedensten Stilrichtungen vereinten, staunte ich über das farbenprächtige und größte Rundfenster der Welt. Von Gotik bis zum Jugendstil fand sich jede wichtige baugeschichtliche Stilrichtung wieder. Sogar ich konnte erkennen, dass es bisweilen ein Mischmasch aus allem war. Schnell wurde mir klar, dass es mit einem Rundgang durch die

Kathedrale nicht getan sein konnte, war ich viel zu sehr von der Pracht dieses Bauwerks gefangen. Dementsprechend gab ich mir genügend Zeit, indem ich in einer der Kirchenbänke verweilte und meine Blicke ehrfurchtsvoll in alle Himmelsrichtungen schweifen ließ. Beinahe magisch erstrahlte das Rundfenster, das minütlich – je nach Stand der Sonne – seinen Glanz veränderte. In mir tat sich sogar eine fünfte Himmelsrichtung auf, womit ich meinen Kopf auf die Kirchenbank in meinem Rücken legte, um den Blick nach oben zu richten.

Später entzündete ich eine Kerze, die im seitlichen Kirchenschiff Touristen zum überteuerten Kauf angeboten wurden, und widmete diese meinem neuen Leben, auf dessen Suche ich mich befand. Zusätzlich entfachte ich eine Kerze für die Gesundheit meiner Familie, eine für Papa, meine Oma und eine Gemeinschaftskerze für Pia, Doro und Claudia, die mich zu diesem Schritt ermutigt hatten. Kurz darauf brannte eine weitere Kerze für *ihn*, eine für Lukas und seine kleine Tochter und zwei – sicher ist sicher – für das mallorquinische Taxi, das mich später gut nach Hause bringen sollte. Als ich bemerkte, wie ein kleiner spanischer Junge den Karton, in dem sich nur noch drei Kerzen befanden, zielstrebig an sich riss, befürchtete ich, meine Kerzenaktion womöglich ein klein wenig übertrieben zu haben. Rasch steckte ich einen Zehneuroschein in die Kasse und verließ die Kirche zügig durch das Hauptportal.

Wieder unter freiem Himmel erwartete mich neben der Hitze, die nach der Kühle der Kirche beinahe unerträglich schien, ein knurrender Magen. Viel hatte ich heute wirklich nicht gegessen. Ein Schild, dessen Pfeil in Richtung Altstadt wies, führte mich in nur wenigen Minuten in dieses Viertel von Palma. Ohne weitere

Überlegungen setzte ich mich an einen freien Tisch eines Restaurants mit dem schönen Namen »Tratoria Ole«, bei dem es sich, allem Anschein nach, um einen ausgewanderten Italiener handeln musste. Ich bestellte Lasagne, Insalata mista, gegen den Durst ein kühles Acqua minerale und für den Genuss ein Glas Chianti. Zwar hätte ich die Bestellung in Deutschland gleichermaßen aufgegeben, dennoch empfand ich mich als unheimlich kultiviert. Die Situation hatte beinahe etwas Surreales, denn ich speiste mutterseelenallein in einem fremden Land, wenn man von den vielen, zumeist deutschen Touristen absah, die sich an den Tischen um mich gruppierten.

Während des Essens, das hervorragend schmeckte, beäugte ich die Umgebung, in der sich viele kleinere Restaurants um einen größeren Platz formierten. Die verschiedenfarbigen Markisen der einzelnen Häuser und Geschäfte ergaben ein buntes, fröhliches Bild. Zwischen den Souvenirhändlern, mit ihren landestypischen Kastagnetten, gab es Eis- und Getränkewagen, deren Waren bei dieser Hitze durchaus ihre Abnehmer fanden, obwohl der Preis völlig überzogen war.

Nachdem ich bezahlt hatte, wollte ich noch ein wenig durch die Altstadt schlendern, zumal ich wenig Vertrauen in die These setzte, nochmals den Mut für diese Tour aufbringen zu können. Zumal sich leichter Anflug von Panik breitmachte, wenn ich an den Rücktransfer zur Finca dachte. *Kommt Zeit, kommt Rat,* beruhigte ich mich sprichwörtlich. Notfalls würde ich Doro verständigen, damit diese mein Handy orten lassen könnte. Dieser explizite Gedanke beruhigte mich, als mein Blick einen Friseursalon namens »Heidis Haarstudio« erhaschte. War Heidi ein deutscher Name? Vielleicht war die Besitzerin aber auch Österreicherin oder kam aus der Schweiz? Ich beschloss, dass dieses Risiko durchaus kalkulierbar war, und betrat den Salon.

Zwei Stunden später verließ ich das Haarstudio samt frischgebackener Freundin mit neuer Frisur, mahagonifarbenen Haaren, einer Tüte voller hochwertiger Haarpflegeprodukte, einer Hippiesonnenbrille, einem Stadtplan mit vielen Kreuzchen und für alle Fälle Heidis Notfallnummer. Darauffolgend blieb ich an jedem Schaufenster stehen, um mein neues Erscheinungsbild, was durchaus meinen Geschmack getroffen hatte, zu bewundern. Heidi, eine quirlige Holländerin mit guten Deutschkenntnissen, war völlig aus dem Häuschen gewesen, als ich ihr erklärt hatte, eine andere Frisur in neuer Farbe haben zu wollen und ihr für alles andere freie Hand überlassen würde. So war ich binnen Sekunden zu einer Traumkundin – und besten Freundin – der kreativen Haarkünstlerin mutiert.

Nach und nach wanderten nun Souvenirs und Postkarten in meine Taschen, wobei es mir primär eher darum ging, in jedem Laden einen Spiegel zur Selbstbetrachtung zu finden als das passende Souvenir für meine Familie. Als ich auf einer großen Plaza einen Cappuccino trinken wollte, vernahm ich erneut, wie aus dem Nichts, eine Stimme:

»Hallo, Hannah. Wie ich sehe, haben Sie sich meinen Rat zu Herzen genommen.«

Da ich bereits mehrfach auf die akustische Täuschung von Beates Stimme hereingefallen war, blickte ich mich dieses Mal gar nicht erst um. »Hannah Bergmann?«, erklang es fragend. Als ich mich – entgegen meinem Vorhaben – umsah, entdeckte ich zu meiner Überraschung, Beate, die in einem Café thronte und mit einem dunkelgrünen Fächer wild durch die Luft gestikulierte. Dazu trug sie einen ebenfalls grünen, weiten Kaftan und einen überdimensionalen Strohhut.

»Beate?«, fragte ich zögernd, obwohl es außer Zweifel stand, wer vor mir saß. Vielmehr würde es an Unmöglichkeit grenzen, Beate in diesem Aufzug zu übersehen.

»Voilà«, lachte die alte Dame, stand auf und zeigte sich in ihrer ganzen, eindrucksvollen Pose. »Aber was ist mit Ihnen passiert? Sie verlassen Ihre eigenen Grenzen, Hannah.« Dabei deutete sie auf meine Frisur und lächelte wohlgesonnen. »Nun setzen Sie sich endlich und stehen nicht so einfältig herum.« Beate deutete auf den leeren Stuhl, bevor sie weitersprach. »Erzählen Sie mir, was Sie dazu bewogen hat, solch gute Arbeit an sich zu leisten? Möchten Sie einen Cappuccino, Hannah?« Ohne eine Antwort abzuwarten und ohne den Redefluss zu unterbrechen, bestellte sie mir den gewünschten, ungewünschten Cappuccino.

»Oder möchten Sie etwas anderes?«

Ich schüttelte den Kopf und lächelte über Beates Buchstabeneruption. »Sie sehen toll aus, meine Liebe. Die rote Farbe steht Ihnen ausgezeichnet.« Beate gewährte mir – und sich selbst – eine kleine Pause. »Wer oder was hat Sie dazu gebracht, sich derart zu verändern?« Es war wirklich eine winzig kleine Atempause.

»Ich habe mich nicht verändert«, lachte ich, wobei ich mich beherrschen musste, nicht den Spiegel aus der Tasche zu holen, um mich erneut zu bewundern. »Ich habe lediglich eine neue Frisur.«

»Die Sie sich wohlgemerkt in einem fremden Land, von einem fremden Friseur, in der größten Stadt Mallorcas, die dazu rund sechzig Kilometer von Ihrer Finca entfernt liegt, stylen ließen. Das ähnelt einem Meilenstein Ihrer eigenen Geschichte, Hannah.«

»Vielleicht haben Sie recht«, antwortete ich und verrührte den Milchschaum meines Cappuccinos. Milchschaum war in Spanien also doch üblich, lediglich mein Señor vertraute auf die althergebrachte klassische Sahne.

Aufgrund von Beates Worten zog ich in Betracht, womöglich wirklich einen großen Schritt vollzogen zu haben. »Ich habe in meinem Träumebuch gelesen und mir gewünscht, rote Haare zu haben und eine Zigarette zu rauchen.«

Zielstrebig griff Beate in die große, bunte Badetasche und holte ein schwarzes Etui mit langen, dünnen Zigaretten hervor, die sie herausfordernd vor mich hielt.

»Bitte, greifen Sie zu«, schmunzelte die alte Dame.

»Nein, danke«, schlug ich Beates Glimmstängel aus. »Dass sich Wünsche ändern können, wurde mir spätestens deutlich, als ich gelesen hatte, dass ich Flugbegleiterin werden wollte.« Zufrieden, dass ich meine Lektion verstanden hatte, deponierte Beate die Zigaretten zurück in ihre Tasche, nicht ohne eine zu entnehmen, um sie auf einer Zigarettenspitze zu befestigen. Beate entsprach wirklich allen Klischees einer Filmdiva der Sechzigerjahre.

»Braves Mädchen«, lobte sie. »Sie sind also wegen des Träumebuchs nach Palma gekommen?«

»Ich weiß es nicht. Ich hatte kein konkretes Ziel, als ich mich ins Taxi setzte.«

»Unglaublich, Hannah«. Beate schüttelte den Kopf. »Sie haben nicht darüber nachgedacht?«

»War dies eine Frage oder eine Feststellung?«

»Beides!«

»Sie erwarten zu viel von mir, Beate.« Dabei lächelte ich der Diva zu und rührte weiter gedankenverloren in meinem Cappuccino. »Natürlich habe ich mir Gedanken gemacht, allerdings nicht auf die Art und Weise, wie ich mich im Allgemeinen damit befasse. Es gab keinen Plan A, B und C.« Die Kerzenaktion und das GPS-Ortungsmanöver, das sich bis dahin in meinem Hinterkopf befand, verschwieg ich trotz alledem. »Meine spontane Entscheidung, nach Palma zu fahren, war dann doch eher zufällig«, bremste ich Beates Optimismus.

»Papperlapapp«, entrüstete sich diese, führte die Zigarettenspitze an ihre Lippen und nahm einen tiefen Zug. »Zufall wäre es nur, wenn sich kein Anlass erkennen ließe, der Sie zu diesem Schritt bewogen hat.«

Ungläubig betrachtete ich Beate. Dies war zweifellos eine höchst ungewöhnliche Interpretation von Zufall. »Denken Sie nach, Hannah. Sie hatten ein Ziel, und Sie wussten, wie es zustande kommen könnte.« Ich nickte. »Demzufolge haben Sie gehandelt.« Mechanisch senkte ich erneut das Haupt. Das neue, schöne Haupt! »Es war also definitiv kein Zufall«, triumphierte Beate und klatschte in die Hände.

»Sie wären wirklich eine gute Therapeutin. Glauben Sie mir, Sie könnten ein Vermögen damit verdienen.«

»Hannah, Träumer wie wir MÜSSEN an das Schicksal glauben. Zufälle gibt es nicht. Um das zu erkennen, muss man kein Hellseher sein. Denken Sie an den Mauerfall in Ostdeutschland zurück«, forderte sie mich auf, nachdem sie genüsslich die Zigarette zu Ende geraucht hatte. »Denken Sie, dass er Schicksal oder vielleicht doch eher Zufall war?«

»Wollen Sie mich etwa mit dem Mauerfall in Verbindung bringen?« Abwehrend hob ich die Hände. »Damit habe ich nichts zu tun.«

Trotzdem tat ich ihr den Gefallen und dachte über die Worte nach.

»Sprechen Sie Ihre Gedanken ruhig aus, Kindchen.«

»Ich glaube, dass es Schicksal war. Eine höhere Macht wollte, dass sich viele Menschen, zur selben Zeit, mit den gleichen Wünschen, an ein und demselben Ort befanden.« Dabei dachte ich an die vielen Menschen, an den Außenminister und seine Ankündigung, dass die Ausreise erfolgen konnte. »Vielleicht war es aber auch Zufall«, gab ich meine Überlegungen kurze Zeit später, vollkommen überfordert, auf.

»Träumer denken immer zuerst an das Schicksal, Hannah. Bewahren Sie sich Ihre Denkweise und glauben Sie an Ihr Schicksal.«

Es entstand die bekannte Schweigeminute.

»Aber was war nun ausschlaggebend für den Mauerfall? Zufall oder Schicksal?« Nun wollte ich die Antwort unbedingt wissen und bohrte weiter.

»Nichts von beidem, Hannah. Es gab eine Idee, einen Plan und eine Ausführung. Das reicht den Menschen als Erklärung. Aber für Sie und für mich war und ist es Schicksal.«

»Würden Sie mich ein Stückchen durch die bunten Straßen von Palma begleiten? Sie könnten hinterher, sofern Sie wollen, mit mir zurück in den Norden fahren.«

Beate machte mir dieses Angebot, als wir bezahlt hatten und im Begriff waren, uns voneinander zu verabschieden. Dankend nahm ich diese Einladung an und schickte ein stilles Stoßgebet zum Himmel. Meine Kerzenaktion zeigte Wirkung, denn ich hatte mein Taxi bereits vor der Suche gefunden. »Wie ergeht es Ihnen auf Ihrer Finca, Hannah?«

»Gut.« Kurz war ich versucht, meinen Zusammenbruch zu erwähnen, verwarf den Gedanken aber wieder. »Ich war nochmals in der Bucht und …«

»Und?«, fragte Beate interessiert, als ich zögerte.

»Ich habe Ihnen von Lukas erzählt, erinnern Sie sich?«

»Natürlich, Ihr alter Schulfreund, auf dessen Trinkflasche Sie neidisch waren«, schmunzelte Beate.

»Richtig.« Ich freute mich aufrichtig, dass Beate es in Erinnerung behalten hatte. Viel zu oft hatte ich erlebt, wie meine Emotionen nicht beachtet oder schnell wieder vergessen wurden.

»Was hat es mit diesem Lukas auf sich?«

Beates Interesse verwandelte sich in Neugierde.

»Wir haben uns zuletzt einige E-Mails geschrieben.« Ich griff Beate unter den Arm, um mit ihr eine lebhafte Straße, auf der es höchstwahrscheinlich keine geregelte Verkehrsführung gab, zu überqueren.

»Großartig, Kindchen.« Ob sie mir wegen Lukas oder dem Umstand, sie heil über die Straße geführt zu haben, gratulierte, war ungewiss.

Nicht ohne ab und an zu verweilen, um das eine oder andere in uns aufzunehmen, schlenderten wir weiter durch die bunten Marktstraßen Palmas. Dank Beates Hilfe erstand ich eingelegtes Gemüse, Brot und würzig duftenden Bergkäse. An einem weiteren Stand kaufte ich eine Flasche Wein und Feigen, die ich mittlerweile zuhauf verspeiste und gar nicht mehr missen wollte. Verhungern würde ich in den nächsten Tagen jedenfalls nicht. Geschickt bugsierte mich die alte Dame durch Palmas Gassen, bis wir letztendlich vor einem Internetcafé standen.

»Beate, Beate. Sie sind durchtriebener, als ich angenommen habe.« Sie lächelte, gab mir einen Klaps auf den Po, drehte sich um und ließ mich alleine zurück.

»Bis in einer Stunde, meine Liebe. Adios mia corazon …«

Ungläubig schüttelte ich den Kopf. Diese Frau hatte der liebe Gott direkt vom Himmel geschickt, und ich fühlte mich bei diesen Gedanken als grenzenlose Träumerin.

an: hannah4you@aol.com

von: topsurferlukas@web.de

Betreff: Anbei mein Lächeln!

3. Versuch!!! xxx

Gespannt öffnete ich Lukas' Anhang, der sich nun wirklich in seiner Mail befand, und betrachtete erstaunt das hinzugefügte Bild. Überrascht nahm ich zur Kenntnis, dass von dem kleinen schüchternen Jungen mit den roten Backen und der zu blassen Gesichtsfarbe nicht viel übrig geblieben war. Dagegen strahlte mir nun ein großer, vermeintlich selbstbewusster und durchaus attraktiver Mann mit modischer Brille und roter Outdoorjacke entgegen.

an: hannah4you@aol.com

von: topsurferlukas@web.de

Betreff: Foto!

Hannah? Bist du online oder derart entsetzt wegen meines Bildes?
Melde dich bitte. Mein Selbstbewusstsein zerbricht, wenn du dich nicht meldest! ☺ Denk an den Geduldsfaden, Hannah!
Oder an die Hölle, böses Mädchen. xxx Lukas

an: topsurferlukas@web.de

von: hannah4you@aol.com

Betreff: Verantwortung!

Lukas, glaubst du, dass der Mauerfall Zufall oder Schicksal war? Liebe Grüße, Hannah

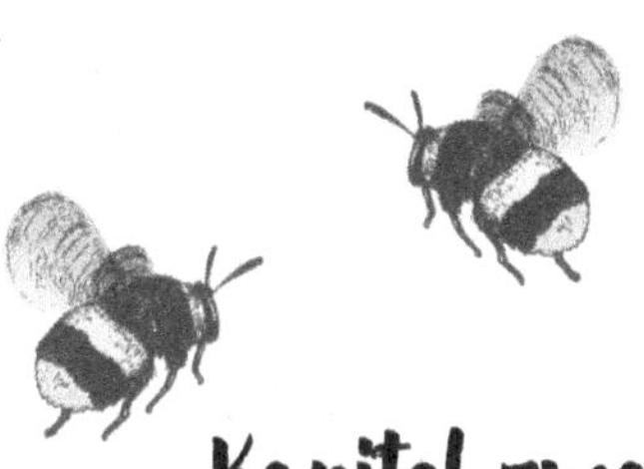

Kapitel zwanzig

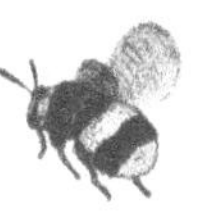

Trotz abendlicher Stunde war Lukas online. Ob der Mauerfall Schicksal oder Zufall war, konnte er allerdings nicht sagen. Doch als ich ihm Beates Theorie erklärt hatte, in der Träumer mehr an das Schicksal glaubten, war er so nett gewesen, sich meinen schwärmerischen Gedanken anzuschließen.

»Zusammen lässt es sich schöner träumen, Hannah«, schrieb er in einer kurzen Mail, die er mit einem animierten Sternenhimmel untermauert hatte. Ach, wie schön fühlte es sich an, ihm zu schreiben, gleichgültig, ob es völliger Humbug war. Gleichermaßen empfand ich nur bei *ihm*.

Da war er wieder, der Gedanke an die Gefahr, sich erneut virtuell zu verlieben. Allerdings war es falsch, Lukas zum wiederholten Male mit *ihm* zu vergleichen! Weder war Lukas für mich noch ich für ihn eine fiktive Person, und belogen hatte ich ihn auch nicht. Abgesehen davon, dass ich mich ein wenig selbstbewusster darstellte, als ich es tatsächlich war. Trotzdem würde ich darüber nachdenken müssen, welche Absicht hinter meinen Flirts steckte. Gerade als ich mich gedanklich damit auseinandersetzen wollte, fuhr Beate vor. Genauer genommen chauffierte Antonio, und Beate winkte aus dem geöffneten Fenster.

»Hat sich Ihr Lukas gemeldet?« fragte sie neugierig, als ich mich erschöpft zu ihr auf die Rückbank gesetzt hatte.

»Ja, Lukas hat sich gemeldet«, schwärmte ich wohl eine Spur zu selig, was Beate animierte nachzuhaken.

»Und?«

»Es gibt kein und«, erklärte ich. »Wir haben eine Handvoll Neuigkeiten ausgetauscht, bevor er sich um seine kleine Tochter kümmern musste.«

Entsetzt sah Beate mich an. Gab es tatsächlich etwas, das die alte Dame nicht bereits vorher wusste? »Er ist geschieden und hat das Sorgerecht für seine Tochter Emma übernommen«, klärte ich sie auf.

»Ach, wie reizend. Ein fürsorglicher Vater«, schlug Beates Entsetzen schlagartig in Enthusiasmus um. »Und Sie, meine Liebe, werden eine fantastische Mutter sein.«

»Beate«, schrie ich, wie vor den Kopf gestoßen. Antonio absolvierte vor Schreck eine Vollbremsung und blickte uns, mit bleichem Gesicht, fassungslos entgegen. Vermutlich dachte er, Entsetzliches sei der alten Dame widerfahren. »Entschuldigung«, murmelte ich zaghaft, aber mit ihrer Direktheit hatte mich Beate einmal mehr überfallen. Ich zwang mich dazu, aus dem Fenster zu blicken, um die dunkle Nacht zu betrachten. Beate hatte mich auf einen neuen Gedanken gebracht. Ich und Mutter? Mutter eines Kindes, das Lukas mit einer anderen Frau gezeugt hatte? Ich musste diese Überlegung loswerden. Sofort! Falls ich mich jetzt nicht bremsen konnte, befand ich mich spätestens in einer halben Stunde in einer gedanklichen Sackgasse, aus der ich nie wieder herauskommen würde. Schließlich war das Einzige, was Lukas und mich verband, wenige, wenngleich wunderschöne E-Mails.

Dennoch musste ich mir beizeiten klar werden, was ich mir tatsächlich erhoffte.

Wenn ich ehrlich war, tat mir Lukas gut. Er half, indem er mein Selbstbewusstsein stärkte, ohne dass er etwas davon ahnte. Seine wenigen Zeilen gaben mir Sicherheit. Ich fühlte mich begehrt und konnte selbst klare, kokette und amüsante Formulierungen treffen, ohne lange darüber nachdenken zu müssen. Am wichtigsten aber war, dass ich dabei ehrlich blieb. Nicht nur Lukas, sondern auch mir selbst gegenüber. Mein Verlangen, ihn zu treffen, war nicht besonders stark ausgeprägt, obwohl es in meinem Bauch herrlich flirrte, wenn ich an ihn dachte. Vielleicht war die aufkeimende Sorge der virtuellen Abhängigkeit nicht ganz so abwegig, wie ich mir eingestehen musste.

Die Zeit auf Mallorca schritt voran, und die restlichen Tage waren wundervoll. Zielstrebig bemühte ich mich, das Beste aus jedem Tag zu machen, was mir die meiste Zeit auch gut gelang. Trotzdem gab es Momente, die ich lieber vergessen wollte. Jene, in denen Panik die Vernunft übernahm. Zwar blieb ich von einem weiteren Zusammenbruch verschont, allerdings erwies mir das eine oder andere pharmazeutische Mittelchen gute Dienste. Ein letztes Mal saß ich auf der Terrasse und genoss den nächtlichen Sternenhimmel. Dabei war es so leise, als befände ich mich in einem Kriegsgebiet mit nächtlicher Ausgangssperre.

Jeden Tag war ich zu der kleinen Bucht geschlendert, um im Meer zu baden oder einfach nur, um faul in der Sonne zu liegen. Sogar eine kleine Sandburg hatte ich gebaut, nachdem ich einige hilfreiche Utensilien in meiner Finca gefunden hatte. Täglich dekorierte ich das Bauwerk mit angespültem Strandgut, sodass mit der Zeit ein kleines Kunstwerk entstanden war. Hinterher belohnte ich mich meist mit einem Cappuccino – einem mit Sahne –, um nebenbei einige Zeilen mit Lukas auszutauschen. Die Angst vor einem nicht antwortenden Lukas war gewichen, denn ich glaubte fest daran, dass er den Kontakt ebenso sehr genoss wie ich. Meine weibliche Intuition verriet mir, dass Lukas in einer Werft beschäftigt war, belegen konnte ich diese Theorie allerdings nicht. Weiterhin modellierte er an dem großen Geheimnis, was seinen Beruf betraf, worauf ich zeitweise sogar versucht war, den gestrichenen Etablissementbesitz auf der Reeperbahn wieder in die Liste mit aufzunehmen. Dagegen erfuhr ich reichlich über Emma. Vor meinem geistigen Auge entstand ein aufgewecktes Kind, das dem Lukas der ersten Klasse ähnelte. Obwohl er öfter um ein Foto von mir bat, besaß ich nicht genug Mut, seinem Wunsch nachzukommen. Meine Rundungen preiszugeben war für mich seit jeher ein großes Problem, aber Lukas ertrug meine Ausflüchte mit Humor und viel, viel Geduld.

Sogar in Palma war ich noch einmal gewesen, hatte dort einige Geschenke für meine Freundinnen erstanden und ließ mir erneut von Heidi die Haare frisieren. Vielleicht sehnte ich mich aber, wenn auch nur für kurze Zeit, nach ein wenig Gesellschaft.

Meine Gedanken wurden mit jedem neuen Tag angenehmer. Selbst kleinere Rückschläge bedeuteten keinen Untergang mehr. Allem Anschein nach konnte ich mich samt meiner Fehler akzeptieren, denn nach neun Tagen war ich mir nach wie vor nicht überdrüssig. Diese neuen Erfahrungen wollte ich fest in meinem Lebensrucksack verankern. Die Welt veränderte sich Tag für Tag, doch eine Erfahrung blieb für immer.

Dabei dachte ich an die Frau, die mir auf diesen Weg geholfen, und die ich nicht wieder getroffen hatte. Wehmut überfiel mich, als ich begriff, dass ich morgen, ohne mich von ihr zu verabschieden, abreisen musste. Ob ich sie suchen sollte? Cala Ratjada war ein kleiner Küstenabschnitt, und viele Hotels würde ich für Beate gar nicht erst in Betracht ziehen. Mein Flug ging am frühen Abend, demnach verblieb genügend Zeit, eine Suchaktion zu starten. Natürlich konnte ich dem bloßen Zufall vertrauen und hoffen, am Abend neben der alten Dame im Flieger zu sitzen, um mit ihr das eine oder andere Sektchen zu ordern, doch mein Gefühl verriet, dass diese Hoffnung sich nicht erfüllen würde.

»Ich werde mich morgen zeitig auf den Weg machen und sie finden!«, rief ich lautstark in die dunkle Nacht hinaus. Falls ich bis zum Nachmittag erfolglos bleiben sollte, war immer noch ausreichend Zeit, um zurückzukehren, das Gepäck zu holen und den Flughafen anzusteuern.

Am frühen Morgen des nächsten Tages begann ich damit, alle Hotels in Cala Ratjada abzulaufen, um nach einer Beate Sommer zu fahnden. Zuletzt fragte ich sogar in billigen Motels und einfachen Pensionen, aber auch dort blieb meine Suche erfolglos. Beate war wie vom Erdboden verschwunden. Als ich mir eingestanden hatte, wie zwecklos weitere Versuche waren, rief ich resigniert ein Taxi, denn ich hatte noch eine Kleinigkeit in meiner Bucht zu erledigen.

Wie zu Beginn der Reise schlich sich ein Sprichwort über die italienische Hauptstadt in meine Gedanken. *Alle Wege führen nach Rom.* Vermutlich ließ sich die Redensart auf die frühere Geschichte des Römischen Reiches zurückführen, als alle Straßen zum

Mittelpunkt der Welt, also Rom, ausgerichtet waren. Für mich war die heutige Erkenntnis wichtiger: Das Ziel, Beate zu finden, konnte ich auf verschiedenen Wegen erreichen, denn bei der entsprechenden Zielstrebigkeit führten alle Wege letzten Endes nach Rom. Oder eben zu Beate.

Nun saß ich am Strand, spielte mit meiner Muschel und vermisste die alte Dame schmerzlich. Die Erinnerung an den gemeinsamen Strandtag erweckte Traurigkeit. Eine Traurigkeit nach Vergangenem. Ich wollte Beate noch mehr von mir erzählen und alle Fragen beantwortet bekommen, die unbeantwortet blieben. Meine Wehmut war fest mit einer Sehnsucht verbunden. Ein Verlangen nach einer alten, liebenswerten Frau, der ich nur viermal begegnet war. *Der Schmerz wird sich lösen*, dachte ich, *wenn ich sie wiederfinde.* Und dazu war ich fest entschlossen.

Später wusste ich nicht mehr, wie lange ich tatsächlich im Sand gesessen und das glitzernde blaue Meer betrachtet hatte.

»Señora, we have to drive to the airport.«

Mein Taxifahrer hatte recht. Wenn ich rechtzeitig am Flughafen sein wollte, musste ich los. Darum stand ich auf, klopfte den Sand aus der Hose und kramte in meiner Tasche nach der Flasche, die ich am Vorabend gebastelt hatte. Darin befand sich mein Brief an das eigene Ich. In meinem Träumebuch stand, dass ich eine Flaschenpost hatte verschicken wollen, um Antwort zu erhalten. Jetzt beabsichtigte ich, diese Aufgabe zu erfüllen, zumal sich mein Selbstgeständnis dafür regelrecht anbot. Der letzte Blick gehörte meiner Sandburg, die ich symbolisch für meine eingestürzte »Innere Festung« zurückließ. Im Stillen versprach ich mir, irgendwann hierher zurückzukehren.

»*Jeder Abschied ist die Geburt einer Erinnerung.*« Seitdem ich den Spruch an einer Tafel in der Abflughalle entdeckt hatte, ging mir dieser nicht mehr aus dem Kopf. Ich suchte in meinen Erinnerungen, ob mir je ein Abschied von einem Land derart schwer gefallen war. Im Grunde sehnte ich mich immer danach, nach Hause zu kommen, um Freunde, Familie und Umgebung – meine Komfortzone, wie ich mein Umfeld gerne bezeichnete – wiederzuhaben. Sogar nach bestimmten Lebensmitteln entwickelte ich eine gewisse Art von Heimweh.

Doch dieses Mal war es anders. Bis zuletzt hatte ich gehofft, Beate würde neben mir Platz nehmen, denn der Sitz blieb ungewöhnlich lange leer. Doch der letzte Keim meiner Hoffnung starb, als eine abgehetzte Mutter, mit zwei kleinen Kindern und einem sichtlich genervten Vater im Schlepptau, ins Flugzeug eilte, um sich auf alle noch freien Plätze zu verteilen. Da Eltern und Kinder nunmehr in verschiedenen Reihen saßen und das kleine Mädchen weinte, da es nicht neben dem »dicken Onkel« sitzen wollte, bot ich der verzweifelten Mutter an, meinen Platz mit dem ihrer Tochter zu tauschen. Dankbar nahm diese das Angebot an. Jetzt hing ich zwischen der Flugzeugwand und dem »dicken Onkel«, der seine Füße gefährlich dem Mittelgang entgegenhielt und bereits vor dem Start seine erste Stulle aus einer Alufolie gewickelt hatte. Seine Ausdünstungen, die aus einer sichtbaren Ungepflegtheit hervorgingen, waren widerlich, und augenblicklich bereute ich meine gute Tat. Zwingend nur durch den Mund atmend presste ich den Kopf ans kühle Fenster und blickte in den abendlichen Himmel.

In knapp zwei Stunden würden wir in München landen, und mein idyllisches Landleben wäre damit zu Ende. Da ich allerdings ein finanzielles Polster besaß, konnte ich, falls nötig, unmittelbar nach der Landung zurückjetten, um weitere Wochen auf der Insel zu verbringen. Allerdings ahnte ich, dass dies mehr einer Flucht als einem sinnvollen Lebenswandel ähneln würde. In weiter Ferne erkannte ich am Horizont ein anderes Flugzeug. Währenddessen mich beim Hinflug noch die schlimmsten Kollisionsängste verfolgten, betrachtete ich nun – ganz entspannt – die Kondensstreifen, die den Himmel zerschnitten. Ich erinnerte mich daran, wie wir als Kinder im Gras lagen und die Flugzeuge bestaunten, die den Horizont unter sich aufzuteilen schienen. Dabei entstand oftmals ein Gitternetz, in dem wir ein virtuelles Tic-Tac-Toe inszenierten. Für unsere Kinderaugen war Fliegen ähnlich weit von der Realität entfernt wie schwarz von weiß. Umso spannender war es, Ziele für die Flugzeuge auszumachen.

»Dieses Flugzeug fliegt nach Afrika.«

»Dieses Flugzeug fliegt um die ganze Welt.«

Und die Kleinen, die uns am weitesten entfernt erschienen, flogen selbstverständlich zum Mond.

Zehn Tage waren seit meinem Abflug vergangen. Depressiven Menschen wird oft nachgesagt, ein nur spärlich vorhandenes Zeitgefühl zu besitzen. Zwar hatte ich die letzten Tage ein Leben abseits aller Hektik und Zeit geführt, musste mich aber zwingen, nicht zu verbissen daran festzuhalten. Das wahre Leben bestand aus keiner einsamen Finca samt verlassener Bucht. Ich bestellte mir ein Glas Erinnerungssektchen, ignorierte, wie der »dicke Onkel« die nächste Stulle aus dem Rucksack hervorzog, und versuchte, mich auf meine Heimkehr zu freuen. Besonders erfolgreich gelang mir das allerdings nicht. Vor allen Dingen würde ich mir eine Aufgabe suchen müssen, die mich beschäftigen könnte, denn damals war *er* meine einzige Aufgabe gewesen. Keinesfalls durfte Lukas zu meiner Lebensaufgabe werden.

Nach einer planmäßigen und äußerst sanften Landung stand ich nun am Kofferband. Die »Last-Minute-Familie« von vorhin war wieder vereint und über diesen Zustand sichtlich erleichtert. Das kleine Mädchen winkte mir freundlich zu, flüsterte etwas in das Ohr ihrer Mutter und kam grinsend auf mich zugelaufen.

»Hallo«, bot sie galant ihre kleine Kinderhand an. »Ich möchte mich bedanken, dass ich neben meiner Mama sitzen durfte.«

Ich ging in die Knie und blickte in die süßen Kinderaugen.

»Wie heißt du denn?«, fragte ich das Mädchen.

»Ich bin Anna.«

»Und ich Hannah.« Wir lachten über die Ähnlichkeit unserer Namen, die obendrein wie ein Reim erschienen, und reichten uns die Hände. »Die Platztauschaktion war vollkommen in Ordnung, obwohl der dicke Onkel tatsächlich widerlich roch.« Anna kicherte in die vorgehaltene Hand, während ich eine fiese Grimasse schnitt.

»Ich habe dir ein Bild gemalt. Möchtest du es haben?«, fragte sie zögernd.

»Du hast mir ein Bild gemalt?« Das kleine Mädchen nickte stolz und zog ein Blatt Papier aus ihrer Tasche.

»Natürlich will ich es haben«, antwortete ich, während mein Blick an Annas cooler Tasche hängen blieb, die ich ebenfalls gerne haben wollte. Zweifellos handelte es sich hierbei um ein Louis-Vuitton-Imitat.

Das kleine Mädchen öffnete das gefaltete Papier, und ich erkannte darauf Strand und Meer. Muscheln lagen im Sand, und auf einer Decke saßen zwei Frauen. Ein bunter Sonnenschirm war aufgespannt, und die Sonne strahlte – mit menschlichem Gesicht – von rechts oben.

»Was ist? Gefällt es dir nicht?«, fragte Anna ängstlich.

»Das Bild ist wunderschön, Anna. Darf ich es wirklich behalten?«

»Natürlich, ich habe es im Flugzeug allein für dich gemalt.« Mein Blick wanderte zu Annas Eltern, die mir freundlich zunickten. Ungläubig bestaunte ich das Bild.

»Wer sind denn die Leute auf dem Bild?«

»Das bist du.« Anna deutete auf die Person mit den roten, kurzen Haaren.

»Dankeschön. Du hast mich hübscher gemalt, als ich bin.« Anna kicherte erneut in ihre kleine Hand.

»Du bist wirklich lustig«, sagte sie.

»Und wer ist die Dame neben mir?« Auf diese Antwort war ich nun doch sehr gespannt.

»Anna, kommst du bitte?« Die Eltern der kleinen Anna hievten den letzten Koffer vom Band und blickten sich suchend nach dem kleinen Sprössling um.

»Ich muss gehen. Tschüss, Hannah.« Das Mädchen gab mir erneut die Hand und hüpfte wie ein kleines Pferdchen davon.

»Anna?«, rief ich ihr hinterher. »Die Dame, auf dem Bild? Wer ist das?«

»Omiiiiii!« Mit diesem letzten Wort verschmolz sie mit der Menge. Kurz war ich versucht, der Familie zu folgen, der Grund dafür erschien selbst mir zu lächerlich. Was sollte ich fragen?

»Existiert die Dame auf dem gemalten Bild Ihrer Tochter als Beate Sommer?« Dafür reichte mein Selbstbewusstsein definitiv nicht aus. Außerdem erspähte ich in diesem Moment meine Freundinnen, die wild gestikulierend vor der trüben Glastür standen, die sich bei jedem Passagier öffnete, der die Ankunftshalle verließ.

»Han …«, tönte es erneut. Daraufhin verschluckte die sich automatisch schließende Tür den zweiten Teil meines Namens.

Entgegen dem Vorhaben, erneut als Letzte den Koffer vom Band zu wuchten, betete ich nun, mein Koffer möge zügig anrollen. Dieses Spektakel war zutiefst peinlich, denn allmählich wurde auch der letzte Passagier auf meine Freundinnen aufmerksam. Als ich kurze Zeit später meinen Koffer vom Band hob, überlegte ich sogar, ob ich es wagen konnte, nach draußen zu treten. Ob ich mich an meinen Freundinnen vorbei schleichen konnte, ohne dass es jemand zur Kenntnis nahm? Andererseits war ich auch gerührt, trotz der abendlichen Stunde von den dreien empfangen zu werden. Letztendlich kam ich mit mir überein, dass wahre Freundschaft ein bisschen Fremdschämen ertragen musste. Also griff ich nach dem Koffer, der Tasche, den Rucksack und den zwei Plastiktüten und begab mich Richtung Ausgang.

»Han … nah …«, buchstabierte ich, als meine Freundinnen dümmlich und plötzlich seltsamerweise sprachlos vor mir standen.

»Han … nah …?«, äfften diese nach.

»Deine Haare!«, sagte Claudia.

»Deine Frisur!« Pia!

»Anders!« sagte Doro.

»Hallo!«, antwortete ich.

Wir fielen uns in die Arme – und Tüten und Taschen zu Boden. Dass wir den anderen Fluggästen den Weg versperrten, kümmerte uns nicht. Gemeinsam bildeten wir einen beschwörenden Kreis, als läge das letzte Treffen bereits Jahrzehnte zurück. Claudia fingerte in meinen Haaren und schüttelte verblüfft den Kopf. Doro streichelte meinen Arm und gestikulierte mit Blicken, als würde sie auf das dicke Ende noch warten. Pia dagegen bewunderte meine Bräune.

»Du siehst anders aus, Hannah!«

Doro besann sich als Erste darauf, wieder in ganzen Sätzen zu sprechen.

»Und du hast eine neue Farbe«, stellte Pia fest, »selbst im Gesicht. Herzlich willkommen in der Heimat. Es macht den Anschein, als hätte dir der Urlaub gutgetan.«

»Hast du uns was mitgebracht?«

Das war Claudia, die ungeniert auf die Tüten stierte.

»Habe ich. Dein Latin Lover ist allerdings noch als Sperrgut unterwegs. Du kannst ihn morgen am Zoll auslösen.« Mit einem Lachen schloss ich meine beste Freundin in die Arme. Anschließend verteilte ich Taschen und Tüten auf acht Hände und bugsierte uns in ein Flughafencafé, wo ich mich erschöpft auf einem der schwarzen Ledersessel niederließ. Immerhin war ich aus der weiten Welt – Mallorca – zurückgekehrt.

»Erzähl endlich«, drängelte Claudia.

»Lass sie erst einmal ankommen«, befahl Doro.

»Aber sie ist doch da.«

»Wie war das Wetter?«, versuchte es Pia diplomatisch.

Alle drei glotzten, als sei ich eine göttliche Erscheinung, die geradewegs vom Himmel herabgefahren kam. Soweit ich mich allerdings erinnern konnte, lag jenes Ereignis rund zweitausend Jahre zurück, obwohl ich wahrhaftig schnurstracks vom Himmel kam.

»Was haltet ihr davon, wenn wir zu mir nach Hause fahren? Ich habe im Duty-free-Shop zwei Liter Alkohol erstanden, der geleert werden muss.«

Verschwörerisch deutete ich auf die prall gefüllten Tüten zu meinen Füßen. Um meinen Freundinnen eine bessere Sicht auf das Mitbringsel zu gewähren, legte ich unkultiviert meine Füße auf den gegenüberliegenden, freien Sessel und fühlte mich derart bewundert, als sei ich in der Tat eine göttliche Erscheinung.

»Hannah? Hast du eben gesagt, du hättest zwei Flaschen Alkohol im Gepäck?«, fragte Doro ungläubig.

Ich nickte artig und blickte schmunzelnd zu Claudia.

»Ist dir bekannt, dass man lediglich eine Flasche Hochprozentiges einführen darf ?«

»So ist die Zollbestimmung, ich weiß.« Dabei zwinkerte ich in die Runde.

»Zwei Flaschen?« Doro konnte es nicht glauben. »Das ist verboten, Hannah!«

»No risk, no fun, Doro.«

Im selben Moment brach Claudia in schallendes Gelächter aus.

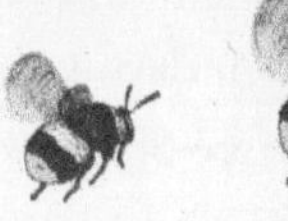
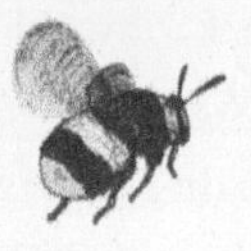

Kapitel einundzwanzig

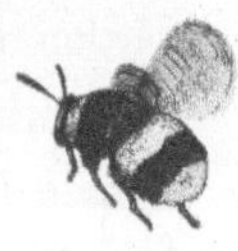

Zu Hause angekommen fiel mein Blick auf einen Strauß leuchtend gelber Sonnenblumen, der auf dem Küchentisch stand. Mit einem ängstlichen Blick auf meine Topfpflanzen wollte ich mich versichern, ob es Claudia gelungen war, meine Blumen am Leben zu erhalten. Bereits vor der Abreise hatte ich mich von meinen Zimmerpflanzen verabschiedet und im ersten Moment den Sonnenblumenstrauß als eine Art Wiedergutmachung angesehen. Erleichtert und erfreut über den zusätzlichen Blumensegen nahm ich Claudia in die Arme, überwältigt von der Geste, einer Mallorca-Heimkehrerin Sonnenblumen zu schenken.

Währenddessen griff Doro zu den Gläsern und nahm auf dem Sofa Platz. Ich hoffte inständig, dass sich ein »Zu-Hause-Gefühl« einstellen würde, doch es wollte partout nicht aufkommen. Stattdessen räumte ich, unter den überraschten Blicken meiner Freundinnen, die Gläser beiseite, holte einen neuen, pinkfarbenen Plastikeimer aus der Tüte, füllte eine Flasche Hochprozentiges hinein, kippte dazu reichlich Orangensaft und verteilte überdimensionale Ballermann-Strohhalme an meine drei überraschten Besucherinnen. Gemeinsam stießen wir auf meine Rückkehr an, indem wir alle gleichzeitig unsere Strohhalme im Eimer versenkten.

»Erzähl!«, forderte Pia auf.

»Erst die Geschenke!«, bettelte Claudia.

»Claudi!«, echauffierte sich Doro.

Aufgrund dieser altvertrauten, neckischen Gesprächsführung fühlte auch ich mich endlich zu Hause. Ich liebte die Albernheit meiner Freundinnen und das Gefühl, Teil eines Ganzen zu sein. Wegen dieses Empfindens war ich letzten Endes gerne nach Hause gekommen. Sofort stürmte ich in den Flur, öffnete den Koffer und zog drei Geschenktüten hervor.

Für Doro hatte ich eine hübsche Kette mit einem blauen, lebensbejahenden Topas aus der Grotte von Monte Christo erstanden, der ihre esoterischen Ansichten unterstützen sollte.

Pia bekam niedliche Kastagnetten und verschiedene Sorten spanischer Schokolade.

Für Claudia war es wieder einmal am schwersten gewesen, ein passendes Souvenir zu finden. Doch am Ende kaufte ich extravagante Flip-Flops, die ich in dieser Art bisher nirgendwo zu Gesicht bekommen hatte und meiner oft exzentrischen Freundin mit Sicherheit gefallen würden. Zudem schenkte ich ihr ein anzügliches Ballermann-Accessoire, gleichwohl ich diesen Strandabschnitt nie betreten hatte.

Nachdem die Geschenke verteilt und ausreichend gewürdigt waren, erzählte ich von meinem Urlaub. Über die anfängliche Unlust und die Tatsache, dass ich bereits am ersten Tag wieder abreisen wollte. Selbst das Toilettenproblem und meine persönliche Klagemauer hatten die Wertschätzung einer Erzählung verdient. Dabei brachen wir mehrfach in großes Gelächter aus, und ich erkannte die Ironie in meinen Erlebnissen, die mich zu Beginn der

Reise überfallen hatten. So schwärmte ich von der einsamen Bucht und erklärte den Zusammenhang mit meiner Muschel. Digital ließ ich beide Teile der Kathedrale von Palma durch die Hände meiner Freundinnen wandern und berichtete von meiner Bekanntschaft mit Beate.

»Und du konntest sie nirgends finden?«, fragte Doro, als ich die Geschichte über die Suchaktion beendet hatte.

»Nein, ich habe ausnahmslos in jedem Hotel nachgefragt.

Nichts.«

»Vielleicht wollte sie nicht gefunden werden«, mutmaßte Pia vorsichtig.

»Aus welchem Grund?«, warf ich die Frage in den Raum, denn es war für mich unvorstellbar, dass Beates Liebenswürdigkeit, die sie mir entgegengebracht hatte, nur gespielt gewesen sein sollte.

»Akzeptiere sie einfach als das, was sie für dich war: Ein Mensch, der in einer Situation geholfen hat, als du dringend Hilfe benötigt hast.«

»Derartig überflüssig kann nur eine Psychologin analysieren«, mischte sich Claudia ein. »Übergib mir das Ruder, Hannah, ich kenne Leute mit den richtigen Kontakten«, schmunzelte sie. »Händige mir einfach, ohne viel Brimborium«, dabei blickte sie anklagend auf Doro, »ein Fahndungsfoto aus, und ich mache mich auf die Suche.«

Währenddessen kaute ich an meiner Unterlippe und reichte meiner Freundin das von Anna gemalte Bild, da mir einfiel, kein Foto von Beate in Besitz gebracht zu haben. Warum eigentlich nicht? Eigentlich war ich doch jemand, der Hunderte Fotos von einem einzigen Gegenstand schießen konnte, nur um hinterher neunundneunzig davon wieder zu löschen. Warum zum Teufel hatte ich Beate nicht fotografiert?

»Das ist nicht dein Ernst?«

Claudia starrte auf das kindliche Gemälde, erkannte aber an meinem verkniffenen Gesichtsausdruck, dass es sehr wohl der Wahrheit entsprach. Wortlos legte Claudia das Bild auf den Tisch zurück und wechselte das Thema, während Doro und Pia sich unter Anstrengung ein Lachen verkneifen mussten. »Hast du eigentlich einen heißen Typen kennengelernt oder jeden Abend auf deiner langweiligen Finca gethront und Zettelchen in die Klagemauer gestopft?«

»Das mit den Botschaften habe ich nur am ersten Tag gemacht.« Claudia witterte Hoffnung und ich dachte an Antonio, der mich – immerhin – zweimal chauffiert hatte. »Dessen ungeachtet muss ich dich trotzdem enttäuschen, denn ich habe tatsächlich jeden Abend auf meiner Finca verbracht und war damit sehr zufrieden.« Ich hielt es für besser, Antonio zu verschweigen. Claudia zeigte nicht allzu großes Verständnis, wenn es um gutaussehende Männer ging, die man nicht an Ort und Stelle für sich markierte.

»Wow!« Claudia verzog missbilligend das Gesicht. »Wie aufregend!« Sicherlich hatte sie auf eine spannendere Geschichte gehofft als meine Selbstzufriedenheit. »Hast du wenigstens in deinem Träumebuch weitergelesen?« Noch gab Claudia die Hoffnung nicht auf.

»Das sieht man doch! Tolle Frisur, Hannah.« Doro kannte mich und wusste sofort, dass meine äußerliche Veränderung seinen Ursprung im Träumebuch gefunden haben musste.

»Musstest du oft an Ma…« Erschrocken hielt Claudia beide Hände vor ihren Mund.

»Ob ich an *ihn* denken musste?« Ich sah zu meiner Freundin, die verschämt auf den pinken Plastikeimer stierte. »Natürlich habe ich an *ihn* gedacht«, gab ich ehrlich zu, vermied es jedoch, den verhängnisvollen Namen auszusprechen. In der Zeit nach meinem Zusammenbruch hatten wir beschlossen, *seinen* Namen nicht mehr zu erwähnen, weshalb wir uns der Taktik eines Harry Potters bedienten, in der sich Lord Voldemort zu einem »Dessen-Name-nicht-genannt-werden-darf« verwandelte. An der veränderten Stimmung erkannten meine Freundinnen, dass ich mich, trotz der langen Zeit, noch immer in der Zwangsjacke meiner eigenen Gefühle befand. Wie lange ich wohl noch brauchen würde, um mich daraus zu befreien? Die Gedanken an *ihn* glichen einer, nicht enden wollenden, Tretmühle. Dieses Mal war es Claudia, die meiner Traurigkeit Anstoß gegeben hatte.

Nach ihrem vermeintlichen Fehltritt trat Claudia auf den Hinterhofbalkon, wohin ich ihr kurze Zeit später folgte. Ich wollte vermeiden, dass Claudia sich für eine Sache schuldig fühlte, für die sie nicht verantwortlich war. Fröstelnd zog ich die Jacke enger um meinen Körper.

»Schön, dass du zurück bist, Hannah.«

Der Gemütsausbruch meiner Freundin überraschte mich, denn Claudia hatte von jeher Hemmungen, ihre Gefühle zu zeigen, geschweige denn, sie in Worte zu fassen. Vielmehr war sie eine Person, die Emotionen lieber in Gesten verkleidete, was der Strauß Sonnenblumen bewies. Des Öfteren dachte ich darüber nach, ob Claudia negative Erfahrungen im Umgang mit ihren Gefühlen gemacht hatte. Gewissheit gab es selbst nach fünf Jahren Freundschaft nicht.

»Ich bin auch froh, wieder hier zu sein.« Obwohl dies nicht ganz der Wahrheit entsprach. Die fehlende Sehnsucht wollte ich meiner besten Freundin aber lieber verschweigen.

»Hast du dir noch weitere Wünsche aus deinem Träumebuch erfüllt?« Claudia nahm einen tiefen Zug aus ihrer Zigarette und wandte sich ab, um mir den Rauch nicht ins Gesicht zu blasen.

»Ich habe eine Flaschenpost ins Meer geworfen.« Ich sah meine Freundin an und lächelte. »Ich war damals sechzehn und die Stadt München Organisatorin einer Art Jugend-Winter-Wettkämpfe. Meine Freundin Manuela und ich hatten uns mit dem Schweizer Eishockeyteam angefreundet.« Dabei zeichnete ich zwei Gänsefüßchen in die Luft, da »angefreundet« nicht dem entsprach, was das Wort Freundschaft vermuten ließ. »Kurz nach den Wettkämpfen schrieb Manuela dem Schweizer Verband und bat um die Adressen der Jungs. Meine umschwärmte Nummer Neunzehn verspürte allerdings wenig Verlangen, mit mir in Kontakt zu treten.«

»Und?«, schmunzelte Claudia.

»Du kennst mich doch. Ich glaubte an die große, grenzenlose Liebe. Also beschloss ich, eine Flaschenpost in den Fluss zu werfen, die auf Umwegen zu ihm gelangen sollte.«

»Daraus wäre aber ein ausgedehnter Umweg geworden, denn egal, wo du sie eingeworfen hättest, weder Inn noch Isar fließen annähernd in Richtung Schweiz«, erklärte mir Claudia meine damalige ungünstige geografische Lage.

»Ich dachte, wenn ich nur auf eine ungewöhnliche Art und Weise eine Nachricht auf den Weg brächte, würde mir am Ende die ganze Welt dabei helfen, Nummer Neunzehn zu finden.«

»Und warum hast du dir den Wunsch nicht erfüllt?« Ich schmunzelte und vollzog eine kleine Spannungspause.

»Ich habe es versucht. Als ich auf der Brücke stand und die Pulle in den Inn geworfen hatte, schlug sie gegen einen der Betonpfeiler und ging zu Bruch, bevor sie das Wasser erreichen konnte.«

Es entstand eine kurze Pause, in der Claudia mich konsterniert musterte. Kurze Zeit später brachen wir in schallendes Gelächter aus. Wir kicherten noch lange über mein Missgeschick, doch irgendwann wurde es uns zu kühl, und wir kehrten zu den anderen zurück. Erneut füllte ich den Eimer und erzählte auch Doro und Pia vom Intermezzo meiner Flaschenpost. Ich fühlte mich in diesem Moment derart mit meinen Freundinnen verbunden, dass ich gerne den nächsten Traum mit ihnen teilen wollte. Vielleicht lag es aber auch am Alkohol, der mich unbekümmert das Büchlein öffnen ließ. Verschwörerisch legten wir unsere Hände aufeinander und gelobten meinen nächsten Traum zusammen zu verwirklichen.

23. April 1991

Mein liebes Träumebuch,
jemand aus meiner Familie hat mir heute ein Geheimnis verraten und dieser »Jemand« ist keine Jungfrau mehr!
Dabei ist diese Person JÜNGER als ich.
Ich möchte auch einen Freund haben und es!!! erleben, aber ich schäme mich …

»Oh, mein Gott!« Erschrocken über meine Offenheit, warf ich das Buch weit von mir und hielt mir beschämt das Kissen vors Gesicht. Zwischenzeitlich kugelten sich meine Freundinnen vor Lachen auf dem Boden, und Claudia strampelte obendrein amüsiert mit den Beinen.

»Lies weiter!«, forderten sie mich atemlos auf.

»Ich kann nicht«, brummte ich ins Kissen.

Daraufhin griff Claudia zu meinem Buch und räusperte sich.

… Ich schäme mich, wegen meiner großen Oberweite …

Angesichts eines weiteren Lachanfalls fehlte ihr schon bald die Luft, und sie reichte das Buch an Pia weiter. Hoffentlich fand dieser Albtraum bald sein Ende.

…Ich wünsche mir, dass ich nicht mehr so prüde bin. Ich möchte anders sein! Irgendwie sexy-er!

Hannah (Jungfrau)

Mit einem verbissenen Lächeln schloss Pia taktvoll das Buch und gab es mir zurück, bevor sie erneut in lautes Gelächter verfiel.

»Kann ich bitte auf der Stelle sterben?«, flehte ich in Richtung Himmel. »Es reicht auch ein Loch, in das ich versinken kann«, jammerte ich weiter und hielt mir das Kissen nach wie vor vors Gesicht.

»Die Sache mit dem ersten Mal können wir dir beim besten Willen nicht mehr erfüllen«, kicherte Claudia, »aber prüde bist du immer noch.«

»Danke«, nuschelte ich in das Kissen. »Was für eine tolle Freundin du doch bist.«

»Was sollen wir für dich organisieren? Einen Tabledance oder möchtest du lieber nackt in der Isar baden? Wie wäre es mit einem FKK-Urlaub?«

»Wünsche können sich ändern«, murrte ich.

»Wir können dich nicht verstehen«, lachte Pia.

Ich war beinahe selig, als sich Pia, Doro und Claudia endlich beruhigt hatten. Plötzlich schrie Claudia triumphierend auf, just in dem Moment, als ich endlich den Mut fand, das Kissen vom Gesicht zu nehmen, zumal die Luft darunter kontinuierlich dünner wurde.

»Wir fliegen nach Hamburg und verbringen ein Wochenende auf der Reeperbahn.« Und nach einer kurzen Pause: »Mit allem Drum und Dran!« Strahlend blickte sie in die Runde. »Wir haben so … lange (wobei sie dem Wort so gefühlte hundert o zugefügt hatte) nichts mehr Verrücktes zusammen unternommen.«

Das »So« (mit hundert o) bezog sich lediglich auf das vergangene Frühjahr, als wir zu viert ein verlängertes Wochenende am Gardasee verbracht hatten und überzeugt waren, in drei Tagen das Surfen zu lernen, was sehr zur Belustigung der übrigen Strandgäste beigetragen hatte.

»Meinetwegen«, antworteten Pia und Doro gleichzeitig und kicherten erneut. Mir dämmerte, dass es besser gewesen wäre, auf den zollfreien Einkauf von Alkohol zu verzichten.

»Hannah?« Drei Augenpaare starrten mich an.

»Bitte schlag ein«, flehten sie derart homogen, dass es schon fast einer Illusion glich.

»Meinetwegen«, flüsterte ich kleinlaut. Ich hatte ohnehin keine Chance, wenn sich Doro, Pia und Claudia einig waren und sich gegen mich verschworen. Während meine Freundinnen also in Jubelschreie ausbrachen, verdeckte ich mit beiden Händen mein Gesicht, so als wäre ich ein Kleinkind, das sich vor der großen, bösen Welt verstecken wollte.

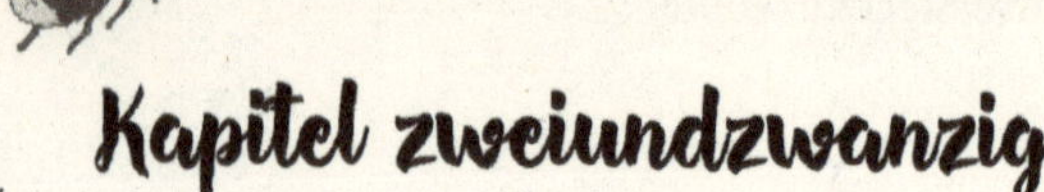

Kapitel zweiundzwanzig

Schläfrig öffnete ich am nächsten Morgen die Augen. In mir brodelten die erwarteten Kopfschmerzen, und als ich im Wohnzimmer Flaschen, Eimer, Strohhalme und das aufgeschlagene Register mit der Nummer der Taxizentrale erblickte, erinnerte ich mich auch, wo die Kopfschmerzen ihren Ursprung gefunden hatten.

Wankend folgte ich dem Weg in die Küche, brühte mir einen starken Kaffee und saß wenige Minuten später mit dem dampfenden Becher auf dem Balkon. Ein schöner, wenngleich kühler Oktobertag lag über München. Ich zog die Beine eng an den Körper und lauschte den Geräuschen der Umgebung, die andere waren als auf der schönen Insel Mallorca. Ich vermisste das weinende Kind, den kläffenden Köter und das knatternde Motorrad, das der Familie, die neben meiner Finca lebte, gehörte. Das Bedürfnis, mein Handy zu holen, um meine Familie über meine glorreiche Rückkehr zu informieren, hielt sich in Grenzen. Meine Zufriedenheit erstreckte sich ganz und gar auf meine eigenen Interessen.

Konnte mir möglicherweise gelingen, was in Spanien bereits gut funktioniert hatte? Konnte ich auch zu Hause eine Zufriedenheit erlangen, wenn ich mich nur fest genug darauf besann?

Eines war klar: Ich durfte meine eigenen Bedürfnisse nicht weiter hintanstellen. Dabei war es keineswegs nötig, immer vernünftig zu sein. Es tat mir gut, alle Facetten meiner Persönlichkeit auszuleben, wie mir die Tage auf Mallorca mit Nachdruck bewiesen hatten. Ich wollte nicht mehr das Chamäleon sein, das sich jeder Situation anpasste. Ich wollte ich selbst sein und durchaus Spaß an Unvernünftigem finden. Doch als Erstes würde ich für neuen Input sorgen müssen. Dringendst benötigte ich neue Eingaben, um Ideen lebendig werden zu lassen. Malen, singen, schreiben, basteln. Irgendetwas, an dem ich nur genügend Spaß finden konnte und das mich sinnvoll beschäftigten würde. Dabei erinnerte ich mich an meinen Aufenthalt in der Klinik und die angebotenen Workshops, die ich dort besuchte und durchaus meinen Gefallen gefunden hatten. Skeptisch war ich damals an die Sache herangegangen, doch den Nutzen darin hatte ich schnell erkannt. Sich auf eine Sache zu konzentrieren lenkte ab.

Die nächste Überlegung galt der Zeit. Zeit war relativ. Entweder man besaß relativ viel oder relativ wenig davon. Das wusste bereits Albert Einstein, als er die These seiner Relativitätstheorie veröffentlichte. Im Grunde hatte ich nie verstanden, was uns Herr Einstein vermitteln wollte, denn für mich war Physik ein Zusammenspiel vieler relativ unverständlicher Theorien. Ginge es nach Herrn Einstein, müssten sich Raum und Zeit aufeinander zubewegen. Räume besaß ich genug, mit der Zeit war es so eine Sache. Ich würde meine finanzielle Situation überdenken müssen, um herauszufinden, wie lange mein Geld für eine Selbstfindung ausreichen würde. So einfach war also meine persönliche Relativitätstheorie, und der Ausdruck »Zeitraum« bekam eine ganz neue Bedeutung für mich.

Was ich für mein Herz klären musste, war die Freundschaft zu Lukas. Ich musste entschlüsseln, was ich von ihm wollte, ohne dabei den gedanklichen Bogen zu überspannen. Ein Schiff im Hafen war sicher, aber dafür wurden Schiffe nicht gebaut. Das Gleiche galt für Flugzeuge, die sich am Boden befanden, oder für Angsthasen (ich), die sich dem Jäger (Lukas) nicht zeigen wollten.

Bei einer frischen Tasse Kaffee machte ich mir zuletzt Gedanken über die neu entdeckte Sehnsucht nach der Ferne, sicher, dass sich neue Möglichkeiten ergeben würden, wenn ich mich auf neue Reisen und Ziele einlassen konnte. Die Reise nach Mallorca war kein Zufall gewesen, und die Erkenntnis, die ich daraus zog, kam nicht über Nacht, sondern entwickelte sich seit geraumer Zeit.

»Hasta la vista, Hannah!«

Aufgrund Claudias Lautstärke schmerzte mein Kopf noch mehr, und ich zog die Stirn kraus, um die lästigen Kopfschmerzen wegzudrücken. Warum zum Teufel war ich bloß ans Telefon gegangen?

»Guten Morgen, liebe Clau-di-a«, betonte ich den nicht gewollten vollständigen Namen meiner Freundin, um sie zu ärgern.

»Kopfschmerzen?«

»Nicht die Bohne. Zumindest jetzt nicht mehr«, antwortete meine Freundin ehrlich. »Ich wollte wissen, wann du für deinen hüllenlosen Hamburg-Trip bereit wärst?«

»Danke für deine liebevolle Erinnerung an den gestrigen Abend.« Ich war kurz davor, den Hörer aufzulegen oder gegen die Wand zu werfen.

»Wie wäre es in zwei Wochen?« Claudia ging also bereits auf Stimmenfang.

»Da habe ich leider keine Zeit.«

»Gut«, antwortete Claudia, und ich konnte nicht glauben, dass meine Gegnerin, zu der sie – seit der Idee, nach Hamburg zu reisen – mutiert war, so rasch die Flinte ins Korn werfen würde. »Wann dann?« Also doch keine weggeworfene Schusswaffe.

»Ich schaue mal in meinen Terminkalender.«

Es entstand eine kurze Pause, und ich raschelte theatralisch mit einer alten Zeitung. Ich vernahm Claudias leises Kichern.

»Wie wäre es am 20. Juni 2023?«, versuchte ich es auf meine humorvolle Art.

»Ekelhaft. Stell dir vor, wie runzelig wir bis dahin sind. Und deine Brüste, Hannah. Ich brauche dir hoffentlich nicht weiter zu verdeutlichen, wohin die Schwerkraft sie bis dahin befördert hat, oder?«

»Warum bist du eigentlich meine Freundin, Claudi-a? Meine beste noch dazu?«

»Weil du ehrliche Menschen über alles liebst, Han-nah!«

»Ich hätte es mir zusammenreimen können, als ich mir …«

»Als du dir wegen mir den Arm gebrochen hast, ich weiß. Wie oft willst du mich eigentlich noch daran erinnern?«

»Na gut«, gab ich mich geschlagen. »Verschieben wir Hamburg auf Anfang nächsten Jahres. Sozusagen als Neujahrsvorsatz.«

»Doro käme in zwei Wochen gelegen, und Pia kann ihren einzigen Termin verlegen.«

»Prima«, stöhnte ich, wissend, verloren zu haben, da mir beide Hoffnungen (Pia und Doro) bereits in den Rücken gefallen waren.

»Dann klappt es? Ich möchte noch heute unsere Reise buchen. Hotel, Flug usw.«

»Kann ich wenigstens eine Nacht darüber schlafen?«

»Warum? Jetzt stell dich nicht so an. Wir waren uns einig, dass wir etwas zusammen unternehmen wollen.«

»Wir könnten zusammen Pizza essen gehen. Oder surfen.« Mein Humor sank. Das Niveau ebenso.

»Denk an deinen Traum, Hannah«, sang Claudia ins Telefon.

»Claudi, dieser sogenannte Traum ist ein Albtraum, und im November ist es auch furchtbar kalt in Hamburg.« Mein Fachwissen bezog ich aus Lukas' Mails. Immerhin war es dort Anfang Oktober sehr regnerisch gewesen.

»Aber die Clubs sind beheizt, Hannah«, lachte Claudia ausgelassen.

»Bitte?«

»Heizungen, Hannah. Es gibt dort E-lek-tri-zi-tät. Sag ja«, flehte sie. »Mitgefangen, mitgehangen.«

Ich musterte meine Brüste und spürte den Nagel, den Claudia mit dem Wort »mitgehangen« auf den Kopf getroffen hatte.

Zehn Minuten später hatte ich nicht nur einen mittelschweren Tinnitus (Claudias »bitte, bitte, bitte …« endete irgendwann in einem schrillen Pfeifton), sondern ein weiteres Reiseziel, obwohl es für mich mehr einer Endstation glich. Ohne Stärkung war der weitere Tag nicht mehr zu bewerkstelligen. Ich öffnete den Kühlschrank und war verblüfft, wie gut gefüllt dieser war. Claudia hatte wirklich eine vorbildliche Wohnungssitterin abgegeben. Ich griff zu einer Flasche frischem Orangensaft, Wurst und Käse und nahm dazu Brot, das in einem Weidenkörbchen verlockend bereitlag. Dazu genehmigte ich mir den dritten Morgenkaffee, nicht ganz sorglos wegen meiner Blutdruckwerte.

Nach einer ausgiebigen warmen Dusche war ich beinahe so weit, auf eine Kopfschmerztablette verzichten zu können. Ein kleiner Spaziergang an der frischen Luft würde das Kopfproblem »un«medikamentös lösen.

Um sich in der neuen Lebensphase einzuleben, bedarf es, sich von gewissen Altlasten zu befreien. Dieser Gedanke überfiel mich, als ich zur übernächsten Bahnstation geschlendert war, wo jemand, verbotenerweise, an einer Ecke Müll abgeladen hatte. Ich überlegte, welche meiner Altlasten es nötig hatten, ähnlich entsorgt zu werden, und wanderte imaginär durch meine Wohnräume. Es gab reichlich Dinge, die in meinem neuen Leben keinen Platz mehr finden sollten. Mein Leben bedurfte – auch in materieller Hinsicht – einer gründlichen Sanierung.

Wenige Minuten später saß ich in der Stadtbahn. Viel zu lange war ich der Innenstadt ferngeblieben. Der Trubel, die Touristen und die Enge der öffentlichen Verkehrsmittel waren mir immer zuwider gewesen. Obwohl ich mich bemühte, ruhig zu atmen, tat sich Panik auf. Die »Was-wäre-wenn-Frage« gewann die Oberhand. Was wäre, wenn ich in diesem Moment umkippte? Ich schloss die Augen und versuchte, einen vernünftigen Gedanken zu kreieren. Nach kurzer Zeit war dieser auch gefunden. Ich besann mich darauf, alleine auf Mallorca gewesen zu sein. Warum sollte ich also ausgerechnet jetzt eine Ohnmacht erleiden? Es gab keinen einzigen vernünftigen Grund, nervös zu werden. Sogleich wurde ich ruhiger und unterdrückte damit erfolgreich die aufsteigende Panik. Dabei spähte ich aus dem Fenster und pickte die Bilder auf, die an mir vorüberzogen. Münchner Vorstadtgärten, kleine Parzellen der Städter, dekoriert mit allerlei Kitsch und einer gehörigen Portion Patriotismus. Fast jeden Schrebergarten zierte eine bayerische Landesfahne oder zumindest das Emblem der heimischen Fußballvereine. Aus vornehmen Bungalows wurden schmucke Reihenhäuser – aus Mehrfamilienhäusern letztendlich Bürogebäude und Hotels. Selbst die Graffitikünstler wechselten das Stimmungsbild. Aus »Susi liebt Georg« wurde die Parole »Nazis raus«, die mahnend an den großen, verlassenen Lokbahnhöfen hing. »Jesus lebt« gab die Hoffnung einiger weniger zum Ausdruck. Ich schloss die Augen, um darüber nachzudenken, ob Jesus wirklich leben könnte und wenn ja, wo sich sein Wohnsitz befände. Dabei näherte sich ein weiterer Gedanke. Die Fiktion eines Sabbatjahres tat sich in mir auf. In der Bibel wurde das siebte Jahr als Sabbatjahr des Ackerlands bezeichnet, lag nach sechs Ernten das Ackerland für ein Jahr brach. Doch ich wollte mich auf keinen Fall brach legen, im Gegenteil, meine Definition des Sabbatjahres sollte mich vielmehr auf neue Wege führen. Allerdings würde ich – wohl oder übel – mit Widerstand seitens meiner Familie rechnen müssen.

Nach einem ausgiebigen Stadtbummel wollte ich zuletzt meiner Bank einen Besuch abstatten, um zu erfahren, wie weit meine Ersparnisse ausreichen würden. Wenn ich jetzt nicht damit begänne, meine Zukunft zu regeln, wie sollte ich dann jemals meine Vergangenheit beenden?

Doch die Wahrheit gestaltet sich oft anders, als man sie gerne haben möchte. Meine Rechnung – beziehungsweise die meines

Finanzberaters – ergab, dass mein Geld für ein ganzes Sabbatjahr samt Reisen nicht ausreichen würde. Jeder Wunsch für sich war erfüllbar, beides zusammen nicht, egal wie sparsam ich in diesem Jahr leben wollte. Noch vor Kurzem hätte ich die Überlegungen aufgegeben, beleidigt, da meine Wünsche der Realität nicht auf Anhieb entsprachen. Improvisationsbereitschaft hatte ich bis dahin nicht besessen. Doch jetzt war es anders, denn ich gab nicht auf. Kurzerhand funktionierte ich mein Sabbatjahr zu einem Dreivierteljahr um, was den nötigen Spielraum zum Reisen ließ. Außerdem überkam mich die glorreiche Idee, mein Auto zu verkaufen. Ich fuhr nur noch selten und dazu äußerst ungern. Als ich am Vormittag meiner Altlasten gedachte, hatte ich keine Ahnung, dass ich mich zuallererst von meinem Auto befreien würde.

Aufgrund meines durchwegs positiven Realitätsbewusstseins nahm ich nun auch noch meine Liaison mit Lukas in Angriff. Hier musste ich ebenfalls die »nackte Wahrheit« zur Kenntnis nehmen, denn alleine bei dem Wort »Lukas« tänzelte es in meinem Bauch.

Ich hatte mich also verliebt! Alles andere wäre gelogen gewesen. Ich war erstaunt, wie einfach es sein konnte, keine Umwege zu denken, sondern die Wahrheit sofort als Erkenntnis zu nehmen. Stolz griff ich zum Laptop und freute mich auf Lukas' Willkommensgruß.

an: hannah4you@aol.com
von: topsurferlukas@web.de
Betreff: Letzter Abend

Meine liebe Hannah, ich wünsche dir einen wunderschönen letzten Abend auf deinem schönen, sonnigen Mallorca und

freue mich, dass du bald nach Hause kommst. Warum, weiß ich nicht, denn ich gönne dir ein langes Leben voller Sonnenschein.
Immerhin haben nun die langen Fußmärsche durch unwegsames Gelände ein Ende, und vielleicht können wir uns sogar zu einem Telefonat verabreden?
Es tut mir leid, aber irgendwie scheint mir mein Wortwitz ein wenig abhandengekommen zu sein. Oder es überwiegt die Freude, dass du nach Hause kommst?
Vielleicht, weil dadurch die Gefahr von wohlgebräunten Latinos (oder zahnlosen Señores) gebannt ist? Genieße deinen letzten Abend, Hannah. Lukas

an: hannah4you@aol.com
von: topsurferlukas@web.de
Betreff: (kein Betreff)

Hannah, wenn du diese Mail noch auf Mallorca lesen kannst, hast du dich entschieden auszuwandern, deinen Urlaub verlängert oder deinen Flug verpasst.
Lukas xxx
PS: Bitte, bitte antworte nicht auf diese Mail ☺
PPS: Zumindest nicht, wenn du noch auf Malle bist.

Die nächste E-Mail hatte Lukas gestern Abend geschrieben.

an: hannah4you@aol.com
von: topsurferlukas@web.de
Betreff: Herzlich Willkommen!

Ich empfange dich mit einem Blumenstrauß! (Damit dir im kalten München dein sonniges Mallorca nicht allzu sehr fehlt.)
Lukas xxx

Unter dieser Mail befand sich das Bild eines bunten Blumenstraußes, den mir Lukas via Bildschirm überreicht hatte. Kleine Gewissensbisse überkamen mich, als ich bemerkte, dass Lukas auch heute bereits eine Mail geschrieben hatte. Es war längst an der Zeit, mich bei ihm zu melden. Natürlich kam ich nicht umhin, zunächst die letzte Botschaft zu öffnen. Kleine Liebesbotschaften waren von jeglicher Geduldsprobe ausgeschlossen.

an: hannah4you@aol.com
von: topsurferlukas@web.de
Betreff: Geduldsfaden

Guten Morgen, Hannah. Jetzt dürftest du endgültig in heimischen Gefilden angekommen sein. Bist du damit beschäftigt, deine Wintergarderobe hervorzuholen, Wäsche zu waschen oder mitgebrachte Souvenirs zu verstauen?
Oder war ich etwa nur ein Urlaubsflirt? ☺
Liebe Grüße, Lukas

Mit schlechtem Gewissen betrachtete ich die Taschensammlung, die sich – ungeöffnet – exakt an der Stelle befand, wo ich sie gestern Abend abgestellt hatte. Meine schmutzige Wäsche konnte warten. Lukas nicht!

an: topsurferlukas@web.de

von: hannah4you@aol.com

Betreff: Ungeteilte Aufmerksamkeit

Mein armer, wartender Lukas!
Zuerst möchte ich mich herzlichst für deinen virtuellen Blumenstrauß bedanken. Woher wusstest du, dass bunte Blumen meine Lieblingsblumen sind? ☺
Mein letzter Abend auf Mallorca war wunderschön. Ich habe auf meiner Finca gesessen (falls du es grammatikalisch erneut richtigstellen möchtest, es heißt in der Tat <u>auf</u> meiner Finca, da es ein ganzes Grundstück beschreibt und nicht das Gebäude an sich, da es anderenfalls bedeuten würde, dass ich <u>auf</u> dem Dach meiner Finca gesessen hätte, was jedoch <u>nicht</u> der Fall war, da ich mich lediglich <u>auf</u> der Terrasse besagter Finca befand ☺) und habe die letzten Rotweinvorräte aufgebraucht, da die Zollbestimmungen für die Einfuhr von Alkohol streng genommen streng sind. ☺
Den darauffolgenden Tag habe ich mit der Suche nach einer alten, liebenswürdigen Dame verbracht, die ich aber nicht finden konnte. Dadurch hätte ich in der Tat beinahe meinen Flieger verpasst. ☺
Den Flug über hing ich (im wahrsten Sinne des Wortes) dank meiner Liebenswürdigkeit neben einem ungepflegten

Mitfünfziger samt halbem Dutzend Mettbrötchen. Zu Hause erwarteten mich meine drei Ersatzmütter, die allesamt jünger und weiser sind, als ich es bin und je sein werde. Um mir ein letztes Urlaubsgefühl zu vermitteln, verwandelten wir für einige Stunden mein Wohnzimmer in den Ballermann, was zu einem Ausnahmezustand führte, den ich hier aber nicht näher erläutern möchte. Zum Ausgleich erhältst du einen Gutschein über meine ungeteilte Aufmerksamkeit. Symbolisch ziehe ich den rechten Draht aus der Türglocke, mache das Handy aus und schließe die Fenster (es ist mir ohnehin zu kalt).

Was ich dir allerdings gestehen muss, ist, dass sich auch in meiner Wohnung unwegsames Gelände befindet. Die Taschen stehen unausgepackt zwischen Tür und Angel, und meine Wege gleichen weiterhin einem Hindernislauf. (Kann sein, dass ich letzteren Absatz lösche, da er kein allzu gutes Bild auf mich wirft.) Alles Liebe, Hannah (braungebrannt vom schönen Mallorca)

Kaum hatte ich die Mail auf ihre Reise nach Hamburg geschickt, deutete mein Postfach einen erneuten E-Mail-Eingang an. Mir schmeichelte, dass Lukas quasi vor dem Computer hing, um meine Nachricht zu erwarten.

an: hannah4you@aol.com

von: topsurferlukas@web.de

Betreff: automatische E-Mail-Beantwortung

Ich befinde mich im Moment auf Reisen und bin vom 05. bis 10. Oktober nicht zu erreichen.
Mit freundlichen Grüßen
Lukas Meyer

In dieser Sekunde setzte mein Herzschlag aus, und der Schmetterlingsschwarm starb einen Sekundentod. Die Wahrheit gefiel mir in diesem Moment nämlich ganz und gar nicht.

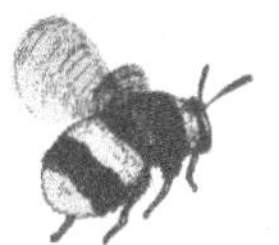

Kapitel dreiundzwanzig

Kurz davor, in Selbstmitleid zu versinken, entschloss ich mich dazu, schleunigst dagegenzulenken, denn ich wollte auf keinen Fall die gleichen Fehler begehen, wie ich sie bei *ihm* gemacht hatte.

Widerwillig erinnerte ich mich an die damalige Abhängigkeit und startete sofort eine Gegenbewegung, um nicht den Boden unter den Füßen zu verlieren.

Zuerst machte ich mir bewusst, dass Lukas mich nicht verlassen hatte, sondern sich lediglich für wenige Tage auf einer Geschäftsreise befand. Allein durch diese Feststellung ergab sich bereits ein völlig neues Bild, das eindeutig realistischer war, als mein emotionaler Zustand vermuten ließ. Ich wollte Emotionsflexibilität zeigen, um mich der neuen Situation anzupassen. Jetzt bot sich die Gelegenheit dafür. Demnach war alles, was mich wirklich quälte, der Tatbestand der gekränkten Eitelkeit. Dies musste ich ertragen können. Auch wenn mein ganzer Körper und das Verlangen nach einer alternativen Lösung schrie, gab es keine andere, als den Umstand so hinzunehmen, wie er der Realität entsprach. Zusätzlich verwies ich aufkeimende Selbstzweifel in die Schranken, denn ich hatte keinen Fehler begangen. Selbst dann nicht, wenn ich Lukas gestern Abend oder heute Morgen geantwortet hätte – er befände sich trotzdem auf seiner Reise.

Der nie welkende, bunte Blumenstrauß auf dem Bildschirm zwang mich zu einem Lächeln. Unglaublich, wie eine neue Denkweise funktionieren konnte, wenn man nur ernsthaft darum bemüht war. Mit ein bisschen Disziplin würde ich es sogar schaffen, der herannahenden Depression von der Schippe zu springen.

»So wie ich bin, bin ich gut«, rief ich laut gegen den Bildschirm, der mir im selben Moment mit einem »Pling« antwortete. Eine neue E-Mail war eingegangen.

an: hannah4you@aol.com
von: topsurferlukas@web.de
Betreff: Die längsten Arme der Welt!

Liebe Hannah, du bist gut zu Hause angekommen, und ich möchte im Augenblick die ganze Welt umarmen. Leider bin ich geschäftlich unterwegs und habe deine ungeteilte Aufmerksamkeit somit nicht verdient. Vielleicht können wir diese auf einen Abend verschieben, an dem ich wieder zu Hause bin? Wenn du also in nächster Zeit keine Ballermann-Party feierst und auch nichts Wichtiges zu erledigen hast (an dieser Stelle könnte ich dich an deine Koffer erinnern), würde ich dich gerne auf ein gepflegtes Gläschen Wein vor dem Bildschirm einladen?
Hast du Lust auf ein Date? Lukas

Ich sprang auf, drehte mich im Kreis und vollführte einige Tanzschritte, die ich mir bei *Popstars* abgeschaut hatte. Übermütig hüpfte ich durch meine Wohnung.

»Ich will, ich will, ich will!«, sang ich auf Deutsch einen alten ABBA-Song und tänzelte zu den (unberührten) Taschen. Mit den Füßen kickte ich die Wäsche ins Bad, wobei ich das Geschehen laut kommentierte.

»Roter Schal dribbelt an weißer Socke vorbei. Aus dem Hintergrund müsste das gelbe Shirt schießen.« Ich öffnete die Waschtrommel und reihte die Wäschestücke ähnlich einem Elfmeterschießen zurecht. »Der braune, kurze Rock befindet sich am Elfmeterpunkt, kurzer Anlauf, Schuss und Tooooor.« Ich jubelte, hielt inne und erfreute mich weiter an meiner Albernheit. Da es nach fünf weiteren Teilen jedoch zunehmend schwerer wurde, die Waschtrommel zu treffen, steckte ich die restlichen Klamotten in die Maschine, schloss die Luke und drückte den Startknopf. Nach 24 Stunden hatte ich es geschafft, die erste Wäsche zu waschen. *Wenn das meine Mama wüsste*, dachte ich schadenfroh. Immerhin hatte sie dreißig Jahre lang gepredigt, dass anzukommen zugleich mit Auspacken und Waschen verbunden war. Doch ich fand es schön, mich nicht mehr an alle Regeln zu halten.

an: topsurferlukas@web.de

von: hannah4you@aol.com

Betreff: Re: Die längsten Arme der Welt! ... wow!!!

Ja, ich will!!!

Eine halbe Stunde später lief ich in meiner »Hoppelhase-Uniform« in den nahe gelegenen Wald. Meine angestaute Energie musste schleunigst den Weg aus dem Körper finden. Laufen hatte eine beruhigend Wirkung auf mich, und ich bemerkte, dass sich allmählich meine Grenzen zu erweitern begannen. Entspannt saß ich anschließend auf dem Balkon und freute mich, den inneren Schweinehund bezwungen zu haben.

Wie viele Gefechte mit mir selbst hatte ich heute eigentlich gewonnen? Die Sonne versank hinter dem nächsten Häuserblock und färbte den Horizont rot. Dabei war ich sicher, dass die Sonne nicht untergehen konnte, da sich die Erde und weniger die Sonnenstrahlen bewegten. Wenn ich es also genau nahm, betrachtete ich gewissermaßen einen »Erduntergang«. Und um mich ganz explizit auszudrücken, müsste ich sogar behaupten, dass einzig und allein ich es war, die in diesem Moment unterging, obwohl ich mich so hervorragend und befreit wie selten zuvor fühlte.

Fünf Tage später war es endlich soweit. Die virtuelle Verabredung mit Lukas stand im Raum. Den ganzen Tag über war ich hibbelig gewesen und konnte die Abendstunden kaum erwarten. Um kurz nach neun schickte Lukas eine E-Mail, in der wir beschlossen, das »Gespräch« auf einen Messenger zu legen, der uns einen direkteren Kontakt zueinander ermöglichte. Sofort waren meine Gedanken wieder bei *ihm* und einen kurzen Moment war ich versucht, unsere Verabredung abzusagen. Meine Angst, dass mir Vergleichbares mit Lukas passieren konnte, war übermächtig.

Am Ende jedoch vertraute ich mir. Ich hatte die Perspektiven bereits in vielerlei Hinsicht geändert, und besaß die Hoffnung, dass es auch in dieser Sache gelingen konnte.

Surferlukas schreibt: Hallo, Hannah. Bist du da?
Hannah4you schreibt: Ich bin da, Lukas. Hallo.
Surferlukas schreibt: Hast du ein Glas Wein?
Hannah4you schreibt: Ja. Rotwein. Und du?
Surferlukas schreibt: Ich auch. Allerdings würde ich den Wein gerne greifbarer mit dir trinken.
Hannah4you schreibt: Ich wäre gerne auf ein Gläschen Wein zu dir nach Hamburg gekommen.
Surferlukas schreibt: Lügnerin!
Hannah4you schreibt: Stimmt! Zum Wohl.
Surferlukas schreibt: Zum Wohl, Hannah.

Surferlukas schreibt: Ich habe deine kleinen Botschaften vermisst. Es macht Spaß, mit dir zu schreiben, zumal mir diese Art der Unterhaltung gänzlich unbekannt ist.
Surferlukas schreibt: Hannah? Bist du noch da?
Hannah4you schreibt: Ich bin da. Mir fällt nur keine intelligente Antwort auf deine Frage ein.
Surferlukas schreibt: Hier geht's nicht um Intelligenz. Zudem war es keine Frage, sondern eine Feststellung.
Hannah4you schreibt: Stimmt.
Surferlukas schreibt: Du willst mir nicht antworten?
Hannah4you schreibt: Erwartest du eine Antwort auf eine Frage, die keine Frage, sondern eine Feststellung ist?
Surferlukas schreibt: Treffer, Hannah. Darauf einen Schluck?
Hannah4you schreibt: Oder zwei?

Surferlukas schreibt: Jetzt bist du also zurück in München. Hast du Pläne für die Zukunft?

Hannah4you schreibt: Ich habe beschlossen, mir eine Auszeit zu gönnen.

Surferlukas schreibt: Einfach so?

Hannah4you schreibt: Einfach so!

Surferlukas schreibt: Ich bin neugierig! Möchtest du mir davon erzählen?

Hannah4you schreibt: Da gibt es nicht viel zu erzählen. Im Moment bin ich bereits froh darüber, überhaupt eine Entscheidung getroffen zu haben.

Surferlukas schreibt: Und was möchtest du in dieser Auszeit machen? Sollte ich zu wissbegierig sein, bremse mich bitte.

Hannah4you schreibt: Unerkannte Wege finden?

Surferlukas schreibt: ???

Hannah4you schreibt: Kannst du dich an unsere Trampelpfade von früher erinnern?

Surferlukas schreibt: Kann es sein, dass du versuchst, das Thema zu wechseln?

Hannah4you schreibt: Kann es sein, dass du mir meine Überlegungen nicht glaubst?

Hannah4you schreibt: Erinnerst du dich an den Trampelpfad am alten Sportplatz?

Surferlukas schreibt: Willst du ihn suchen?

Hannah4you schreibt: Er ist nur einer von vielen.

Surferlukas schreibt: Viel Glück! ☺

Hannah4you schreibt: Warum lächelst du?

Surferlukas schreibt: Weil es den alten Sportplatz nicht mehr gibt.

Hannah4you schreibt: Echt nicht?

Surferlukas schreibt: Nein.

Surferlukas schreibt: Hannah?

Hannah4you schreibt: Ja?

Surferlukas schreibt: Ich finde es toll und mutig, dass du dein Leben neu ordnen möchtest.

Hannah4you schreibt: Wirklich?

Surferlukas schreibt: Wirklich!

Hannah4you schreibt: Wohin ging deine Reise?

Surferlukas schreibt: In die Lüneburger Heide.

Hannah4you schreibt: Geschäftlich?

Surferlukas schreibt: Ja!

Hannah4you schreibt: Dort gibt es keinen Hafen oder irre ich mich?

Surferlukas schreibt: ☺

Surferlukas schreibt: Du denkst, ich wäre bei einer Reederei beschäftigt?

Hannah4you schreibt: Korrigiere mich ruhig, wenn ich falsch liege.

Surferlukas schreibt: ☺

Hannah4you schreibt: Warum machst du aus deinem Beruf ein derart großes Geheimnis?

Surferlukas schreibt: ☺

Hannah4you schreibt: Bist du auf der Wiederholungstaste hängen geblieben?

Surferlukas schreibt: ☺

Hannah4you schreibt: Soll ich einen IT-Techniker rufen???

Surferlukas schreibt: Vielleicht bin ich selbst einer?
Hannah4you schreibt: Grrrrrrrrrrrrrrrrrrrr!

Hannah4you schreibt: Du hast meine Frage nicht beantwortet?
Surferlukas schreibt: Welche?
Hannah4you schreibt: Was du in der Lüneburger Heide getan hast???
Surferlukas schreibt: Was machst du nächste Woche?
Hannah4you schreibt: Da flieg ich in den Urlaub. ☺
Surferlukas schreibt: Du flunkerst mich an, oder?
Hannah4you schreibt: ☺
Surferlukas schreibt: Du fliegst gar nicht in den Urlaub.
Hannah4you schreibt: ☺
Surferlukas schreibt: Ich betrinke mich.
Hannah4you schreibt: Zum Glück nicht auf meine Rechnung. ☺

Hannah4you schreibt: Lukas Meyer? Bist du noch vor dem PC?
Surferlukas schreibt: Hicks.
Hannah4you schreibt: Jetzt brauchst du doch einen IT-Spezialisten!
Surferlukas schreibt: Ich brauche etwas vollkommen anderes, Hannah.
Hannah4you schreibt: Was denn?
Surferlukas schreibt: Urlaub, um dich zu begleiten … ☺

So verbrachten wir beinahe drei Stunden damit, uns zu schreiben. Selbst als der Textfluss mit der Zeit spärlicher und die Leichtigkeit irgendwann verflogen war, hätte ich die ganze Nacht seinen Worten folgen wollen. Allerdings überfiel mich die Müdigkeit.

Die darauffolgende Nacht war trotz der großen Schläfrigkeit unruhig gewesen, denn unermüdlich schlich *er* sich in meine Träume. Dadurch wurde die Zeit, als ich tagelang auf *seinen* Anruf gehofft hatte und sich jede Nachricht im Netz verlor ohne Unterlass zur Quälerei. Ungezählte Male wachte ich schweißgebadet auf, nur um mich anschließend erneut in den Schlaf zu weinen. Ich wusste, dass die Beziehung zu Lukas chancenlos bleiben würde, wenn ich ihn unentwegt mit dem größten Albtraum meines Lebens in Verbindung brachte.

Als ich am Morgen die Augen öffnete, fühlte ich mich schlapp und gerädert. Am liebsten wäre ich im Bett geblieben, Fenster und Vorhänge fest verschlossen, um mich ausgiebig einer Tagesdepression hinzugegeben. Zwei Schritte vor, einen zurück. Oder umgekehrt? Einen Schritt vor und zwei zurück? In jedem Fall waren es viel zu viele Schritte in die falsche Richtung. Wie auch immer Lenin es in seinem Werk benannt hatte, diese Schrittweise war mir zu langsam und zu schmerzhaft.

Mit meinem Willen, Schmerzen zu ertragen, war es ebenso eine Sache – und halb depressiv zu sein war schlimmer als vollkommene Niedergeschlagenheit. Während ich mir bei einer ausgewachsenen Depression völlig gleichgültig war, fühlte sich halbe Niedergeschlagenheit durchaus schmerzhaft an, weil man ständig damit beschäftigt war, gegen das Halbe mit ganzer Kraft anzukämpfen. Kurzum: Man war sich der Situation bewusst und konnte von weither sogar die Lösung erahnen, womit eine totale Ignoranz unmöglich wurde.

Während das zweite Käffchen – mit derart viel Milch hatte das Getränk die Bezeichnung Kaffee nicht mehr verdient – gurgelnd durch die Maschine dampfte, blätterte ich lustlos in einer Zeitung. Immerhin hatte ich mich aus dem Bett rausbewegt, was durchaus als kleiner Erfolg zu werten war. Meine Aufmerksamkeit blieb an einem Reisebericht über die Toskana hängen. Gegenwärtig war ich von der Natur, Landschaft und kunsthistorischen Vergangenheit dieser italienischen Provinz gefangen. Ob mir das Schicksal soeben zugewinkt und mich für meinen Widerstand belohnt hatte?

Die anschließende, fünfzig Kilometer lange Fahrt zu meinem Elternhaus wurde zur Abschiedsfahrt mit meinem Auto. Gestern, noch felsenfest davon überzeugt, es verkaufen zu wollen, genoss ich heute die Unabhängigkeit, die es mir bot. Das Sabbatjahr forderte seinen Preis, und auch wenn es schwerfiel, musste ich mich auch von Bequemlichkeiten trennen. Zwar war ich mit einer ordentlichen Portion Naivität gesegnet, aber nicht blauäugig genug zu glauben, dass es ohne Verluste gehen würde. Insofern begab ich mich zum örtlichen Kfz-Händler, um das Auto zum Verkauf anzubieten. Dieser war überrascht, nahm es jedoch in Kommission und versprach mir, einen guten Preis auszuhandeln.

Jetzt stand mir eine weitaus schwierigere Aufgabe bevor. Ich musste meiner Familie erklären, dass ich mir eine Auszeit genehmigen würde, und ahnte, dass ich mit wenig Verständnis rechnen konnte. Es war kompliziert zu akzeptieren, dass ich mein ganzes Vermögen aufbrauchen wollte, nur um festzustellen, wer ich war und wohin ich in Zukunft gehören würde. Für jemanden, der nie in Betracht gezogen hatte, so zu leben, war es sicherlich schwer zu verstehen.

Nachdem ich umfangreich von meinem Mallorca-Urlaub erzählt und geschwärmt hatte, sich mittlerweile auch meine Tante und Magdalena samt Ehemann am Kaffeetisch eingefunden hatten, sprach ich vorsichtig meinen Selbstfindungsprozess an. Zum Glück hatte ich den Begriff gegoogelt und war somit auf die Fragen vorbereitet, die unausweichlich auf mich einströmen würden.

»Ich wusste nicht, dass man sich selbst finden kann«, kicherte meine Schwester und legte die Kuchengabel samt Käsekuchen auf ihrer Zunge ab. Diese Art von Dummheit brachte mich seit jeher um den Verstand.

»Bist du dafür nicht zu alt?«, mischte sich nun mein Schwager Alexander ein. »Soweit ich bewandert bin, ist dies ein Prozess der Pubertät.«

Um ein bisschen Zeit zu gewinnen, schob ich mir rasch ein großes Stück Kuchen in den Mund, das ich langsamer als nötig zerkaute.

»Grundsätzlich ist es ein Prozess der Entwicklungsphase«, konterte ich souveräner, als ich mich fühlte, »allerdings spricht nichts dagegen, sich in jeder Lebensphase weiterzuentwickeln.« Mit einem flehenden Blick brachte ich Alexander zum Schweigen.

»Was hast du vor?«

Das war meine Mutter! Kurz und präzise. Ich hatte geahnt, dass diese sich mehr für das zukünftige Geschehen interessieren würde als dafür, was mich zu diesem Schritt bewogen hatte. Meine Mutter war seit jeher mehr für die Praxis als für die Theorie gewesen.

»Ich möchte mir Zeit geben, um nach einer Aufgabe zu suchen, die mich erfüllt.«

Ich hatte wenig Spaß, als Näherin in einer Fabrik zu arbeiten. Kaum war mein Gedanke – was meine Mutter mir höchstwahrscheinlich antworten würde – zu Ende gebracht, kam auch schon der Pfeil in der Realität auf mich zugeschossen.

»Glaubst du, mich hat die Fabrikarbeit als Näherin erfüllt? Oder die Zeit, als ich nach eurer Geburt Putzarbeiten für Fremde übernahm, wo es zu Hause genug zu tun gab?«

»Nein, das glaube ich nicht, denn dafür hast du es uns zu oft gesagt.« Meine Mutter schluckte und konnte kaum glauben, wie spitzzüngig ich argumentierte. »Aber die Zeiten haben sich geändert, Mama, und wir uns mit ihr.« Meine anfängliche Souveränität geriet ins Wanken, und ich spürte, wie sich mein Tränenkanal flutete.

»Glaubst du, deine Oma hätte das gewollt? Dass du ihr Geld derart verpulverst?«

»Erstens verpulvere ich kein Geld, und zweitens ist es MEIN Geld.« Ich betonte ganz bewusst, dass es sich um MEIN Geld handelte, denn ich wollte mir keinerlei Gewissensbisse aufschwatzen lassen.

»Sie wollte ihre Enkel abgesichert wissen. Ihr solltet in der Lage sein, sorglos eine Familie zu gründen.« Von jeher gab es für meine Mutter nur eine Seite: nämlich die sichere.

»Glaubst du nicht, dass Oma gewollt hätte, dass ich glücklich bin?« Die Schleusen öffneten die Tore, der wunde Punkt war damit erreicht. »Die Familie, von der du sprichst, gibt es nicht mehr. Ich bin geschieden, Mama. Es gibt keine Zukunft MIT Ben und auch keine Enkelkinder VON Ben«, fügte ich rasch hinzu, um auch dieses Thema von vornherein auszuschließen.

»Daran ist dieses Internet schuld«, lamentierte sie beinahe weinerlich.

»Es geht nicht darum, einen Schuldigen zu finden. Vielmehr geht es darum, MICH selbst zu finden.«

»Aber du warst doch in einer Klinik, Kind.«

Plötzlich sprach niemand mehr ein Wort. Die Stille war beängstigend, sodass ich mich unruhig umsah, ob jemand im Raum plötzlich verstorben war. Meine Mutter hatte den schwächsten all meiner schwachen Punkte getroffen und versuchte, meinen Sinneswandel als eine Krankheit zu erklären.

»Ich werde mir genau überlegen, was ich machen möchte, und herausfinden, welche Talente in mir schlummern.« Fragend blickte ich in die Runde, füllte mir eine zweite Tasse mit Kaffee und sprühte großzügig Sahne obenauf. Zum Teufel mit den Kalorien. Jetzt bedurfte es ordentlicher Mutmacher. »Ich habe es durchgerechnet«, argumentierte ich weiter. »Mein Geld reicht für ein knappes Jahr. Damit kann ich alle laufenden Kosten abdecken. Worum ich euch bitte, ist Akzeptanz.«

Ich wusste, dass ich genauso gut um ein Flugzeug oder einen Adelstitel hätte bitten können, denn Akzeptanz war kostbar und in meiner Familie nur schwer zu bekommen. »Ich wünsche mir ein Leben, in dem MEINE Träume die Hauptrolle spielen. Wenn ich erneut auf andere höre, werde ich niemals irgendwo ankommen.«

»Du musst wissen, was du machst, du bist schließlich erwachsen«, bagatellisierte meine Mutter die Situation. Dagegen fühlte ich mich alles andere als erwachsen. Tief im Inneren wartete ein hilfloses Kind darauf, in den Arm genommen zu werden.

»Ich fühle mich überhaupt nicht erwachsen«, trotzte ich mit erstickter Stimme. »Ich habe immer noch Angst, in ein Geschäft zu gehen oder mich in enge Verkehrsmittel zu quetschen. Manchmal überlege ich, erneut in eine Klinik zu gehen, um dort wie in einem Nest behütet zu werden. Glaubt mir, ich wäre gerne erwachsener. Selbstverständlich wäre ich auch gerne noch verheiratet, besäße einen Job oder zumindest irgendeine Aufgabe, die mich erfüllte. Selbst gegen ein bis zwei Kinder hätte ich nichts einzuwenden. Ich wünsche mir täglich, dass ich *ihm* niemals begegnet wäre, gleichzeitig wollen meine Gedanken *ihn* aber nicht loslassen, weil ich mir mehr als alles andere wünsche, irgendwann mit *ihm* glücklich zu werden.«

»Viel Glück dabei«, spottete meine Schwester.

»Glück ist kein Zufall, Lena.« Wie ich es hasste, gegen Lenas Oberflächlichkeit ankämpfen zu müssen. »Aber man kann sich Glück erschaffen, indem man positiv eine Aufgabe in Angriff nimmt.« Wieder entstand eine Pause. Allerdings war sie viel zu kurz, um mich zu sammeln.

»Unsinn«, nörgelte meine Mutter, die einem Themenwechsel förmlich entgegenfieberte. Den Gefallen wollte ich ihr allerdings nicht erweisen.

»Mir scheint, als hätte ich alle Kraft aufgebraucht, als ich nach Papas Tod versuchte, euch zu helfen, um euch vor möglichen Fehlern zu beschützen. Ich möchte endlich eigene Fehler begehen und Verantwortung für MICH übernehmen.«

»Verantwortung. Was weißt du denn schon über Verantwortung?«

Die Worte meiner Mutter trafen mich schwer, riefen allerdings auch eine Erinnerung an Beate hervor. Mit aller Kraft dachte ich an die liebenswürdige alte Dame und lächelte.

»Verantwortung heißt, dem Leben zu antworten, Mama.«

»Warum kann bei uns nicht alles normal sein?«, beklagte sich meine Mutter kopfschüttelnd und nachdem sich die Gemüter etwas beruhigt hatten.

Moment? Was hatte sie eben gesagt?

Warum konnte bei uns nicht alles normal sein? Sollte dies bedeuten, dass ich abnormal war, nicht der Norm der Gesellschaft entsprach und mich irregulär durchs Leben bewegte? Diese Diskussion kränkte mich zunehmend, und mein Tränenkanal glich einem Blinddarm, der kurz vor seinem Durchbruch stand.

»Mama«, versuchte ich es ein letztes Mal, »ich muss endlich lernen, auf eigenen Füßen zu stehen. Ich habe mich pausenlos für alles und jeden verantwortlich gefühlt. Für dich, Lena und später für Ben. Auch wenn ihr euch dessen nicht bewusst wart und es womöglich gar nicht gewollt habt, habe ich immer versucht, zuallererst auf euch zu achten. Zeitweise fühlte ich mich wie ein Mutterschiff, an dem sich alle andocken konnten, wann immer es nötig war. Was ist so schlimm daran, meine Auszeit zu akzeptieren?«

»Aber was denken die Leute über uns? Was soll ich antworten, wenn sie nach dir fragen, Hannah?«

Das war er also: der Knackpunkt, der Brennpunkt, die Quintessenz und damit das große Problem meiner Mutter. Es ging gar nicht so sehr um meinen Lebenswandel. Vielmehr hatte sie Angst davor, was andere über uns denken konnten.

»Wie wäre es, wenn du ihnen mitteilst, dass ich auf der Suche nach einer neuen Aufgabe bin?«, antwortete ich und hoffte, mit Direktheit Oberwasser zu gewinnen.

»Aber was GENAU hast du vor, Hannah?«

»Erfahrungen sammeln.«

»Das ist naiv!«, antwortete meine Mutter lauter als beabsichtigt.

»Nein, ist es nicht«, entgegnete ich ruhiger, als ich war.

»Mach doch, was du willst.«

Mit einer wegwerfenden Handbewegung hatte meine Mutter erkannt, dass sie diese Diskussion nicht mehr gewinnen konnte, und versuchte, wie so oft, mir ein schlechtes Gewissen einzureden. Doch dieses Mal würde ich es nicht zulassen. Ähnlich wie bei der Sache mit Lukas, musste ich die Situation ertragen und darauf vertrauen, dass sich alles zum Positiven wenden würde. Dafür ergriff ich die Flucht und eilte in die Küche, was meine Persönlichkeit nicht zwingend souveräner darstellte.

Letztendlich brachen alle Dämme, Stauseen und Emotionen aus mir heraus.

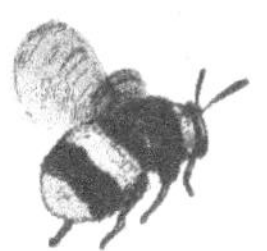

Kapitel vierundzwanzig

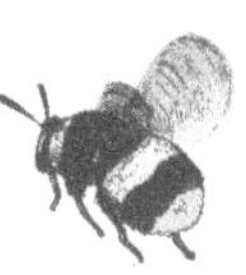

In der Küche meiner Mutter rang ich nicht nur statisch um mein Gleichgewicht, denn meine Emotionen schwappten aufgrund des Tränenflusses quasi über.

»Lust auf einige Caipirinhas?« Magdalena hatte den Arm um meine Schulter gelegt. Diese Geste war charakteristisch für ihr Wesen. Sie würde meiner Entscheidung nicht im Weg stehen, allerdings auch nicht als Ansprechpartnerin für Überlebensfragen fungieren. Vielmehr wählte Lena gerne das Dazwischen, das man einfach und mühelos erreichen konnte. Ich beobachtete meine Tränen, wie diese auf den Nasenflügel zuliefen, schließlich heruntertropften, um einen kleinen, feuchten Fleck auf der blauen Tischdecke zu hinterlassen.

»Sprichst du von diesem bitteren Zeug, das wir auf dem Weihnachtsmarkt getrunken haben?«, schluchzte ich.

»Genau, daran denke ich, Schwesterchen. Schmeckt scheußlich, verfügt allerdings über hervorragende Nebeneffekte.«

Geräuschvoll schnäuzte ich mir die Nase und wischte mit dem Ärmel über die feuchten Augen. Auf Lena musste ich in diesem Moment wie ein trotziges Kleinkind gewirkt haben, doch als Kinderpflegerin war sie es gewohnt, täglich von rotznäsigen Dickköpfen umgeben zu sein. »Na, komm schon«, lächelte meine Schwester, »Alex trifft sich später noch mit einem Kumpel, und wir dröhnen uns bei »Sex *and the City*« die Birne zu. Mädelsabend«, trällerte sie gespielt fröhlich. So nannten wir seit jeher die Abende, die wir zusammen verbrachten, um Mädchenattitüden zu frönen.

Eine Stunde später saßen wir beide auf ihrem großen Ledersofa und hielten den zweiten Caipirinha in der Hand. Das erste Glas hatten wir bereits mit einem Zug geleert. Wie erwartet hinterließ das Getränk einen ekelhaften Geschmack, allerdings wog die wohlige Wärme, die zudem ungemein beruhigend auf mich wirkte, die bittere Angelegenheit auf.

»Auf die verrückten Friedrichschwestern«, prostete ich Lena auf ironische Weise zu.

»Hast du schon ein Reiseziel ins Auge gefasst?«

Überrascht über ihr Interesse blickte ich in ihre Augen, die von echter Sympathie für meinen Lebenswandel zeugten.

»Ich bin heute auf einen Bericht über die Toskana gestoßen und fand ihn erstaunlich interessant. Florenz, Pisa, Volterra«, schwärmte ich, »und das, obwohl ich den Italienern eher kritisch gegenüberstehe.«

»Volterra?«, kreischte Lena. »Das Edward-Volterra?« Sie sah mich mit ihren großen blauen Augen an und versank stöhnend in den bunten Kissen, die das große Sofa zierten.

»Edward?«, fragte ich leise, zuversichtlich, dass es keinen Edward in unserem Bekanntenkreis gäbe.

»Du kennst Edward nicht? Edward Mullen?« Ich schüttelte den Kopf.

Überrascht sprang Lena auf, kramte nach einer DVD und schob diese in das Abspielgerät. Daraufhin musterte ich einen jungen Mann (Edward), der sich in Volterra weigerte, seinem Verlangen nach frischem Menschenblut nachzugeben. Aufgrund dessen, was ich gerade gesehen und was mit der Realität wenig gemein hatte, versuchte ich mich weiter mit der bitteren Flüssigkeit zu betäuben (seit der Bekanntschaft mit Edward gab es schließlich einen Grund mehr dafür) und strich Volterra von meiner imaginären Toskana-Reiseliste.

Nach Caipirinha Numero 3 und noch vor »Sex *and the City 2*« waren Magdalena und ich eingeschlafen. Als Alex uns am nächsten Morgen zu wecken versuchte, lagen wir gemeinsam unter einer großen Wolldecke. Bevor wir irgendetwas sagen konnten, servierte Alexander zwei stille Mineralwasser, in denen eine Aspirin sprudelte.

»Guten Morgen, meine Damen. Hattet ihr einen schönen Mädelsabend?«

»Spinnst du? Nicht so laut!«, stöhnte Lena.

Zur Sicherheit öffnete ich nur ein Auge, bemerkte dabei, wie Lenas Möbelstücke durch die Luft wirbelten, und schloss es sogleich wieder. Ich war erschöpft, obwohl sich außer meinem Auge noch nichts bewegt hatte. »Wann bist du nach Hause gekommen?«, fragte Lena.

»Um zwei«, flüsterte Alex.

»Und da haben wir schon geschlafen?«

»Da habt ihr bereits geschlafen!«, bestätigte er. »Nur die vier Mädels hier«, er deutete auf die leere Hülle von »*Sex and the City 2*«, »waren noch aktiv.«

»Wir sehen schrecklich aus, oder?«

Alex musterte seine Lebensgefährtin gründlich und schmunzelte. Dankbar nahmen wir seine Verweigerungshaltung zur Kenntnis und die Schmerzstiller entgegen.

»Ich muss zur Arbeit. Lasst alles stehen und liegen, ich kann es später abräumen. Gute Besserung«, zwinkerte er uns ein wenig schadenfroh zu. Normalerweise war es Lena, die ihrem Alex die Schmerzmittel nach einer durchzechten Nacht einflößte. Doch für heute waren die Rollen getauscht. Ich mochte meinen Schwager. Er war eine Seele von Mann und nahm die guten sowie schlechten Eigenschaften meiner Schwester einfach hin. Dabei schien er obendrein auch noch glücklich zu sein. Warum fand ich nicht so ein Exemplar Mann? Allerdings gönnte ich meiner Schwester dieses Glück. Nachdem sie jahrelang als Mätresse eines Vollidioten über den Tisch gezogen wurde, hätte ich Lena sogar ein ganzes Paradies voller Alex-Männer gegönnt.

Am späten Nachmittag begab ich mich auf den Weg, um die einstigen Trampelpfade wiederzufinden. Warum ich es tat, wusste ich nicht. Vielleicht, weil ich mit Lukas darüber diskutiert hatte, vielleicht aber auch nur, um an Vergangenem festzuhalten. Mit dem Gefühl, dass ein wenig Frischluft nicht schaden konnte, spazierte ich gemächlich in Richtung des alten Sportplatzes und stellte fest, dass Lukas recht behalten sollte. Den alten Sportplatz gab es nicht mehr. Stattdessen befand sich an gleicher Stelle ein riesiges Wohnhaus mit vielen Mietwohnungen. Obwohl ich darauf vorbereitet war, fühlte ich einen Teil meiner Kindheit verloren. An Vergangenem festzuhalten klappte schon mal nicht, denn die Vergangenheit war längst der Gegenwart gewichen.

Nach anfänglicher Enttäuschung suchte ich nach dem zweiten Pfad, den ich mir noch gut ins Gedächtnis rufen konnte. Dafür musste ich nur meinem alten Schulweg folgen. Erinnerungen taten sich auf, wie ich täglich am Fuß des Berges gestanden hatte, um mich mit meinen Schulkameradinnen zu treffen. Dabei war ich stets die Erste am Treffpunkt gewesen. Als mich Christine, aus ihrem Küchenfenster spähend, dort bemerkt hatte, kam sie sofort aus dem Haus gestürmt, um den neuesten Familienklatsch loszuwerden, während wir beide auf Eva warten mussten, was uns zeitweise den letzten Nerv raubte. Es war nämlich ungemein wichtig, den Bahnübergang zu überqueren, bevor die Schranken für den Bummelzug geschlossen wurden, andernfalls bekamen wir ernsthafte Probleme, pünktlich die erste Unterrichtsstunde zu erreichen. Oft waren wir unter den geschlossenen Schranken hindurchgeklettert, ohne das Bewusstsein, wie gefährlich dies für uns hätte enden können.

Am Ende des Berges entdeckte ich dann unseren Trampelpfad. Er war kaum noch zu erkennen, aber mit ein wenig Fantasie konnte man ihn noch zwischen den Wucherungen ausfindig machen. Für uns war er damals eine Wegoptimierung gewesen, ein Bedürfnis, die Strecke, wenngleich nur für wenige Meter, abzukürzen. Die Kinder von heute fanden daran wohl kein Interesse mehr, vermutlich wurden die meisten ohnehin mit dem Auto zur Schule gebracht. *Wie sich die Zeiten ändern*, dachte ich, froh, ein Stückchen eigener Kindheit wiederentdeckt zu haben.

Nachdem Lena mich zum Bahnhof gefahren hatte (was mit der enormen Menge an Restalkohol nicht ungefährlich gewesen war), saß ich nun im Zug. Zweimal würde ich umsteigen müssen, um meine Wohnung am Stadtrand zu erreichen. Doch ich spürte, dass der zweimalige Richtungswechsel durchaus symbolisch für meinen neuen Lebensweg sein konnte. Man musste nicht zwingend seine Ziele beim ersten Anlauf erreichen, auch kleinere Umwege führten zum Ziel. Ich dachte an die Trampelpfade, die zum Teil verschwunden, zum Teil erhalten geblieben waren, und erkannte, dass auch darin eine Botschaft lag: Nicht alles an meiner Vergangenheit war schlecht. Sich ein kleines Stück Kindheit zu behalten konnte sicherlich für die Zukunft hilfreich sein.

Zu Hause angekommen bemerkte ich, dass der gestrige Abend seine Spuren hinterlassen hatte. Definitiv waren es ein, zwei Gläschen zu viel gewesen, die wir bei unserem Mädelsabend geleert hatten. Trotzdem war ich froh, dass der Tag für Lena und mich ein versöhnliches Ende fand, auch wenn wir es uns ein wenig schöngetrunken hatten. Müde setzte ich mich an meinem Laptop und erweckte den Bildschirm zum Leben.

an: hannah4you@aol.com
von: topsurferlukas@web.de
Betreff: Trampelpfade

Hallo Hannah, konntest du deine Trampelpfade finden? Ich bin heute Abend online und würde mich freuen, wenn du mich von der lästigen Pflicht – Arbeit – bewahren könntest. ☺ xxx Lukas

Ich blickte auf die Uhr. *Nur eine halbe Stunde*, beschloss ich in Gedanken. Danach konnte ich immer noch früh zu Bett gehen, um meinen Ermüdungszustand aufgrund unkontrollierter Alkoholmengenzufuhr auszuschlafen.

Surferlukas schreibt: Hallo Hannah. Ich freue mich, dass du online bist. War die Suche nach den Trampelpfaden erfolgreich?
Hannah4you schreibt: Hallo Lukas. Auf den Pfaden der Jugend zu wandeln funktioniert nicht mehr. Fast alle Trampelpfade sind verschwunden.
Surferlukas schreibt: Fühle dich getröstet, Hannah. Zudem heißt es »auf dem Pfad der Tugend wandeln«.
Hannah4you schreibt: Ich verstehe nicht?
Surferlukas schreibt: Es heißt nicht Pfad der Jugend, sondern Pfad der Tugend.
Hannah4you schreibt: Du bist Lehrer, stimmt's?
Surferlukas schreibt: Tugend heißt, ohne Fehl und Tadel durchs Leben gehen.
Hannah4you schreibt: Ach, deshalb ist mir dieses Wort gänzlich unbekannt. Bin ich alles, nur nicht ohne Fehl und Tadel. ☺
Surferlukas schreibt: War es wichtig für dich, dass sie noch bestehen?
Hannah4you schreibt: Ich weiß es nicht. Ich habe mir noch keine Gedanken gemacht.
Surferlukas schreibt: Vielleicht solltest du es von einer anderen Sichtweise aus betrachten?
Hannah4you schreibt: Von welcher aus denn?
Surferlukas schreibt: Wer ständig auf ausgetretenen Pfaden wandelt, wird nie neue Entdeckungen machen!
Hannah4you schreibt: Lehrer! ☺

Hannah4you schreibt: Wusstest du, dass Wissenschaftler davon ausgehen, dass ein Kater bis zu drei Tage die Leistungsfähigkeit eines Menschen einschränken kann?

Surferlukas schreibt: Hast du einen?

Hannah4you schreibt: Was?

Surferlukas schreibt: Einen Kater!

Hannah4you schreibt: Ich habe eine Katzenhaarallergie!

Surferlukas schreibt: Wenn man mal davon ausgeht, dass der Alkohol lebenswichtige Stoffe aus deinem Blut zieht, zeigst du enorme geistige und amüsante Leistungen, Hannah.

Hannah4you schreibt: Danke.

Surferlukas schreibt: Kopfschmerzen?

Hannah4you schreibt: Ja.

Surferlukas schreibt: Magenschmerzen?

Hannah4you schreibt: Auch.

Surferlukas schreibt: Sehstörungen?

Hannah4you schreibt: Arzt?

Surferlukas schreibt: Nein ☺

Surferlukas schreibt: Erneut Ballermann gespielt?

Hannah4you schreibt: Nein, nur die Familie schöngetrunken.

Surferlukas schreibt: Autsch. So Schlimm?

Hannah4you schreibt: Schlimmer.

Surferlukas schreibt: Willst du darüber reden?

Hannah4you schreibt: Dann wäre es ein Monolog.

Surferlukas schreibt: Du verstehst gerade etwas falsch.

Hannah4you schreibt: Nein, du bist der Ahnungslose.

Surferlukas schreibt: 040/539741860

Hannah4you ist nicht mehr angemeldet!

Ich saß auf meinem Sofa, stützte den Kopf in die Hände und weinte. Meine Beziehung zu Lukas, sofern man es als solche bezeichnen konnte, stand vor einem Scheideweg, und ich wusste genau, dass ich mich nun für eine Richtung entscheiden musste. Wenn ich nicht erneut in eine Scheinwelt eintauchen wollte, war es an der Zeit, Lukas meine Ängste und Sorgen sowie die Wahrheit über meine virtuelle Vergangenheit mitzuteilen. Ich würde nicht umhin kommen, ihm zu erklären, was mir widerfahren war, denn nur so konnte Lukas mir helfen, nicht den nächsten verhängnisvollen Fehler zu begehen, indem ich mich in einer erneuten Abhängigkeit wiederfand. Entschlossen griff ich zum Aspirin, denn für das Geständnis würde ich nicht nur einen klaren Kopf, sondern auch treffende Worte benötigen.

an: topsurferlukas@web.de
von: hannah4you@aol.com
Betreff: Erklärungen!

Lieber Lukas,
entschuldige bitte mein Verhalten. Es ist nicht meine Art, sang- und klanglos aus einem Gespräch zu verschwinden, um einen Menschen, den ich gerne habe, unwissend zurückzulassen.
Bevor wir unseren Kontakt fortführen oder sogar erweitern, muss ich dir allerdings etwas gestehen, da ich der Meinung

bin, dass du die uneingeschränkte Wahrheit über mich verdient hast.

Ich habe eine schwere Zeit hinter mir, und vermutlich entstand in dir ein Bild von mir, das mit dem Original nicht ganz übereinstimmt. Ich besitze weder Charakterstärke noch das Selbstbewusstsein aus jener Zeit, in der wir zusammen die Schulbank gedrückt haben. Das Einzige, was mir nach einer sehr schweren Zeit geblieben ist, ist ein Miniportiönchen an Humor, das ich mir Stück für Stück zurückerkämpft habe und mich über vieles hinwegtröstet.
Was ich damit sagen möchte: Ich bin nicht die Frau, die selbstbewusst durch ihr Leben reist und weiß, welche Stärken sie besitzt und welche ihr abhandengekommen sind. Vielmehr bewege ich mich am Rande eines Abgrundes, der mich jederzeit stürzen lassen kann. Ich bin (noch) nicht gesund, Lukas. Ich wäre es gerne, aber ich bin es nicht!

Ein langer Lernprozess liegt hinter mir. Ich habe einen Selbstmordversuch unternommen, und wäre die Wahrheit nicht schockierend genug, habe ich den Menschen mitgenommen, der mir am meisten bedeutet hat und der bis heute die Liebe meines Lebens ist.
Unsere Zuneigung wurde zu einer Besessenheit, die größtenteils aus Lügen und weniger aus Tatsachen bestand. Dadurch erlitt ich eine Persönlichkeitsspaltung.

Es ist eine Vergangenheit, von der ich mich am liebsten distanzieren würde, Lukas. Allerdings ist es unmöglich, holt

sie mich bisweilen immer noch ein. Mein Verlangen, diesem Mann zu schreiben, reicht an manchen Tagen bis ins Unermessliche.
Er ist ein Teil meines Lebens, der zu mir gehört und bei mir bleiben wird, solange ich lebe.

Ein knappes halbes Jahr habe ich in einer psychiatrischen Einrichtung verbracht. In wochenlangen Prozessen lehrte man mich, dass jedes Problem lösbar ist, nur vernebelt einem der Schmerz von Zeit zu Zeit die Sichtweise. »Irrenhaus« haben wir das Gebäude in unserer Kindheit oft genannt, doch ich kann dir versichern, dass unsere Vorstellungen von einst wenig zutreffend sind. Weder hat man mich eingeschlossen noch festgebunden. Auch nicht stillgelegt oder traumatisiert. Eine Ersatzfamilie aus dreißig Menschen, die zum Teil aus Ärzten und Pflegern bestand, aber auch Menschen, denen es ähnlich wie mir erging, behütete mich Tag und Nacht. Monatelang habe ich gemalt, gesprochen, gelesen, gebastelt, geturnt und verarbeitet.
Lag ein Prozess hinter mir, begann ein neuer.

Du hast die Wahrheit verdient, Lukas, nicht die Kopie von irgendjemandem, der dir in Erinnerung geblieben ist. Alles, was ich hier in dieser Mail schreibe, ist die unverfälschte Wahrheit. Das ist die echte Hannah, Lukas.
Du möchtest wissen, wie es mir jetzt ergeht?
Ich bin alles andere als normal, im Sinne einer internationalen Vergleichseinheit. Nach wie vor zähle ich Schritte oder springe über jede zweite Bordsteinkante, da es an-

dernfalls Unglück über mich bringen könnte. Ich kann nur bei offenem Fenster schlafen und lasse beim Essen das Beste bis zum Schluss übrig, obwohl es bis dahin kalt und nahezu ungenießbar geworden ist. Trotz dieser Eigenarten mag ich mich aber auch wieder leiden, was ich mir auch von Zeit zu Zeit in Selbstgesprächen mitteile.

Denk über alles Gelesene nach, Lukas, und gib dir die nötige Zeit, darüber nachzudenken. Dir sollte klar sein, auf wen du dich einlässt, zumal du diese Entscheidung nicht für dich alleine triffst.
Dafür verspreche ich dir einen endlos langen Geduldsfaden.
Alles Liebe, Deine Hannah.

Dass ich mir an den darauffolgenden Tagen selbst die beste Freundin sein wollte, war nicht weiter verwunderlich. Ich feierte ein Festival und ertrank mich wortwörtlich in Selbstmitleid und Alkohol. Parallel dazu verabschiedete sich mein Gehirn. Mir gelang es einfach nicht, diese Situation auszusitzen, glich es für mich einer Unmöglichkeit, mein beschissenes Leben zu ignorieren. Ich wurde nicht müde, mir Gutes zu tun. Ich hatte weder eine Ahnung noch eine Vision, was ich als Nächstes unternehmen konnte.

Als sich Lukas auch nach weiteren drei Tagen nicht gemeldet hatte, servierte ich mir weiterhin, zu jeder Tages- oder Nachtzeit, einen Sundowner. Zum Teufel, irgendwo auf der Welt ging schließlich immer die Sonne unter. Dabei frönte ich einer unglaublichen Lustlosigkeit, weinte und überließ mich allen Klischees, in die ein depressiver Mensch verfallen konnte. Dabei zeigte ich die Beharrlichkeit eines Ausdauerläufers. Die Welt war ungerecht, und die Fügung wurde immer nur mir zum Verhängnis. Kurzum: Mein Selbstmitleid hatte Weltklasseniveau erreicht.

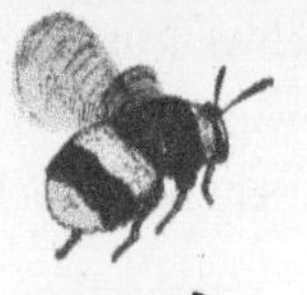

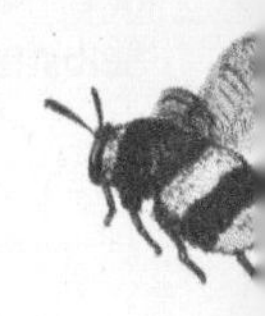

Kapitel fünfundzwanzig

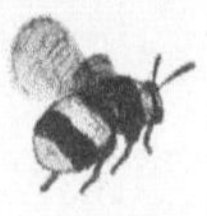

Aufgeregt eilten wir durch den Hamburger Flughafen und diskutierten darüber, ob es sinnvoller wäre, mit einem Bus oder bequemer, mit einem Taxi zum Hotel zu fahren. Wären wir identisch angezogen gewesen, hätten wir durchaus einem Stewardessentrupp geglichen. Einträchtig zogen wir unsere identischen, modischen Koffer hinter uns her, die Pia im letzten Jahr bei einem Ausverkauf für alle erstanden hatte. Einmal mehr konnte ich beobachten, wie unterschiedlich wir vier doch waren. Es gab keine Gegensätze, wie Yin und Yang es waren. Vielmehr glichen wir einem Yin, Yang, Yung und Yong.

Vier eigenständige Persönlichkeiten mit den unterschiedlichsten Ansichten, die dennoch, auf eine gewisse Art und Weise, miteinander harmonierten. Ich verfolgte, wie sich Yin, Yang und Yung um eine einheitliche Meinung bemühten. Yong (ich) stand dagegen unentschlossen daneben, denn letztendlich war es mir egal, wie wir das Hotel erreichten. Für mich war es nur wichtig, mich anzuschließen, um keine eigene Entscheidung treffen zu müssen. Es machte mir Spaß, meinen Freundinnen beim Diskutieren zuzuhören. Pia trug dabei ein Kostüm und kam optisch der Flugbegleiterin am nächsten. Dagegen hatte sich Claudia für ein knappes Röckchen entschieden. Ihre rot geschminkten Lippen wirkten verführerisch, und ich ahnte, dass sie es auskostete, im frivolen Hamburg zu nächtigen. Doro war sportlich gekleidet und trug ihre langen Haare offen. Sie vermittelte gerade zwischen Taxi (Pia) und Bus (Claudia). Ich freute mich aufrichtig auf die bevorstehenden Tage, denn ich war noch nie in Hamburg gewesen und gespannt, was mich dort erwartete. Abgesehen von dem »Drum und Dran« der geplanten Aktion aus meinem Träumebuch. Doch die Freude überwog. Neue Eindrücke zu sammeln war zu einer Besonderheit in meinem Leben geworden, und zusammen mit meinen Freundinnen würde ich es besonders genießen können.

Lukas hatte ich meine Hamburgreise verschwiegen. Genau genommen hatte ich ihm gar nichts mehr erzählt, denn seit meinem Geständnis waren zehn Tage verstrichen, ohne dass er sich dazu geäußert hatte. Nun stand ich also mit einem endlos langen Geduldsfaden am Hamburger Flughafen, unwissend, welche Ausmaße ein solcher überhaupt haben konnte. Zum Glück hatte ich mich vor zwei Tagen, gerade noch rechtzeitig, aus meinem Selbstmitleid befreit und dabei auch gleich meine Alkoholmengenzufuhr drastisch reduziert. Somit zog ich mich selbst aus dem Sumpf der Verzweiflung, was mir allerdings nur bedingt Eigenlob zuteilwerden ließ. Vielleicht fehlte mir aber auch nur die Geduld für eine langfristige Depression. Meinen Freundinnen verheimlichte ich den Zusammenbruch, doch meine Augen warfen ähnlich lange Schatten wie ein Baum in der Wüste während eines Sonnenuntergangs. Mit ein bisschen Kombinationsgabe würde Doro sicherlich erraten, was mir in den letzten Tagen widerfahren war.

Während meine Freundinnen immer noch das Für und Wider unseres Fortbewegungsmittels diskutierten und mir die Überlegungen zunehmend auf den Geist gingen, steuerte ich zielgerichtet auf ein Taxi zu und bat den Fahrer, die Koffer der drei diskussionsfreudigen Damen einzuladen. Ungläubig stierten diese zuerst zu dem stämmigen Hanseaten, der die Koffer kurzerhand ins Auto hievte, und anschließend zu mir, wie ich auf dem Beifahrersitz Platz nahm, währenddessen sich meine Freundinnen auf die Rückbank quetschen mussten. Hatte ich, das Anhängsel, tatsächlich gerade eine Entscheidung getroffen?

»Moin, die Damen. Wohin soll es gehen?«, fragte der Fahrer freundlich.

»Hoppla, sind wir etwa in einer anderen Zeitzone gelandet?«, echauffierte sich Claudia und sah demonstrativ auf die Uhr. »Weshalb guten Morgen? Es ist bereits Nachmittag.«

Der Hanseat gab ein bellendes Lachen von sich. »Bayern!« Es war keine Frage, sondern vielmehr eine Diagnose, die er da stellte. »Also, wohin des Weges, hübsche Deerns«, dabei lehnte er den Arm auffällig auf seine Rücklehne und blickte Claudia herausfordernd in die Augen.

»Die Deernsens möchten, bitte, auf die Reeperbahn. Selbstverständlich nur, wenn es keine zu große Umstände macht«, übertrieb sie ihre Artikulation nun völlig.

»Auf die Reeperbahn, also. Jungfernsteg?«

»Jetzt werden Sie nicht unverschämt. Auch im überwiegend – ich betone ü-ber-wie-gend – katholischen Bayern gibt es nicht nur Jungfrauen.« Pia versuchte, Claudia zu bremsen, die sich richtiggehend auf den stämmigen Hamburger einzuschießen schien.

»Hotel Kurbiene, bitte«, versuchte es Pia mit diplomatischem Ton, worauf der Hanseate nickte und endlich sein Taxi in Bewegung setzte.

»Aber bitte auf kürzestem Weg!«, mischte sich Claudia erneut ein.

»Claudi«, entfuhr es Yin, Yang und Yong gleichzeitig. Der Taxifahrer lachte. Humor hatte er, und ich war froh, dass ich noch MIT dem Taxi und nicht AUS dem Taxi befördert wurde.

»Man hört schließlich immer wieder, wie unwissende Touristen über den Tisch gezogen werden«, rechtfertigte sich Claudia, »und wenn man zudem nach einem matschigen Brötchen mit Fertigfrikadelle benannt ist, darf Frau durchaus ein wenig achtsam sein.«

»Jetzt reicht es aber wirklich, Claudi«, mischte sich Doro ein.

»Außerdem heißt er doch nicht Hamburger.« Ich bemerkte erst mitten im Satz, dass ich das Wort ergriffen hatte, und schämte mich für diese eher im Mittelmaß ansässige Feststellung. Der Taxifahrer lächelte freundlich und entblößte seinen eindrucksvollen Unterarm, auf dem eine vollbusige Dame ihre Kurven preisgab.

»Harry!« Damit reichte er mir die Hand.

»Hannah«, vollendete ich den Zweiwortdialog. Zehn Minuten auf Hamburger Boden, und die ersten Klischees hatten uns bereits eingeholt.

Auf dem Weg zum Hotel breitete sich der »*Mantel des Schweigens*« zwischen uns aus. Was wir sahen, war nichts anderes als in München, Frankfurt oder Köln. Häuser, Straßen und Parks wechselten sich kontinuierlich ab. Ein Türmchen dort, eine Kirche da. Das sollte Hamburg sein? Das »*Tor zur Welt*« hatte ich mir dann doch ein wenig interessanter vorgestellt. Zehn Minuten später kamen wir allerdings dem schillernden Hamburg schon näher. Hafenkräne zeigten Rotlicht, Wasserwege waren beleuchtet, und das Taxi bog auf eine Straße, die in grellem Neonlicht erstrahlte. Hier erinnerte nichts mehr an die seileflechtenden Handwerker, vielmehr vermittelte die Reeperbahn, was die Touristen sehen wollten: Sex, Drugs and Rock 'n' Roll. Unverkennbar befanden wir uns auf der berühmtesten Amüsiermeile der Welt.

Nach wenigen Metern blieb das Taxi stehen. Ich bezahlte und bedankte mich bei Harry und seinem Humor, als eine Traube Männermachos pfeifend an uns vorbeizog. *Klischees*, dachte ich, *die keine waren, da sie zutrafen.*

Wir standen am Straßenrand wie *»bestellt und nicht abgeholt«*. »Bordsteinschwalben«, würde Claudia uns kurz und präzise mit einem Wort benennen. Doch als ich meine Freundin musterte, bemerkte ich ihren Blick, der auf ein Gebäude, das im roten Neonlicht erstrahlte, gerichtet war. Doro, Pia und ich mutmaßten, dass wir ein Stück zu Fuß bewältigen mussten, da der Taxifahrer vielleicht nicht weiter in die Straße einfahren durfte. Dass vor uns eine zweispurige, gut ausgebaute Fahrbahn lag, ignorierte ich.

Während wir also zum Gepäck griffen und uns in Bewegung setzten, blieb Claudia wie angewurzelt stehen und blickte uns verblüfft hinterher.

»Wo wollt ihr hin? Sollten wir nicht zuerst unsere Koffer im Hotel abstellen?«

»Korrekt«, antwortete Doro und spazierte weiter geradeaus, ohne sich umzudrehen.

»Wir SIND am Hotel«, schrie Claudia um einiges lauter, da wir uns zwischenzeitlich weiter von ihr entfernt hatten.

Was nun folgen sollte, käme einer Szene eines Hollywoodfilms ziemlich nahe, nur dass kein Regisseur der Welt sie derart hätte entwickeln können. Doro, Pia und ich gingen zwei Schritte weiter. Es war die Zeit, die unser Gehirn benötigte, um Claudias Worte »wir SIND am Hotel« zu realisieren. Einen Wimpernschlag später blieben wir abrupt stehen, drehten uns gleichzeitig um und taxierten Claudia mit messerscharfen Blicken. Wir überlegten fieberhaft, was zum Teufel sie uns zu vermitteln versuchte. Eine Nanosekunde später neigten wir den Kopf – natürlich in vollkommener Synchronizität – auf die rechte Seite. Damit zeigten wir unserer Freundin deutlich, dass wir uns einig waren und auf eine Erklärung ihrerseits warteten.

»Wir sind am Hotel«, brüllte Claudia ein weiteres Mal.

Damit war die Szene allerdings noch nicht im Kasten. Schaulustige hatten zwischenzeitlich ein Spalier gebildet. Hätte es in diesem Drama Waffen gegeben, wäre jetzt der richtige Zeitpunkt gekommen, um diese zu zücken. Fast hatte es den Anschein, dass genau dies unser Publikum auch erwartete. Zwar konnten wir dieses Spektakel nicht bieten, doch Claudia erfasste auch ohne Schusswaffe, dass wir sie mit Blicken bereits ins Jenseits befördert hatten. Sie ließ ihren Koffer auf offener Straße stehen, rannte zum Gebäude und zeigte auf ein winzig kleines Schildchen, das sich verstohlen und kaum sichtbar an der untersten Fensterecke befand.

»Ho-tel«, buchstabierte sie und verzog das Gesicht zu einem um Gnade flehenden Blick.

»Amore, Sex und L' Amour« stand in Leuchtbuchstaben in der Größe des Hollywood-Schriftzugs darüber.

Die Einstellung der Szene wechselte. Die Köpfe der Statisten, die dieses Bild umrahmten, wandten sich wieder unserer Dreiergruppe zu. Wir setzten uns, vollkommen synchron, in Bewegung. Claudia hielt ihren Koffer, einem ritterlichen Schutzschild nicht unähnlich, vor sich.

»Clau«, sagte Doro.

»Di«, schrie Pia.

»A«, rief ich.

»Kein Scherz«, antwortete Claudia und zog dabei unschuldig die Schultern nach oben.

Überraschenderweise gelang es ausgerechnet mir, erneut eine Lösung zu finden. Dieses Schauspiel in drei Akten musste, so unspektakulär wie möglich, zu Ende gebracht werden, denn mittlerweile befand sich eine beachtliche Menschenmenge vor dem Etablissement und/oder Hotel. Eine Polizeistreife, die an der nächsten Häuserecke Wache stand, wurde langsam aufgrund des Tumults aufmerksam.

»Nach dir!«, sagte ich zu Claudia und deutete mit ausgestreckter Hand – und damit unmissverständlich – an, dass sie vorneweg zu gehen hatte. Pia und Doro folgten uns brav. Es unterlag keinem Zweifel, dass wir nur als Einheit aus der Nummer herausfinden konnten. Enttäuscht blickten uns die überwiegend männlichen Protagonisten hinterher und zogen weiter. Manch einer folgte uns, in der Hoffnung, dass das Schauspiel im Inneren des Etablissements und/oder Hotels seine Fortsetzung finden würde.

»Oh mein Gott!«, stöhnte Pia und brachte auf den Punkt, was alle dachten. Selbst Claudias Gesichtsfarbe verblasste zusehends, allerdings steuerte sie zielstrebig auf den Tresen zu. Ich erkannte, dass auch dieses Klischee dem entsprach, was es in Wirklichkeit darzustellen versuchte. Zwar war ich noch in keinem Etablissement und/oder Hotel gewesen, wusste aber intuitiv, hier in einer Art Bordell gelandet zu sein. Fast war ich versucht, darüber zu lachen.

»Du willst bleiben?«, fragte mich Pia, als ich mich auf einen pinken Plastikstuhl drapierte. Unwissend zog ich die Schultern nach oben und versuchte, der Gelassenheit in mir eine Chance zu geben. Immerhin war bis jetzt nichts Schlimmes passiert, waren wir doch lediglich in einem Etablissement und/oder Hotel gelandet. Vielleicht hatte aber auch nur mein Unterbewusstsein bereits damit gerechnet, denn wenn man Claudia zur Freundin hatte, gab es das Chaos gratis dazu. Zwischenzeitlich hielt das menschgewordene Abenteuer zwei Schlüssel in der Hand.

»Er möchte, dass wir die Zimmer vorab bezahlen«, stotterte sie, wissend, unsere Hilfe zu benötigten. Wir starrten zu dem zwei Meter großen Rausschmeißer, Türsteher oder Hotelier. Was auch immer er zu verkörpern versuchte, er tat es eindrucksvoll und mit einem enorm großen und massiven Körper. Pia zückte ihre goldene Visa-Card und bewegte sich mutig auf den Tresen zu.

»Keine Karte, Bargeld«, kommandierte der Hotelier knapp und bestimmend.

»Glauben Sie etwa, diese Karte wäre nicht gedeckt?«, echauffierte sich Pia. Immerhin verkörperte sie die Karrierefrau mit dickem Bankkonto. Allerdings war es mir zu viel an Selbstbewusstsein, was sie an den Tag legte, und ich fiel ihr ins Wort.

»Lass es gut sein, Pia, ich habe genug Bargeld bei mir.« Damit reichte ich »Big Daddy« zwei Hunderteuroscheine.

»Du bist wieder total naiv. Wie kannst du mit derart viel Bargeld in der Tasche durch die Gegend laufen?«, raunte Doro in mein Ohr und verdrehte demonstrativ die Augen. Doch ich begnügte mich mit dem Gedanken, dass meine Naivität gerade das Leben aller, zumindest uns jedoch vier Betten für die Nacht gesichert hatte. Kurz darauf zerrten wir unsere Koffer zwei Stockwerke nach oben.

»Nett, oder?«, meinte Claudia mehr entschuldigend als überzeugend, nachdem wir die Tür zu dem Zimmer geöffnet hatten, dass wir uns die nächsten Tage teilen wollten. Lachend ließ ich mich, mit dem Rücken an die Wand gelehnt, zu Boden sinken. Nett war definitiv die falsche Bezeichnung für dieses Zimmer.

Ein großes, rundes Bett stand inmitten des Raumes auf einer kleinen Empore. Die sich dahinter befindende Wand war mit schwarzem Leder überzogen, an der Hunderte von kleinen, silbernen Metallbolzen prangten. Das dazugehörige Badezimmer besaß keine Tür (auch keine halbe Sichtschutzmauer), dafür aber eine runde Badewanne. Neben den vielen Treppen, die im Zimmer zu bewältigen waren, fielen mir die ebenfalls reichlich vorhandenen Haltegriffe ins Auge, ich bezweifelte allerdings, dass diese mit einer behindertengerechten Einrichtung in Verbindung gebracht werden konnten. Nicht unerwartet vernahmen wir einen spitzen Schrei, der aus dem Zimmer nebenan kam.

»Claudiiiiiiiiiiiiiiiiii!«, dröhnte es von dort. Gefolgt von einem: »Ich bring sie um.« Aufmunternd lächelte ich meiner besten Freundin zu.

»Scheint, als hätte man mich gerufen«, bemerkte diese ängstlich. »Kommst du mit?« Ich nickte und verkniff mir stoisch das Lachen. »Du bekommst meine Schmucksammlung, hörst du?«, murmelte Claudia, »und auch mein Bargeld.«

Mutiger, als sie sich fühlte, klopfte Claudia an die Tür. Sicherheitshalber blieb ich im Türrahmen stehen, verschaffte mir – nachdem Pia und Doro die Tür geöffnet hatten – einen kurzen Überblick, schloss daraufhin den Verschlag von außen und brach unter lautem Gelächter zusammen.

Arme Claudia!

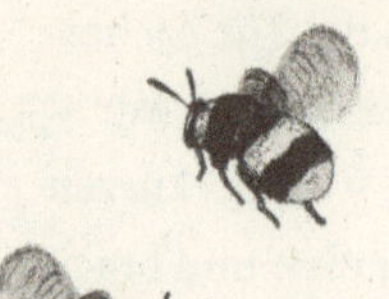

Kapitel sechsundzwanzig

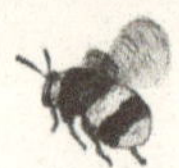

Am Abend begaben wir uns, mit einer übel gelaunten Claudia im Schlepptau, auf die Suche nach einem vernünftigen Lokal. Zwischenzeitlich empfand ich unser Fiasko als nicht weiter bedenklich, im Gegenteil, im Grunde war es richtiggehend amüsant. Noch viele Jahre würde diese Geschichte unsere Gruppe begleiten und immer wieder lustige Erinnerungen erwecken. Um eventuellen Infektionen vorzubeugen und den aufgekommenen Ekel zu übertünchen, würde ich selbstverständlich am Abend das Bett mit meinen mitgebrachten Handtüchern bedeckt haben. Doch ich hatte schon weitaus schlimmere Intermezzos überstanden, um mich darüber zu entrüsten. Der Hauptgrund meiner guten Laune lag allerdings darin, dass ich die Sache nicht alleine durchzustehen hatte. Geborgen in unserer Kleingruppe fühlte ich mich sicher.

Nach einem guten, italienischen Essen, schlenderten wir gestärkt die Amüsiermeile entlang.

»Was ist mit unserem Vorhaben, Hannahs Wunsch aus dem Träumebuch zu erfüllen?«, fragte Claudia, die nach wie vor wie eine Aussätzige hinter uns herschlich.

»Ich glaube, in einem Bordell zu nächtigen ist Herausforderung genug für Hannah«, gab Doro genervt zurück.

»Aber die Aufgabenstellung ist eine komplett andere«, maulte Claudia. Sie wollte nicht wahrhaben, dass unser gemeinsames Hamburgabenteuer schon zu Ende sein sollte.

»Und jetzt?«, grummelte sie weiter.

»Jetzt gehen wir so lange spazieren, bis wir todmüde ins Bett fallen und weder Umgebung noch Geräusche oder Gegenstände wahrnehmen«, ordnete Pia an.

»Ich wüsste da einen Club«, meldete sich Claudia vorsichtig.

Bei dem Wort »Club« drehten wir uns gleichzeitig zu unserer Freundin um und feuerten eine weitere Ladung giftiger Pfeile, in Form von tödlichen Blicken, auf sie ab. »Ach kommt, Leute! Wir sind in Hamburg, im berühmtesten Rotlichtviertel der Welt. Wir sollten uns amüsieren und nicht spazieren gehen«, bettelte Claudia und zeigte mit ausgestreckten Armen, dass die Amüsiermeile wirklich sehr, sehr lang war.

»Ich finde, Claudi hat recht!«

»Hannah«, kam es entsetzt von Doro.

»Wir können doch ohnehin nichts mehr ändern«, erklärte ich, »also lasst uns einfach das Beste daraus machen.«

Claudia witterte Oberwasser und ergriff die Chance, indem sie unter meinen Arm griff, um mich ins erstbeste Lokal zu zerren, das auf unserer Straßenseite lag. Auf Kommando fingen dort die »Puppen« an zu tanzen. Als ich mich umsah, erkannte ich schnell, dass wir die einzigen Gäste waren und sich die Damen nur unsretwegen in aufreizenden Posen bewegten. Auf diesen Spaß konnte ich allerdings verzichten.

»Nichts wie raus hier«, flüsterte ich ins Ohr meiner Freundin. Gerade noch rechtzeitig bekamen wir Pia und Doro zu fassen, bevor diese den schweren Ledervorhang zur Seite schieben und einen

Blick ins Innere werfen konnten. Routiniert chauffierte Claudia die beiden vor die Tür, während ich noch verfolgen konnte, wie die Puppen hinter dem Tresen verschwanden, um genüsslich ihre Zigaretten zu Ende zu rauchen.

Der nächste Club, den wir betraten, machte einen weitaus besseren Eindruck. Wir wählten einen runden Tisch in der hintersten Ecke. Gönnerhaft bestellte ich zwei Flaschen sündhaft teuren Prosecco. Mein Harmoniebedürfnis war derart groß, dass ich uns diesen Spaß unbedingt gönnen wollte, wenngleich ich erneut auf die Hilfe des Alkohols vertraute.

Schließlich verließen wir gegen drei Uhr morgens und etwas angeheitert den Club und begaben uns auf den Weg ins Etablissement und/oder Hotel. Dort angekommen, formten wir zur Sicherheit mit den Händen Scheuklappen, um hintereinander durch die sogenannte Lobby zu schleichen. Nach der Präparation meines Bettes lagen Claudia und ich auf Handtüchern und unterdrückten einen Lachanfall, als wir unsere Gesichter in dem großen Spiegel erblickt hatten, der über unseren Köpfen an der Decke befestigt war. Wir winkten einander zu, und Claudia schickte mir Luftküsschen über das Spiegelbild. Ich umarmte meine Freundin.

»Schön, dass es dich gibt«, flüsterte ich in das Ohr meiner Chaosfreundin, kehrte ihr daraufhin den Rücken zu und hoffte, schnell in den Schlaf zu finden. Dabei konzentrierte ich mich auf das S, das sich im Neonlicht der Fensterscheibe reflektierte. Ich versuchte daraufhin, Worte mit S zu finden, und schlief letztendlich nach Springreitturnier, Sehnenscheidenentzündung, Solidaritätszuschlag und Softeistütenproduktionsbereichsleiter ein.

Am nächsten Morgen saßen wir mit schweren Köpfen und übler Laune in einer Art Frühstücksraum. Außer einem Kaffeeautomaten samt Pappbechern und einem Zellophanberg aus verpackten Billigmuffins befand sich dort recht wenig. Niemand verspürte Appetit, was mitunter daran lag, dass es nach Zigarettenqualm roch und die Kaffeemaschine Geräusche von sich gab, als hätte man sie Jahrzehnte nicht entkalkt. Was vermutlich auch der Realität entsprach. Angewidert begaben wir uns auf die Suche nach einem Café und wurden zwei Straßen weiter fündig. Dort herrschte ein weitaus angenehmeres Ambiente, und ein verführerisches Nahrungsmittelangebot lud uns zum Verweilen ein. Während wir überlegten, mit welchem Sightseeingtour-Programm wir den Tag verbringen konnten, griffen wir beherzt zu frischem Kaffee und knusprigen Schokoladencroissants.

Eine Stunde später stand ich an der Reling der »Großen Hafenrundfahrt«. Doro gesellte sich zu mir, und obwohl wir beide ein wenig fröstelten, war die Luft wunderbar frisch und die Aussicht auf die beeindruckenden Containerschiffe aus aller Welt phänomenal.

»Wie läuft es mit Lukas?«, fragte Doro.

»Im Moment leider gar nicht«, antwortete ich, ohne sie dabei anzusehen. »Ich habe ihm sehr viel über mich erzählt.«

Doro blickte weiterhin über die Reling und fotografierte. »Ich habe ihm geschrieben, dass ich eine schlimme depressive Phase hinter mich gebracht habe und mein Selbstmordversuch der Auslöser war, um mir in einer Klinik Hilfe zu holen. Selbst meine virtuelle Abhängigkeit und meine Liebe zu *ihm* habe ich Lukas nicht verschwiegen.«

Obwohl Doro weiterhin stumm blieb, stellte ich fest, dass es mir gut tat, offen darüber zu reden. Allmählich wurde ich nämlich nervös, was Lukas' Nicht-Reaktion betraf. Zudem war ich unsicher, wie ich angemessen auf diese lange Wartezeit reagieren sollte. »Weißt du, Doro, ich empfand es als aufrichtig, ihm die ganze Wahrheit zu sagen. Er ist für seine kleine Tochter verantwortlich, und er soll wissen, worauf er sich einlässt. Außerdem bin ich ein gebranntes Kind, was Lügen betrifft.«

»Ich finde das sehr mutig, Hannah.« Doro drehte sich nun endlich zu mir um und musterte mich eindringlich.

»Denkst du, er wird sich aufgrund dessen nicht mehr bei mir melden?«, fragte ich ängstlich.

»Ich weiß es nicht, Hannah«, dabei hob sie die rechte Augenbraue. »Sag du es mir! Du kennst ihn besser.«

»Ehrlich gesagt bin ich davon ausgegangen, dass er keine Probleme mit meiner Vergangenheit hat, aber …«

»Aber?«

»Ich dachte auch, dass er sich längst gemeldet hätte.«

»Dachtest du oder wünschst du es dir?«

»Beides«, gab ich ehrlich zu.

»Du bist verliebt, hm?« Im Grunde war es keine Frage, sondern eine Äußerung, die keiner Antwort bedurfte. Ich antwortete trotzdem.

»Vermutlich. Schlimm?«

»Nein.«

Doro nahm mich in den Arm, und eine Weile sahen wir übers Wasser, wo sich das Ende des Elbkanals nur erahnen ließ. »Warum rufst du ihn nicht an, Hannah? Er lebt doch hier in Hamburg?«

»Ich habe ihm einen endlos langen Geduldsfaden versprochen.

Er soll genügend Zeit haben, um über die Sache nachzudenken.«

»Die Zeit hatte er! Vielleicht wartet er auf ein Zeichen, welches ihm zu verstehen gibt, wie ernst es dir ist.«

»Ich warte ebenfalls auf einen Fingerzeig«, antwortete ich, »der mir zeigt, dass alles halb so schlimm ist.«

»Hannah, sei nicht derart verbissen und vorsichtig. Man gewinnt keine Schlachten, indem man abwartet und hofft, dass jemand zu einem kommt. Im Gegenteil, man verliert, da der andere Zeit zum Davonlaufen hat.«

»Wenn er weglaufen möchte, gäbe es ohnehin keine Zukunft.«

»Hannah!«, mahnte Doro. »Ruf ihn an und spekuliere nicht über Dinge, die du ohnehin nicht verändern kannst.«

»Was soll ich ihm sagen?«

»Dass du in Hamburg bist und ihn treffen möchtest?« Entsetzt starrte ich in die Augen meiner Freundin.

»Das ist aber ein beachtliches Zeichen, findest du nicht?«

»Was kann im schlimmsten Fall passieren?« Ich zuckte mit den Schultern. »Wenn er sich nicht auf dich einlassen will, muss er es dir wenigstens sagen. Fairplay, Hannah, auf beiden Seiten.«

»Aber dann verliere ich ihn«, jammerte ich.

»Falsch, Hannah, dann HAST du ihn bereits verloren. Doch wenn er irgendetwas für dich empfindet, wird er sich freuen, dass du ihm dein Interesse zeigst.«

»Ich weiß nicht, Doro.«

»Hannah, kann es sein, dass du Angst hast, etwas zu verlieren, das dir gar nicht gehört?«

Ich starrte auf das Wasser, unfähig irgendeine Reaktion zu zeigen. »Hannah? Versuch's!« Doro wedelte demonstrativ mit ihrem Handy und ging mit unmissverständlicher Geste zu Claudia und Pia unter Deck.

Meine Hände zitterten, als ich nach dem kleinen Zettel in meiner viel zu großen Tasche suchte, auf dem ich mir Lukas' Telefonnummer notiert hatte. Vielleicht sollte ich sicherheitshalber lieber eine SMS schicken, um ihm auf diese Weise mitzuteilen, dass ich mich in Hamburg befand? Allerdings erschien es mir keineswegs reif und überlegt, wie ich den Anschein erwecken wollte. Sich erwachsen zu verhalten, war nicht so einfach. Als ich den Zettel endlich in den Händen hielt, gab ich vor Aufregung die Nummer zweimal falsch in das Display ein. Zitternd ließen sich meine Handlungen eben nur schwer koordinieren. Ein leichter Anflug von Panik überfiel mich. Meine Übelkeit wurde übermächtig, das leichte Schwanken dagegen konnte ich auf den Seegang zurückführen, denn der Wind hatte angefangen, kräftig über das Deck zu peitschen. Als ich die Nummer letztendlich richtig ins Display eingegeben hatte, legte ich auf, bevor der Anruf durchgestellt werden konnte. Tief in den Bauch atmend versuchte ich mein Unwohlsein zu ignorieren und drückte auf die Wahlwiederholungstaste.

Jetzt oder nie, dachte ich und vernahm, wie es am anderen Ende zu läuten begann.

Beim zweiten Klingeln widerstand ich dem Bedürfnis, erneut aufzulegen, als das Handy, aufgrund der nassgeschwitzten Hände, zu Boden fiel. Flugs sammelte ich es am Schiffsboden auf und hörte in letzter Sekunde, dass Lukas' Mailbox meinen Anruf entgegengenommen hatte.

Was für eine schöne Stimme, dachte ich und errötete, als mir Lukas mitteilte, dass er sich freuen würde, wenn der Anrufer – also ich – eine Nachricht hinterließe.

»Ähm … hallo, Lukas. Hier ist Hannah.« … *(Wie ich diese Pausen hasste. Hätte ich mir nicht vorher überlegen können, was ich sagen wollte?)* … »Ich weiß, dass ich dir einen endlos langen Geduldsfaden versprochen habe, aber ich wollte dir sagen« … *(Wie naiv war ich bloß dieses Gespräch angegangen?)* … »ähm, dass ich in Hamburg bin, übers Wochenende und na, du weißt schon, wenn du mich sehen möchtest« … *(Hatte ich ihn eben gefragt, ob er mich sehen wollte? Oh, mein Gott)* … »dann kannst du dich ja melden. Meine Nummer müsste ja in diesem Moment auf deinem Display erscheinen. Aber du musst nicht, wenn du nicht willst« … *(Leg sofort auf, Hannah, du machst es nur schlimmer)* … »also ich meine, wir müssen uns nicht treffen. Eigentlich habe ich ohnehin kaum Zeit« … *(a-u-f-l-e-g-e-n)* … »aber ich dachte, ich teile dir mit, dass ich hier bin. O.k., das war alles ein bisschen wirr, vielleicht sogar ein bisschen sehr wirr, entschuldige, aber ich stehe im Augenblick auf der *Großen Hafenrundfahrt*, ich meine natürlich auf einem Schiff und mache eine gro …« Piep!!!

Wütend stampfte ich auf, ballte die Fäuste und ärgerte mich maßlos über meine Tollpatschigkeit. Ich war nicht nur ins Fettnäpfchen getreten, nein, ich nahm Anlauf und sprang regelrecht hinein. Dazu glühten meine Wangen wie das S an der Etablissement- und/oder Hotelwand: Neonrot!

Endlich hatte ich etwas zu verlieren, und das durfte sich nun auch gründlich auf meine Stimmung niederschlagen. Abrupt verlor ich das Interesse an der Hafenrundfahrt, und Hamburg war für mich nur noch mit Widerwillen zu ertragen. Leider blieben mir meine Freundinnen nicht erspart, denn willkürlich auszusteigen war auf einem Schiff nicht praktikabel. Niedergeschlagen schlich ich ins Schiffsinnere.

»Danke für diese total bescheuerte Idee«, griff ich Doro an, als träge sie die alleinige Schuld an meinem Debakel.

»Warum?«, fragte sie verwirrt.

»Weil ich damit nur verlieren konnte.«

»Nein, kannst du nicht«, behauptete sie.

»Du irrst dich gewaltig, Doro. Ich werde nun alle fünf Minuten auf das Handy starren und mich gekränkt fühlen, wenn er nicht zurückruft. Kannst du dich noch erinnern, wie es bei *ihm* war? Für diese Art von Spielchen habe ich weder die Nerven noch die Kraft.« Im Grunde war das Maß voll und meine Tränendrüse kurz vorm Überlaufen.

»Dann lerne es auszuhalten, Hannah.«

Doros Worte trafen, und beleidigt kehrte ich mich von ihr ab. Es fiel mir schwer, ihre negative Kritik positiv zu verarbeiten. Zudem konnte ich es schwer ertragen, von einer Psychologin beobachtet und analysiert zu werden, noch dazu, wenn diese sich im Recht befand.

Nun stand ich also wieder an der Reling, als Nieselregen einzusetzen begann. Zudem schlug mir ein kalter Wind ins Gesicht. Gut, so konnte wenigstens niemand sehen, dass ich weinte. Bereits zum zweiten Mal hatte ich mein Handy aus der Tasche gezogen, so als könnte ich Lukas' Rückruf heraufbeschwören. Obendrein war ich mir unsicher, wie ich es mit dem Klingelton handhaben wollte. Sollte ich auf Vibration oder auf einen leisen

Klingelton stellen? Oder besser auf laut, damit ich seinen Rückruf auf keinen Fall verpassen konnte? Die beste Möglichkeit, mich selbst zu belügen, wäre, es auf stumm zu schalten, denn so konnte ich mir vortäuschen, dass er sich hundertmal gemeldet hätte, selbst wenn es nicht der Realität entsprach.

Während Pia, Doro und Claudia im Anschluss eine Stadtrundfahrt unternahmen, war mir die Lust auf die Hansestadt gründlich vergangen. Ich wollte nur noch ins Bett und weinen, mich ärgern, mir ein paar wenige meiner pharmazeutischen Freunde einwerfen und schlafen. Genau in dieser Reihenfolge! Die Anspannung demoralisierte mich, und ich fand kein Mittel, damit umzugehen. Wenn mir etwas wirklich wichtig war, verweigerten meine Nerven nach wie vor den Dienst. Und: Lukas war mir wichtig! Seit *ihm* war er sogar der einzige Mann, an dem ich wieder Interesse gefunden hatte.

Im Hotelzimmer schaltete ich mein Handy zuerst auf laut, kurze Zeit später auf leise, anschließend auf lautlos und zuletzt machte ich es ganz aus. Mein Mangel an Sicherheit war groß und die Gefahr, sich willenlos treiben zu lassen, verführerisch. Meine Angst glich einer Art biologischem Selbstschutz, der mich davor bewahrte, verletzt zu werden.

»Ich vermisse dich!«, flüsterte ich, unsicher, auf wen sich meine liebevollen Gedanken bezogen.

Vielleicht auf Lukas?

Oder *ihn?*

Oder gar auf mich selbst?

Irgendwann schlief ich schließlich ein.

Von Weitem vernahm ich, wie Claudia am frühen Abend das Zimmer betrat und im offenen Bad duschte. Erst als sie mich sanft weckte und bat, sie zum Abendessen zu begleiten, öffnete ich die Augen. Als Claudia bemerkte, dass sie vom Weinen gerötet waren, nahm sie mich in den Arm und drückte mich sanft.

»Reden?«, fragte sie einfühlsam auf ihre Einwortart.

»Nein«, schluchzte ich in ihre Armbeuge, »nur festhalten.«

Deswegen mochte ich Claudia. Sie gab sich damit zufrieden, für mich da zu sein, und musste nicht alles wissen, um es bis ins kleinste Detail zu verstehen. Kurze Zeit später schob sie mich Richtung heiße Dusche und war feinfühlig genug, um aus dem Raum zu gehen, denn es fiel mir schwer, im offenen Badebereich meine Privatsphäre zu wahren.

Ich war gerade damit beschäftigt, Parfum aufzutragen, als Claudia wieder ins Zimmer trat und sich über mein Eigenengagement freute. In ihren Händen hielt sie eine Flasche Whiskey und zwei Dosen Cola. Soeben fertig geworden setzte ich mich neben sie aufs Bett. Claudia nahm einen kräftigen Schluck aus der Coladose, füllte sie mit »Herrn Daniels« auf und reichte sie an mich weiter. Sich eine Situation schönzutrinken wurde langsam zu meiner Gewohnheit.

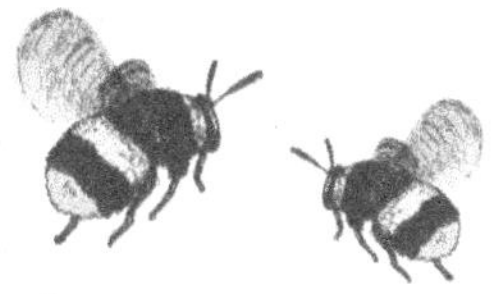

Kapitel siebenundzwanzig

Während des Essens fiel mir auf, dass ich mein Handy im Etablissement und/oder Hotel vergessen hatte. Gerne hätte ich es geholt, obendrein waren wir nur wenige Minuten davon entfernt. Doch als ich aufstand und im Begriff war zu gehen, drückten mich Claudia und Doro gemeinsam auf den Sessel zurück. Meine Freundinnen hatten recht, denn es war die beste Lösung, nicht immerzu auf ein Display zu starren, das ohnehin keinen Ton von sich geben würde. Warum nur hatte ich so wenig Vertrauen in Lukas? Bislang hatte er sich stets höflich und rücksichtsvoll mir gegenüber verhalten. Wenn er gegenwärtig also ein wenig Zeit benötigte, um die Sache zu verstehen, dann musste ich ihm dies zugestehen. Ich bestellte eine weitere Whiskey-Cola, während ich das Essen kaum anrührte.

Dass man mit Hochprozentigem sämtliche Hemmungen verlor, davor hatte man mich in der Pubertät ausreichend gewarnt. Dass dies aber durchaus der Wahrheit entsprach, sollte ich spätestens heute erfahren.

Nach dem Essen waren wir von Club zu Club gezogen und im Morgengrauen in einem eher mittelmäßigen Schuppen gelandet. Angetrunken und keinen Gedanken an irgendwelche Gefahren verschwendend standen wir vier vor einem Mitvierziger und hielten Schlüssel in unseren Händen, die wir mit Hingabe bewunderten. Dabei schielte ich zu Doro, die ihren Schlüssel in die Höhe hob, um ihn anschließend zu küssen.

»Wenn sich die Damen bitte vorne rechts entkleiden wollen«, wies uns der freundliche Mann in schwarzen Lederklamotten an und witterte das Geschäft seines Lebens. Er hob einen schweren Vorhang zur Seite und bat uns, mit galanter Geste, einzutreten. »Der Aufenthalt ist für die Damen natürlich völlig kostenlos. Alle Getränke gehen auf Kosten des Hauses.«

Hatten seine freundlichen Gebärden bei uns kaum Wirkung hervorgerufen, überzeugte uns das Argument der kostenlosen Drinks auf Anhieb. Immerhin hatten wir an diesem Abend schon ein kleines Vermögen verschluckt, und Gratisgetränke waren herzlich willkommen. »Ihre Kleidung verstauen Sie bitte im Schrank. Mit Ihren Schlüsseln können Sie diesen verschließen«, klärte er uns über das weitere Prozedere auf. Daraufhin verließ er mit einer weiteren Verbeugung den Raum, und wir kicherten aufgrund seiner übertriebenen Artikulation.

»Welche Kleider sollen wir wo abhängen?«, lallte Doro.

»Er sagt, wir sollen unsere Kleider in diesem Schrank abhängen«, antwortete ich und deutete dabei auf eine Reihe von Spinds.

»Warum?«, fragte Pia.

»Hannahlein, es scheint, als wäre Tag X gekommen«, kicherte Claudia.

»Wer ist gekommen?«, fragte Doro lallend weiter und blickte sich suchend nach weiteren Gästen um.

»Niemand«, antwortete ich und tätschelte mütterlich ihren Kopf. Claudia entledigte sich währenddessen ihrer Hose und Bluse und stand in sexy, roter Spitzenunterwäsche vor uns.

»Was machst du da?«, wollte Doro erschrocken wissen.

»Ich ziehe mich aus? Hannah, warte, ich helfe dir.« Dabei fummelte Claudia an meiner Hose, während ich ihr heftig auf die Finger klopfte.

»Ich kann das allein«, behauptete ich mutig und machte mich an meiner Kleidung zu schaffen. Dabei war es gar nicht so leicht, sich auszuziehen und dabei das Gleichgewicht zu halten. Doro war indessen zur Seite gekippt und schlief. Pia stand in zartrosa Wäsche vor mir und musterte mich lachend.

»Was ist?«, fragte ich eine Spur zu laut. Doro zuckte zusammen, öffnete die Augen, schlief aber gleich wieder ein.

»Ist das deine gute Sonntagswäsche?«, fragte Pia und deutete auf mich. Mein Blick wanderte nach unten zu meinem konservativen Blumenhöschen mit breitem, elastischem Gummibund und anschließend zu meinem BH, der weder chic noch farblich passend zum Unterteil war. Als ich mich vor wenigen Stunden angezogen hatte, setzte ich meine Prioritäten wohl eher auf Bequemes als auf den Erotikfaktor. Schließlich konnte ich ja nicht ahnen, an welchen Ort es uns heute noch verschlagen würde.

»Warum?«, fragte ich beleidigt, wohl wissend, dass sexy in der Tat irgendwie anders aussah. »Ich verstehe ohnehin nicht, warum man uns nötigt, uns zu entkleiden. Wo sind wir hier eigentlich?«

Neugierig schob ich den roten Vorhang zur Seite und stand inmitten eines Lichtstrahls, der direkt auf mich gerichtet war. Augenblicklich standen auch Claudia und Pia an meiner Seite. Ein dumpfes Raunen schwebte durch den Raum. Ganz so, als müsste ich gegen eine tief stehende Sonne blinzeln, schirmte ich mit einer Hand meine Augen ab und erblickte einen wohlgenährten, älteren Herrn, der zielstrebig auf mich zuschritt, um mir galant seinen Arm anzubieten.

»Darf ich Sie auf ein Gläschen Champagner einladen?«, fragte er freundlich und deutete eine leichte Verbeugung an. Anscheinend war es hier üblich, sich zu verneigen. Ich knickste und registrierte, dass mein Gegenüber beinahe unverhüllt war und nur ein kleines Lederhöschen trug, über das ein großes Stück Bauch hing.

»Oho, Champagner!«, kicherte ich in Richtung Pia und Claudia, hakte mich bei meinem Gönner unter und ließ mich von ihm bereitwillig an die Theke führen.

»Nichts wie raus hier!«, hörte ich Pia flüstern.

»Da hast du verdammt recht«, kicherte Claudia. Erstaunlicherweise waren sich Pia und Claudia einig, was bis dato nur selten geschah. Wild gestikulierend standen sie an der Tür, und ich bemühte mich, mit Stolz und Anmut zurückzuwinken. Immerhin hatte ich gerade kostenlosen Champagner organisiert.

»Hannah!«, rief Pia meinen Namen und fuchtelte weiterhin mit den Händen durch die Luft.

»Pia!«, rief ich zurück und gestikulierte, dass die Getränke tatsächlich kostenlos waren. Dagegen kam Claudia zielstrebig auf mich und meinen Begleiter zu. Dieser spekulierte nun mit der Erfüllung seines Lebenstraums.

»Für die Freundin ebenfalls Champagner?«, fragte er höflich und verneigte sich erneut. Mein Blick musterte ihn amüsiert, und ich verbeugte mich ebenfalls, so als stünde nicht meine beste Freundin, sondern Königin Elisabeth höchstpersönlich vor mir.

»Nein, danke. Ich möchte nur meine Begleitung«, damit hakte sie mich unter, »abholen.«

»Warum?«, fragte ich gereizt. »Sei nicht so spießig und trinke ein Glas Champagner mit uns. Bärchen, würdest du meiner Freundin bitte ein Glas reichen?«, fragte ich ihn betörend.

»Bärchen?« Claudia sah mich mit großen Augen an. »Bitte sag mir, dass ich mich gerade verhört habe.«

»Bärchen, das ist meine Freundin Claudi – und Claudi, das ist Bärchen aus Salzburg.« Scheinbar war Claudia an dieser offiziellen Bekanntmachung gelegen.

»Hallo, Bärchen aus Salzburg«, schmunzelte sie und ignorierte die wulstige Hand des Mannes, die dieser darbot. »Jetzt komm endlich, Hannah, wir gehen.« Um ihre Meinung zu bekräftigen, zerrte sie weiter an meinem Arm.

»Au, lass das!«, schrie ich. »Bärchen, ist meine Freundin nicht furchtbar, furchtbar böse?« Dabei kraulte ich sein schlecht rasiertes Kinn und zeigte Claudia fauchend meine Krallen.

»Hannah!«, schrie Claudia entsetzt. Allem Anschein nach riss gerade ihr Geduldsfaden.

»Gibt es ein Problem?«

Neben uns trat ein groß gewachsener, muskulöser Mann mit Anzug in Erscheinung, der meine Freundin übellaunig musterte.

»Nein, ich bitte lediglich meine Freundin mitzukommen«, antwortete Claudia höflich.

»Möchten Sie der Dame folgen?«, wandte er sich daraufhin an mich.

»Ich möchte Champagner trinken«, flüsterte ich, »kostenlos.«

Mit einer Mimik, die über jeden Zweifel erhaben war, blickte der Gastraumkontrolleur auf Claudia herab. Diese drehte sich um und verließ wutentbrannt den Raum. Pia dagegen stand weiterhin am Eingang und gestikulierte. Prustend widmete ich mich erneut meinem Teddybär. Im Grunde fand ich ihn überaus aufmerksam, denn großzügig hatte er mein Glas erneut aufgefüllt. Aber was hatte seine Hand auf meinem Po zu suchen?

Zwischenzeitlich versuchten Pia und Claudia verzweifelt, Doro aufzuwecken, um sich auf ihre psychologischen Ratschläge zu berufen. Diese schlief allerdings weiter, ohne auch nur das Geringste zu bemerken.

»Kannst du dich bitte anziehen?«, herrschte Pia Claudia an. »Es macht mich verrückt, wenn du dich halb nackt vor mir herumtreibst.«

»Darf ich dich daran erinnern, dass du ebenfalls weitgehend unbedeckt bist! Außerdem haben wir angezogen nicht die geringste Chance, Hannah aus Bärchens Klauen zu befreien.«

»Wir können sie nicht zwingen, mit uns zu kommen«, lamentierte Pia.

»Oh, doch, dass können wir!«

»Aber wie? Dein Versuch war alles andere als erfolgreich«, giftete Pia weiter.

»Das weiß ich selbst, aber wenn wir sie ihrem Schicksal überlassen, wird es böse enden. Ich habe keine Lust, sie erneut aus einer Depression zu holen. Die wird sie nämlich haben, wenn sie bemerkt, wo wir hier gelandet sind und was Petzibär aus Salzburg tatsächlich von ihr möchte.«

»Es war ihr Wunsch!«

»Sag mal, bist du betrunken?« Dabei konnte sich Claudia ein Lächeln nicht verkneifen. Pia hatte nicht mehr als sie selbst getrunken, doch zweifellos waren ihre eigenen Gedanken klarer.

»Glaubst du etwa, Bärchen ist die Wollust ihres Träumebuchs?«

»Nicht?«, stellte sich Pia blöd.

»Dieser Bär ist zirka sechzig Jahre alt und wiegt mehr als zwei Zentner.«

»Oh!«, entfuhr es Pia, und sie griff an die Schranktür, da sie ihr Schwindelgefühl nicht länger ignorieren konnte. Verbissen überlegten sie, wie sie den Bären im Separee erlegen konnten.

»Ich weiß, wie wir vorgehen«, schrie Claudia aufgeregt. Pia hob verschwörerisch den Finger an ihre Lippen und signalisierte, dass sie nicht so laut sprechen durften. »Ich schleiche mich von hinten an den Bären heran.« Auf Zehenspitzen demonstrierte sie ihre beabsichtigte Gangart. »Du schnappst dir indessen Hannah und rennst mir ihr nach draußen. Falls sie sich wehrt, versprichst du ihr Alkohol. Kos-ten-lo-sen Alkohol. Sobald ihr das Separee verlassen habt, hauche ich Bärchen ins Ohr, dass ich mich ein wenig für ihn frisch machen wolle, und komme nach. Hast du das verstanden?«

Pia hickste, knickste und antwortete: »Verstanden.« Dabei stand sie stramm wie ein Offizier und salutierte mit ernster Miene. »Uhrenvergleich?«

»Lass den Quatsch!«, fauchte Claudia.

Zeitgleich steckten Pia und Claudia den Kopf durch den Vorhang.

»Oh, mein Gott!«, stöhnte Claudia. »Das wird wohl ein wenig schwieriger als erwartet. Wo kommen denn plötzlich die ganzen Männer her?«

»Aus Salzburg?«, flüsterte Pia.

»Siehst du sie?«, fragte Claudia weiter, wobei sie sich auf Zehenspitzen stellen musste, um einen besseren Überblick zu bekommen.

»Wen?«

»Na, Hannah!«

»Ist das unten rechts ihr Arm?«

Pia bückte sich und kniff ihre Augen zusammen.

»Du meine Güte, wie viele Bärenbrüder sind das denn?«, fragte Claudia.

»Keine Ahnung. Sieht aus, als wäre es eine ganze Rotte. Dabei dachte ich immer, Bären wären Einzelgänger«.

»Rotte?«, fragte die Einwortfrau. »Gruppensex träfe es wohl eher.«

Kapitel achtundzwanzig

»Erzähl weiter«, stöhnte ich, während ich versuchte, das Kühlpaket, welches mir die freundliche Bedienung gebracht hatte, gegen die Stirn zu drücken.

»Wir mussten deinem Spaß leider ein Ende bereiten«, lächelte Pia.

Spaß? Ich konnte mich an keinen Spaß erinnern und war bereits in tieferen Regionen angekommen. Als humorfrei könnte man meinen derzeitigen Zustand bezeichnen. »Du wolltest mit Bärchen gerade in ein Separee verschwinden.«

»Welchem Bär?«, stellte ich mich dumm.

»Bärchen aus Salzburg. Außerdem hattest du Rehlein aus München und Fuchsluchs aus Hamburg im Schlepptau.«

»Oh, Gott!« Mein Kopf knallte gegen die Tischplatte, während meine Freundinnen großen Spaß daran fanden, meinen Wildwechsel schönzureden. »Hab ich …«, fragte ich vorsichtig und hielt mir gleichzeitig die Ohren zu, um bloß nichts Vernichtendes über mich selbst zu erfahren.

»Und wie!«, scherzte Pia weiter. Claudia zeigte Mitgefühl und erbarmte sich, mir die Situation so seriös wie möglich zu erklären. Vermutlich erinnerte sie sich daran, dass ich es war, die sie vor

Tagen befreite, als Pia sie in dem rot getünchten und mit allerlei Sexspielzeug dekorierten Hotelzimmer an das Andreaskreuz gefesselt hatte.

»Ich will alles wissen«, stöhnte ich und massierte meine Schläfen, in der Hoffnung, dass der Schmerz dadurch erträglicher wurde.

»Glaub mir, das willst du nicht«, antwortete Claudia ehrlich. »Lass es darauf beruhen, dass wir dich rechtzeitig befreien konnten und alle halbnackt das Lokal verließen.«

So sehr ich mich auch bemühte, ich konnte mich beim besten Willen nicht erinnern, was am Vorabend geschehen war. Langsam musste ich mir wahrhaftig Sorgen machen, weshalb ich immer wieder zum Alkohol griff, um mir eine Situation erträglicher zu gestalten. Gestern war Lukas für meinen Ausnahmezustand verantwortlich gewesen, denn er hatte auf meinen Anruf nicht geantwortet. Um mir also meine Niederlage angenehmer zu inszenieren, hatte ich erneut zum flüssigen Rauschmittel gegriffen. Es erschien mir unvermeidlich, in Zukunft damit etwas kontrollierter umzugehen. Zwar hatten wir gestern alle zu tief ins Glas geblickt, dennoch wollte ich, dass sich daraus kein Schema für mich entwickelte. Ich musste lernen, Tatsachen so anzunehmen, wie sie waren, und sie nicht mit Hilfe von Hochprozentigem zu verändern. Auch wenn es mir zeitweise doch sehr praktisch erschien.

Auf dem Weg zum Flughafen (dieses Mal nahmen wir den Bus), drückte ich den Kopf gegen das kühle Fensterglas. Es regnete immer noch, und Wassertropfen perlten die Scheibe hinab. Es war spannend, das Rennen der Regentropfen nach unten zu verfolgen. Mein Favorit war ein mittleres Tröpfchen, das langsam, aber stetig nach unten kroch. Allerdings wurde ein anderes zusehends schneller und schwerer, da es sich mit einem weiteren vereint hatte. Als ich versucht war, meinem Schützling einen Schubs zu geben, stellte ich fest, dass sich die Regentropfen auf der anderen Seite der Scheibe befanden und ich somit keinen Einfluss auf das Rennen nehmen konnte. Es war wirklich unerlässlich, dem Alkohol abzuschwören. Die Gedanken an Lukas schlichen sich ähnlich heran wie die Tropfen am Fenster. Am Morgen hatte ich weder die Kraft noch die Lust besessen, einen Blick auf mein Handy zu werfen. Was mich jedoch in Wirklichkeit davon abhielt, war Angst. Die Angst, enttäuscht zu werden. Nachdem ich das Telefon aus der Tasche gekramt hatte, versuchte ich verzweifelt, mich an die PIN zu erinnern. Beim ersten Versuch war der Zahlencode falsch, und ich überlegte, das Ganze als Wink des Schicksals zu verstehen und die Angelegenheit damit auf sich beruhen zu lassen. Doch dann erinnerte ich mich an *sein* Geburtsdatum, das ich weiterhin als Geheimzahl benutzte. Ich würde den Zahlencode so rasch wie möglich ändern müssen, denn es ergab keinen Sinn, mich immer an *seine* Geburtszahlen zu erinnern, nur um *ihn* weiterhin in meiner Welt zu halten.

»Sie haben zwei neue Sprachnachrichten«, vernahm ich die Stimme meiner Mobilfunkfrau. »Zum Abhören bitte die Eins drücken!« Unsicher, ob ich die Eins wirklich drücken wollte, legte ich auf. Doch mein Telefon gab nicht auf. Ein hartnäckiges Vibrieren verdeutlichte mir, dass eine weitere Kurznachricht eingegangen war. Genau genommen befanden sich vier neue Nachrichten im Speicher.

SMS von Lukas:
Hannah? Ich habe dich eben angerufen. Bitte ruf mich zurück. Lukas x.

SMS von Lukas:
Hannah? Ich wollte dir sagen, dass ich mich über deinen Anruf freue. Falls ich nichts mehr von dir höre, warte ich um zwanzig Uhr auf der Aussichtsplattform der Landungsbrücken auf dich. Lukas xx.

SMS von Lukas:
Hannah? Ich verspäte mich um zehn Minuten. Nicht böse sein und bloß nicht weglaufen. Lukas xxx.

Schlagartig wurde mir bewusst, dass all seine Nachrichten mit einem gewollten Treffen im Zusammenhang standen. Es fiel mir wie Schuppen von den Augen: Lukas hatte meine Nachricht erhalten und sich wegen eines Treffens mit mir verabreden wollen. Verdammt! Warum konnte ich es gestern nicht erwarten? Und warum kamen kluge Erkenntnisse immer zu spät? Gerne wollte ich die verbliebene Nachricht ignorieren, doch der Reiz, Weiteres zu erfahren, siegte.

SMS von Lukas:
Schade.

Mein unerschöpfliches Tränenreservoir öffnete seine Schleusen, und ähnlich einer Selbstgeißelung schlug ich mir mit der flachen Hand gegen die Stirn. Dabei versank ich tiefer in dem Sitz und reichte das Handy wortlos an Doro weiter. Diese las meine Kurznachrichten und sah mich mit zusammengepressten Lippen mitleidsvoll an.

»Du sollst mich nicht bemitleiden, du sollst mir helfen«, griff ich sie an, was ich allerdings bereits bedauerte, als mir die Worte über die Lippen gekommen waren. Schließlich war Doro nicht für meine Dummheit verantwortlich. »Entschuldige«, fügte ich deshalb rasch hinzu.

»Ruf ihn an und erkläre es ihm. Er wird es sicherlich verstehen.«

»Und was soll ich ihm sagen?«, fragte ich genervt und verdrehte verärgert die Augen. »Lukas, leider konnte ich dich gestern nicht treffen, weil ich mich auf einer Treibjagd befand? Dafür hat er sicherlich Verständnis«, kicherte ich hysterisch.

Pia und Claudia blickten verdutzt von Doro zu mir und folgten unserem Schlagabtausch, als sei es ein Tennismatch.

»Du musst es ja nicht detailliert formulieren. Sag ihm, dass ... ach, was weiß ich ...«

»Dass ich die letzten Nächte in einem Etablissement und/oder Hotel verbracht habe?«, schrie ich.

»Hannah«, ermahnte mich Doro, »jetzt stell dich nicht dümmer, als du bist. Sag ihm ... meinetwegen ... dass der Akku deines Handys leer war.«

»Ich fasse es nicht!« Ich wurde kontinuierlich hysterischer. »Rät mir meine Psychologin tatsächlich gerade zu lügen?«

»Das ist keine Lüge, Hannah!«, gab sie ebenso bissig zurück. »Bestenfalls ist es eine Notlüge.«

Inzwischen hatten wir reichlich Zuschauer animiert, unserem Schauspiel zu folgen, und ich stellte mir die Frage, ob wir echte

Hingucker waren oder sich diese lediglich an unseren exzentrischen Darbietungen ergötzen wollten.

»Du weißt, wie Lügen mein Leben ruiniert haben. Und jetzt soll ich von Neuem auf diese Art und Weise handeln? Das kann nicht dein Ernst sein, Doro.«

»Dann sag ihm die Wahrheit.«

»Und die wäre?«

»Dass du es wieder einmal nicht erwarten konntest und aufgegeben hast, bevor er seine Chance ergreifen konnte.«

Claudia gab einen leisen Pfiff von sich, und Pia schnappte exzessiv nach Luft. Auch ohne zu wissen, worum es ging, wussten beide, dass Doro eine Thematik angesprochen hatte, mit der ich nur schlecht bis überhaupt nicht umzugehen wusste.

»Du bist so gemein!«, kam auch prompt meine kindliche Reaktion.

»Nein, ich bin ehrlich, Hannah. Und das weißt du.«

Tränen strömten über meine Wangen. Dabei war es mir vollkommen gleichgültig, dass einige Leute beschämt zu Boden blickten, weil sie nicht mehr wussten, wohin sie den Blick richten sollten. Zum Glück befanden wir uns bereits auf dem Flughafengelände. Entschlossen hievte ich meinen Koffer von der Ablage. Zwar wirkte diese Aktion alles andere als souverän, aber das war mir inzwischen auch schon gleichgültig. Doros Beschuldigung schlug mir gehörig auf den Magen, und ich wollte so schnell wie möglich weg von meinen Freundinnen und deren weiteren Analysen. Mein Fluchtinstinkt riet mir, meinen Koffer zu nehmen und zu laufen.

Ich war derartig schnell aus dem Bus gestürmt, dass mir meine verdutzten Freundinnen nicht folgen konnten. Um zu verschnaufen, setzte ich mich in eine Lounge und überlegte, was ich als Nächstes unternehmen konnte. Zum Glück trug ich mein Flugticket bei mir, womit meine Entscheidung nicht von den anderen abhängig war. Bemerkenswert wäre es gewesen, Lukas anzurufen, um ihm die Angelegenheit in aller Offenheit zu erklären. Gut, ein paar Tatsachen könnte ich durchaus ein wenig beschönigen. Hinterher konnte ich mein Ticket umbuchen, zu ihm fahren, einen schönen Tag mit ihm verbringen und anschließend zurück nach München fliegen.

Derart abgebrüht war ich nur leider nicht, weshalb ich nach einer guten Alternative Ausschau hielt. Eine Entweder-oder-Entscheidung. Wenn mir das Entweder nicht gefiel, musste ich eben ein Oder erzwingen, mit dem ich zufrieden sein könnte. In jedem Fall würde ich Lukas verständigen müssen. Daran führte kein Weg vorbei. Wenn ich ihn nicht verlieren wollte – und das wollte ich auf keinen Fall –, musste ich dies zudem relativ zeitnah erledigen. Aber was konnte ich ihm tatsächlich sagen? Dass es mir leidtat? Meine Entschuldigung würde er sicherlich annehmen, dennoch hielt ich eine Erklärung für unverzichtbar. Vielleicht war ein spontanes Gespräch die Lösung, nach der ich suchte. Je länger ich weiter darüber nachdächte, ergäbe sich ohnehin nur eine Gleichung, die mir nicht gefallen sollte. Allerdings war Spontaneität ebenso wenig meine Stärke wie Geduld und Gelassenheit. Plötzlich bekam ich sogar Angst, auf die Eigentümlichkeit einer einzigen Handlung zu vertrauen.

Denken Sie an die Hummel, und fliegen Sie!

»Beate?«, fragte ich flüsternd in die Abflughalle. Doch als ich mich umblickte, war natürlich niemand zu sehen. Doch die Botschaft – selbst wenn sie nur einem Gedanken glich – war unüberhörbar. Ich musste handeln.

»Hallo Lukas. Hier spricht Hannah. Es tut mir leid, dass es gestern nicht geklappt hat. Gibst du mir die Chance, es dir zu erklären und wiedergutzumachen? Ich sitze am Flughafen, und mein schlechtes Gewissen wiegt so schwer, dass der Flieger mit mir an Bord ohnehin nicht abheben könnte. Wenn deine Enttäuschung also nicht allzu groß ist, melde dich bei mir. Ich wünsche dir einen schönen Tag, Lukas. (Dabei versetzte ich dem Wort Lukas eine hauchzarte Note.) Ciao.«

Wow! War das eben tatsächlich ich gewesen, die flüssig und deutlich auf Lukas' Mailbox gesprochen hatte? Beflügelt von der guten Aktion nahm ich meinen Koffer und begab mich auf die Suche nach meinen Freundinnen. Diese saßen übel gelaunt an einer Bar und schlürften, ins große Tuch des Schweigens gehüllt, ihren Morgenkaffee.

»Ich fliege nicht nach München zurück«, platze ich in die wortkarge Gruppe. »Zumindest nicht jetzt. Ich werde gleich versuchen, mein Ticket auf heute Abend umzubuchen, und bleibe ein wenig länger in Hamburg, um Lukas eine zweite Chance zu geben.«

Doro sprang von ihrem Hocker und wollte mich umarmen. Abwehrend trat ich einen Schritt zurück und hob schützend die Hände vor meinen Körper. »Bitte nicht«, bat ich, denn ich wollte in diesem Moment keine größeren Gefühlsäußerungen zulassen. »Ich möchte nicht reden und bitte euch, es zu akzeptieren.

Ich wünsche euch einen guten Rückflug und melde mich morgen.«

»Du kannst doch jetzt unmöglich gehen und uns unwissend …«, begann Claudia ihren Satz, doch Doro hielt sie mahnend zurück.

»Doch, das kann ich, Claudi.« Ein leichtes Lächeln umspielte meine Lippen, als ich meinen Freundinnen den Rücken kehrte. Endlich würde ich etwas zu Ende bringen und nicht vor der Realität zurückschrecken. Anschließend buchte ich selbstbewusst – und gegen einen geringen Aufpreis – am Schalter meiner Airline die Flugzeiten um. Als ich das neue Ticket, das für abends, zweiundzwanzig Uhr, ausgestellt war, in den Händen hielt, war ich stolz, standhaft geblieben zu sein. Erneut griff ich zum Telefon, um Lukas meinen soeben vollzogenen Schritt mitzuteilen. »Hallo, Lukas. Hier spricht nochmals Hannah. Ich wollte dir nur mitteilen, dass ich in dieser Minute mein Flugticket umgebucht habe und bis zum späten Abend in Hamburg bleiben werde. Jetzt liegt unsere Fügung in deiner Hand, und ich wünsche dir dafür gutes Gelingen.«

Anschließend stellte ich mein Handy auf laut UND Vibration, um bloß keine Gelegenheit zu versäumen, dem Schicksal – samt Lukas – die Hand zu reichen.

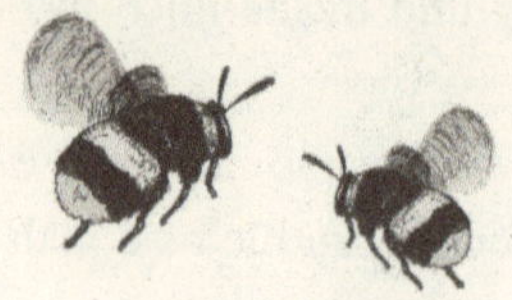

Kapitel neunundzwanzig

Mein Vorrat an Selbstsicherheit war damit aufgebraucht. Nachdem ich meinen Koffer im Schließfach deponiert hatte, saß ich nun im Bus, um fürs Erste zurück in die Stadt zu fahren. Als ich bei den Landungsbrücken ankam, war es windig, der starke Regen war allerdings einem nicht minder ekeligen Nieselregen gewichen. Bereits nach wenigen Minuten fühlte sich meine Jacke nass und klamm an, worauf ich beschloss, weitere Überlegungen in einem warmen, gemütlichen Café fortzusetzen. Mein Telefon läutete gerade in dem Augenblick, als ich die spärliche Speisekarte überflog. »Lukas ruft an«, informierte mich das Display.

»Hannah Bergmann?«, meldete ich mich mit einem koketten, leicht fragenden Unterton in der Stimme, so als besäße ich keinen blassen Schimmer, wer sich am anderen Ende der Leitung befände.

»Hannah Bergmann … ich glaube es nicht«, schmeichelte eine gut gelaunte, sympathische Stimme.

»Ich bin es wirklich«, antwortete ich unbekümmert, »und ich bin immer noch in Hamburg.«

»Das hört sich gut an.«

»Das sieht auch gut aus«, scherzte ich weiter, erstaunt, wie unbeschwert die Worte über meine Lippen kamen. Rasch schob ich meine Frivolität auf den Restgehalt Alkohol in meinem Blut.

»Was war gestern los mit dir?«

Lukas wollte also eine Erklärung.

»Kann ich dir das bei einer Tasse Kaffee erklären? Es ist nicht … so leicht … zu … ähm … verstehen … «, stotterte ich beschämt.

»Ich habe mir, nachdem ich mich nicht mehr gekränkt gefühlt habe, Sorgen um dich gemacht, Hannah.« Kurz dachte ich über seine Worte nach und verstand, weshalb er beunruhigt gewesen sein könnte. In Folge meiner Geständnismail vermutete er möglicherweise, dass ich psychisch nicht in der Lage war, ihn zu treffen, und womöglich traurig durch Hamburg irrte.

»Es tut mir leid«, antwortete ich ehrlich und voller Schuldgefühle.

»Was war los?«, bohrte er weiter. »Kalte Füße bekommen?«

»Na ja, so könnte man es auch nennen«, log ich in der Not und verzog angewidert das Gesicht, da ich nicht schummeln wollte.

»Das Wichtigste ist, dass es dir gut geht, Hannah, und solange du keinen Callboy organisiert hast, der sich dir aufgedrängt hat, kann ich dir annähernd alles verzeihen.« Er lachte über seinen Scherz, während meinem Gesicht jegliche Restfarbe entwich. Schließlich konnte Lukas nicht ahnen, wie nah er der Wahrheit gekommen war. »Also, Hannah Bergmann? Wo bist du?« Als ich darauf nicht sofort antwortete, fragte er besorgt weiter. »Hannah?«

»Ähm, ja«, stotterte ich.

»Wo du bist?«

»Am Flughafen«, behauptete ich, als wäre die Zeit seit heute Morgen stillgestanden.

»Darf ich zu dir kommen?«

»Ähm … klar.«

»Hannah? Ist wirklich alles in Ordnung mit dir?« Lukas war wirklich einfühlsam.

»Ja … alles in Ordnung«, versicherte ich rasch, um ihn nicht weiter zu beunruhigen.

»Ich fahre los und melde mich, wenn ich in der Nähe des Flughafens bin. Ich freue mich. Bis gleich.«

Damit war das Gespräch beendet. Verwirrt blickte ich auf den trüben Hamburger Hafen und war vollkommen von der Rolle. Warum zum Teufel hatte ich Lukas erzählt, dass ich mich am Flughafen befände? Jetzt würde ich erneut zum Hörer greifen und ihm gestehen müssen, dass ich an einem ganz anderen Hafen festsaß.

Er wird mich für verrückt halten und damit recht behalten, dachte ich beschämt. Doch zum Glück kam mir eine Idee.

Sekunden später stürmte ich aus dem Café und eilte zu dem Bus, der mich schnellstens zum Flughafen chauffieren sollte. Dichtgedrängt stand ich zwischen den Hamburgern und fühlte mich wie die gleichnamige Frikadelle, die man zwischen Brötchen und Gurke gequetscht hatte. Als wir durch einen Tunnel fuhren, erblickte ich im Fenster mein Spiegelbild.

Mein Gott, ich sehe schrecklich aus, dachte ich, nachdem ich mich identifiziert hatte, was mir zuerst gar nicht so leicht gefallen war. Im Gegensatz zu mir wirkte die Frau an meiner rechten Seite wie eine Zuchtstute, währenddessen ich selbst einem grauen, unscheinbaren Esel ähnelte. Derart ungeschliffen wollte ich mich keinesfalls Lukas präsentieren, auch wenn er sich selbst gerne als Ackergaul bezeichnete und auf einem Bauernhof aufgewachsen war. Unverdrossen zwängte ich mich an der nächsten Haltestelle aus dem Bus.

Bevor ich allerdings mit meiner Restaurierung beginnen konnte, musste ich zuallererst das eigene Schamgefühl durchbrechen, denn eine erneute Abfuhr würde mir Lukas nicht verzeihen. Darum griff ich zum Handy und wählte seine Nummer.

»Hallo, Hannah. Sag mir nicht, dass du nun doch nach Hause fliegen möchtest.«

»Keine Angst, Lukas, ich bleibe definitiv bis zweiundzwanzig Uhr auf Hamburger Boden.« Es entstand eine kleine Pause, und ich vernahm, wie Lukas erleichtert aufatmete. »Lukas?«, fragte ich vorsichtig. »Können wir unser Treffen um zwei Stunden verschieben?«

»Klar!« Seine Stimme klang gutmütig und kein bisschen beleidigt. »Gibt's eventuell eine Erklärung dafür?«

Ich bewunderte Männer, die Absagen und Verzögerungen scheinbar sorglos akzeptieren konnten. Ich selbst hätte die Situation bereits in einzelne Puzzlestücke zerlegt, die alles, nur keinen Sinn ergaben. Die meisten Männer, die ich kannte, suchten nicht nach Gründen. Sie nahmen eine Aussage hin und waren glücklich, weil ihnen niemals in den Sinn gekommen wäre, es persönlich zu nehmen.

»Ich würde gerne etwas Zeit in kleinere Restaurierungsarbeiten stecken.« Da Lukas darauf keine Antwort fand, ging ich davon aus, dass er den kleinen Scherz nicht verstanden hatte. »Ich sehe unmöglich aus, Lukas. Das nötige Selbstbewusstsein, um dir so entstellt entgegenzutreten, habe ich heute beim Umtausch des Flugticket aufgebraucht, und nun befürchte ich, dass ich es nur bei einem Friseur wiederfinden kann.«

Lukas' Lachen kam spontan und war ehrlich.

»So eitel kenne ich dich überhaupt nicht, Hannah Bergmann«, stellte er nüchtern fest.

»Seit wir uns das letzte Mal begegneten, sind ein paar Jährchen ins Land gezogen, mein Lieber. Und selbst ich habe irgendwann herausgefunden, dass es durchaus von Vorteil sein kann, Mädchen zu sein.«

Das Gespräch nahm wieder seinen unkomplizierten Verlauf.

»Gegen die weibliche Eitelkeit bin ich machtlos, aber kneifen gilt nicht. Zwei Stunden, keine Minute mehr, Hannah.«

»Versprochen! Wo wollen wir uns treffen?«

»Am Hafen?«, schlug Lukas vor.

»Welchem?«

»Dem für Schiffe?«, fragte Lukas verwirrt, weil er mit Hamburg wohl nur einen einzigen Hafen in Verbindung brachte. Vermutlich war er bei einer Rederei beschäftigt.

»Oder den für Flugzeuge?«, scherzte ich. »Hamburg hat so einige Häfen zu bieten.«

»Selbst einen für die Ehe«, lachte Lukas.

»Möchtest du tatsächlich nochmals in den Hafen der Ehe einlaufen? Soweit ich mich erinnern kann, hast du bereits einmal Schiffbruch erlitten.«

»Soweit ich mich erinnern kann, du auch, Hannah.« Lukas hatte recht, aber ich verschwendete keine Gedanken mehr an Ben und hatte das Gefühl, als läge meine Ehe bereits viele Jahre zurück.

»O.k., wir treffen uns also im Schiffshafen.« Ich wollte das Thema Ehe nicht länger als nötig diskutieren und stimmte Lukas' Vorschlag zu, zumal ich den Weg dorthin schon kannte.

Jetzt gab es also kein Zurück mehr, und obwohl mich die Angst ergriff, wollte ich es wirklich. Bei *ihm* hatte ich viel zu lange mit der Realität gewartet, so lange, dass die Zukunft verstrichen und zur Vergangenheit geworden war, ohne dass die Gegenwart ihre Chance finden konnte. Ich wollte Lukas sehen und spüren, wie es sich anfühlt, ihn zu sehen. Ich wollte beobachten, wie er sich bewegt, wie er essen oder sprechen würde. Alles, was mir nicht mehr in Erinnerung geblieben ist, und alles, was ich mit *ihm* nie erleben durfte, wollte ich an Lukas neu entdecken.

Zum Glück fand ich, kurze Zeit später, ein großes Kaufhaus samt kleinem Friseursalon, der mir auch sofort helfen wollte. Mein stilistisches Problem behob ich, indem ich mir Wimperntusche, Make-up und Lippenstift kaufte. Anschließend begab ich mich auf die Suche nach einem trockenen Oberteil und fand ein schönes lila Shirt in einer kleinen Boutique.

Lila, dachte ich. *Nicht rot, nicht blau, sondern eine Mischung aus beidem.* Das entsprach exakt meinem Naturell, war ich doch ebenfalls eine Mischung aus Wirklichkeit und Vergangenheit.

Am Hafen angekommen eilte ich zu den Landungsbrücken. Nervosität machte sich breit, und ich kontrollierte, ob ich ein mir bekanntes Gesicht ausfindig machen konnte. Dabei kam mir die Einsicht, dass es besser wäre, in ein Restaurant zu gehen, um dort auf Lukas zu warten. Schließlich hatte ich ein kleines Vermögen in meine Instandsetzung investiert, und weitere Minuten bei diesem Schmuddelwetter würden das vollbrachte Wunder zerstören. Gerade als ich zum Handy greifen wollte, um Lukas zu informieren, zeigte mein Telefon eine eingehende Nachricht an.

»Zwei Dumme, ein Gedanke«, schoss es mir durch den Kopf, weil ich überzeugt davon war, dass Lukas bereits in einem Lokal auf mich warten würde. Ich las die SMS, und meine Stimmung passte sich dem bescheidenen Hamburger Wetter an. Mein Lächeln gefror, und das Wohlbefinden fröstelte.

SMS von Lukas:
Liebe Hannah, Emma ist in der Kindertagesstätte vom Klettergerüst gefallen und auf dem Weg ins Krankenhaus. Es tut mir leid, ich muss sofort in die Klinik. Bleib bitte, wo du bist, und kauf dir auf meine Kosten alles, was du möchtest.
Ich versuche, Emmas Mutter zu erreichen, und komme nach. Lukas x.

Das arme Mädchen. Hoffentlich war ihr nichts Schlimmeres passiert. Lukas musste sich schreckliche Sorgen um seine Tochter machen. Ob ich ihm irgendwie helfen konnte? Auf jeden Fall sollte er keine Gedanken an mich verschwenden müssen. Es war das Mindeste, was ich im Moment für ihn tun konnte.

SMS an Lukas:
Mach dir bitte um mich keine Sorgen.
Ich hoffe, Emma ist nichts Ernsthafteres zugestoßen, und kann verstehen, dass du bei ihr sein möchtest. Kümmere dich um deine Tochter.
Ich laufe nicht weg. Versprochen. Hannah.

Ich löschte die ursprüngliche Nachricht, in der ich Lukas mitteilen wollte, dass ich mich bis zum Abend in Hamburg befinden würde. Schließlich wollte ich helfen und nicht beunruhigen, indem ich ihm das nur knapp bemessene Zeitkonto unter die Nase rieb. Damit beseitigte ich auch das aufkeimende Pflänzchen namens Selbstmitleid.

So eindrucksvoll Hamburg auch sein mochte, das Wetter der Hansestadt war gewöhnungsbedürftig. Ich setzte mich in ein Café, denn in den letzten Minuten war mir kalt geworden. Während ich in meiner heißen Schokolade rührte, kam mein Gedankenmechanismus langsam wieder in Schwung. Irgendwie sollte es mit Lukas und mir nicht klappen. Ob sich das Schicksal gegen uns gestellt hatte? Ich dachte an Beate und deren Philosophie über die Fügung der Berliner Mauer. Andererseits war die Kontaktaufnahme zwischen Lukas und mir, hervorgerufen durch eine kindliche Trinkflasche, sicherlich mehr als Zufall gewesen. Ich tröstete mich mit dem Gedanken, dass auch das Schicksal der Berliner Mauer mehrerer Versuche mit bei weitem dramatischerem Ausgang bedurfte.

Doch kurz darauf änderten sich jedoch meine Gedanken erneut. Musste Emma ausgerechnet heute vom Klettergerüst fallen? Wie gemein ich doch werden konnte, wenn ich versucht war, die Schuld auf andere abzuwälzen. Ich schämte mich für meine Gedanken, war ich es doch gewesen, die das Treffen gestern in den Sand gesetzt hatte. Es war unfair, Emma die Schuld zu geben, zumal ich auch die heutige Begegnung aus purer Eitelkeit verschoben hatte. Wäre ich mir selbst nicht so wichtig gewesen, könnte ich jetzt bei Lukas im Krankenhaus sitzen und seine Hand ergreifen, während er Emma das Händchen hielt. Beiläufig würde ich den schnuckligen Arzt mustern, der Emma vorsichtig den Arm in Gips legte und umwerfend in seinem weißen Dresscode aussah. Ähnlich wie in »Emergency Room« würde der Hamburger George Clooney mit der vermeintlichen Mutter (mir) flirten, und Lukas würde, in einer leichten Aufwallung von Eifersucht, den Arm um mich legen. »Em«, wie ich die kleine Emma bereits zärtlich nannte, könnte sich an mir festhalten, weil mütterliche Wärme effektiver war als tonnenschwere Vaterliebe. Dabei würde es keine Rolle spielen, dass sie mir gerade zum ersten Mal begegnet war, da sich bereits ein zartes Band der Zuneigung zwischen Stiefmutter und Stieftochter geknüpft hatte. Georgy würde Emma über den Kopf streicheln und eine kleine Nuance zu lange meine Hand halten …

Der Klingelton meines Handys riss mich aus meinem märchenhaften Tagtraum und signalisierte, dass soeben eine weitere Nachricht eingegangen war.

SMS von Lukas:
Ich bin im Krankenhaus, und Emma wird im Augenblick untersucht. Ich versuche, so schnell wie möglich zu dir zu kommen. Lukas.

Augenblicklich war ich drauf und dran, ihn zu fragen, wie seine Definition von schnell und möglich lautete. Wie erwähnt, das Pflänzchen Selbstmitleid keimte bereits. Zum Glück konnte ich mich allerdings bremsen und beobachtete stattdessen den Bäckergesellen, der frische Croissants in ein Körbchen an der Theke füllte. Dabei überlegte ich, warum Ärzte in Weiß anziehend, Bäckergesellen in identischer Farbe eher unbeholfen auf mich wirkten.

SMS an Lukas:
Mach dir bitte keine Gedanken um mich. Mir geht es gut, und der Vorrat an Croissants wurde soeben aufgefüllt. Ich werde weder verhungern noch davonlaufen. Wir haben alle Zeit der Welt. Hannah.

Damit übertrieb ich allerdings gewaltig, denn die Wirklichkeit sah anders aus. Mir wurde langweilig. Richtig langweilig! Die Monotonie des Cafés brachte nichts Aufregendes oder Interessantes mit sich. Ich bezahlte und lief kurz darauf durch den Hamburger Regen. Überstürzt sprang ich in die nächste Stadtbahn, da es mittlerweile wieder begonnen hatte, wie aus Eimern zu gießen, und meine Eitelkeit, das renovierte Aussehen erhalten zu wollen, größer war. Als ich mich anhand des Straßenbahnplanes erkundigte, in welche Richtung ich mich nun eigentlich bewegte, sprach ein netter Kontrolleur zu mir, um nach dem Fahrausweis zu bitten.

Fahrausweis? Ich spürte, wie sich alle Augenpaare auf mich richteten. Natürlich hatte ich keinen Fahrschein gezogen und empfand es als ungerecht, ertappt worden zu sein. Kurz zog ich in Erwägung, meinen Führerschein hervorzuholen, verwarf den Gedanken daran wieder, als ich den taxierenden Blick des Prüfers, der wenig Humor versprach, auf mir spürte. Widerwillig zückte ich mein Portemonnaie und bezahlte die geforderten vierzig Euro, wobei ich lediglich eine Station gefahren war. Nur mühsam unterdrückte ich die aufstrebende Revolte und stieg an der nächsten Haltestation aus. Langsam, aber sicher ging mein Geld zur Neige. Der Tag in Hamburg schien zunehmend kostspieliger zu werden. Rasch überschlug ich die Summen und konnte behaupten, dass ich für Umbuchung, Instandsetzung und straffälliges Verhalten bereits knappe zweihundert Euro berappen musste. Da ich mich nun im Niemandsland (immerhin im kostenlosen Niemandsland) befand, löste ich zuerst einen Fahrschein am Automaten, indem ich zur Sicherheit eine Tageskarte zog. Im Anschluss fuhr ich zurück in die Innenstadt und holte am Bankautomaten einhundert Euro, in der Hoffnung, für heute ausgesorgt zu haben.

> **SMS von Lukas:**
> Emma muss zur Beobachtung in der Klinik bleiben. Leider konnte ich ihre Mutter noch nicht erreichen. Ich bleibe am Ball. Versprochen.

Mittlerweile keimte ein mikroskopisch kleines Körnchen Wut in mir auf. Allerdings begann auch die einfachste Erkältung mit einer winzig kleinen Bakterie, bis man sich letztendlich mit heftiger Influenza im Bett befand. Wo verdammt noch mal war Emmas Mutter? Während ihre Tochter im Krankenhaus behandelt wurde, war diese unauffindbar. Das mikroskopisch kleine Körnchen wuchs zwischenzeitlich zu einem, mit bloßem Auge sichtbaren, Korn. Es war später Nachmittag, und allmählich lief die Zeit gegen unsere Verabredung. Zwar konnte ich durchaus verstehen, dass Lukas bei seiner Tochter bleiben wollte, dennoch fiel es mir schwer, mich gegen das Wachstum meines Unmuts zu wehren.

Nichtsdestotrotz wollte ich mir beweisen, dass nicht jede Erkenntnis zu spät kam und ich die Situation ertragen konnte. Dafür bedurfte es nur etwas Abwechslung. Ich griff zu meinem Träumebuch, das sich in der Tasche befand. Wenn es schon nicht gelang, den Körnerwuchs zu verhindern, wollte ich ihn wenigstens, so gut es ging, ignorieren.

29. März 1993

Heute Nacht wurden in Los Angeles die Oscars verliehen. Ich möchte auch über den roten Teppich gehen.

Hannah (Sternchen)

Ich schmunzelte. Was für außergewöhnliche Wünsche ich doch vermerkt hatte. Erneut las ich die Zeilen, die Ende März 1993 verewigt wurden. Dabei kam mir eine Idee. Ich hatte nicht eindeutig festgelegt, über welchen roten Teppich ich spazieren wollte. Meinen Zeilen konnte ich zweifelsfrei entnehmen, dass ich lediglich über DEN roten Teppich zu schlendern erhoffte. Natürlich belog ich mich wieder einmal selbst, aber um nicht weiter über die missliche Lage, in der ich mich zweifelsfrei befand, zu lamentieren, begab ich mich in die Teppichabteilung eines Kaufhauses, um nach selbigen (in Rot) zu suchen. Als ich einen wunderschönen, in verschiedenen Rottönen gehaltenen Perserteppich fand, breitete ich diesen kurzerhand aus, schlüpfte aus den Stiefeln, vergewisserte mich, dass niemand auf mich aufmerksam geworden war, und stolzierte grinsend, ähnlich einer Filmdiva, über die Auslegeware. Ich kicherte, legte den Teppich zurück und verschwand hinter einem Mauervorsprung, um mich zu beruhigen.

Albern zu sein, anstatt sich zu deprimieren, war super.

SMS von Lukas:

Hannah, ich kann diese dumme Kuh nicht erreichen. In drei Stunden fliegst du nach München zurück. Ich bin verzweifelt. Kannst du nicht eine zusätzliche Nacht in Hamburg bleiben? Was kann ich tun? Lukas.

Kurz überflog ich in Gedanken meine Situation. Wenn ich eine weitere Nacht in Hamburg bleiben würde, müsste ich mein Flugticket erneut umbuchen, mir ein Hotelzimmer besorgen und das Korn, das mittlerweile kurz vor seinem Durchbruch stand, weiterhin ignorieren. Ich befürchtete, weder die Geduld noch den Willen, weder das Einsehen noch letzten Endes das Geld dafür zu besitzen.

SMS an Lukas:

To-do-Liste für Lukas:
1.) Emma beruhigen
2.) Ihr die Hand halten
3.) Versichern, dass alles halb so schlimm ist
4.) Spielsachen für Emma besorgen
5.) Und für dich einen bequemen Stuhl
6.) Möglichst bald ein Wochenende in München verbringen

Nach dieser Nachricht fühlte ich mich reif und erwachsen und liebte mich in diesem Moment über alles. Wie klug ich doch war! Und wie verständnisvoll! Einzigartig, lobte ich mich selbst.

SMS von Lukas:
Danke, Hannah. Du bist die Beste, weißt du das?

Und ich besaß Humor!

SMS an Lukas:
7.) Und grüß George Clooney von mir!

SMS von Lukas:

Kann es sein, dass ich dich für liebenswerter halte, als du in Wirklichkeit bist, Hannah? ☺

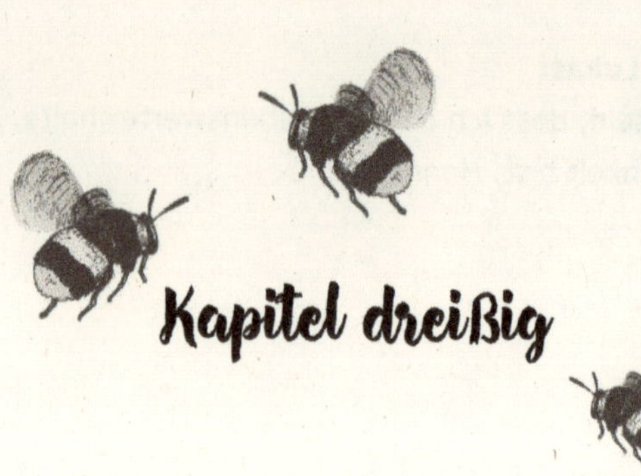

Kapitel dreißig

Es war bereits Mittag, und noch immer lag ich im Bett. Ich versuchte mir die letzten Stunden ins Gedächtnis zu rufen und durchlebte sie unaufhörlich aufs Neue. Am schmerzlichsten war die Stelle, in der ich im Flugzeug saß und heulend auf den beleuchteten Hamburger Hafen hinabblickte. Aus der Vogelperspektive erschien er fast nichtig und klein, und ich sehnte mich danach, meine Probleme auf eine ähnliche Art und Weise betrachten zu können. Doch sie lagen einem Felsklotz nicht unähnlich über mir.

Bis zur letzten Minute hatte Lukas verzweifelt versucht, Emmas Mutter ausfindig zu machen. Überdies schlug er sogar vor, Emma, die von ihrem Sturz eine Gehirnerschütterung und einen gebrochenen Arm davongetragen hatte, alleine zu lassen, was ich aber auf keinen Fall billigen wollte, auch wenn ich es mir tief im Innersten gewünscht hatte. Obwohl die Enttäuschung riesengroß war, besaß ich zum Glück genug Herz und Verstand, der Kleinen dies unmöglich zuzumuten. Gekränkte Eitelkeit stand in keinem reellen Gegensatz zu Emmas leibhaftigen Schmerzen.

Die letzten Stunden bis zum Abflug waren viel zu schnell vergangen. Unser Hoffen und Bangen wurde nicht belohnt. Als feststand, dass ein Treffen nicht mehr zustande käme, rief Lukas an, und ich hörte, wie er weinte. Er fühlte sich vollkommen überfordert, darum konnte und wollte ich Lukas nicht böse sein. Nichtsdestotrotz überkam auch mich eine große Traurigkeit. Das Korn der Wut ließ ich in Hamburg zurück, das Pflänzchen Selbstmitleid dagegen sprießte munter in mir weiter.

Am Nachmittag quälte ich mich aus dem Bett, betätigte den Schalter meines Laptops und gönnte mir eine Tasse Tee zur Beruhigung. Ich saß auf dem Küchenstuhl, während das heiße Wasser den Geschmack von Waldfrüchten zog und sich rot verfärbte. Während ich also darauf wartete, dass der Internetprovider endlich seinen Dienst aufnahm, wärmte ich meine kalten Hände an der Tasse. Da ich das letzte Logout wieder einmal voller Ungeduld abgebrochen hatte, warnte mich mein Bildschirm nun, sorgfältiger mit der Datenspeicherung umzugehen. Nach einer gefühlten Ewigkeit verriet mir mein Postfach, dass sich dort sechsunddreißig Nachrichten befanden, wovon ich, nachdem ich mir einen kurzen Überblick verschafft hatte, alle ungelesen im Papierkorb entsorgte. Im Grunde war mir nur wichtig, ob Lukas geschrieben hatte. Da es nicht zutraf, verkroch ich mich erneut ins Bett, um meine Tasse Tee zu trinken und mich weiterhin dem aufkeimenden Selbstmitleid zu widmen. Kurz darauf verriet mir ein virtuelles Klopfzeichen, dass Lukas online gegangen war und Kontakt zu mir suchte.

Surferlukas schreibt: Hannah?
Hannah4you schreibt: Guten Morgen. Wie geht's?
Surferlukas schreibt: Oh, Hannah. Es tut mir so leid.
Hannah4you schreibt: Lukas ... Es ist in Ordnung.

Surferlukas schreibt: Nein, Hannah, nichts ist in Ordnung.

Hannah4you schreibt: Geht es Emma etwa schlechter?

Surferlukas schreibt: Nein. Sie wird morgen entlassen.

Hannah4you schreibt: Aber, das sind doch gute Neuigkeiten.

Surferlukas schreibt: Ja, sicher.

Hannah4you schreibt: Aber?

Surferlukas schreibt: Mir geht es nicht gut! Ich habe das Gefühl, was schrecklich Gutes verpasst zu haben.

Am Ende musste ich meine ganze Überredungskunst mobilisieren, um Lukas glaubhaft zu versichern, dass er weder etwas verpasst noch falsch gehandelt hatte. Es war erstaunlich, wie gut ich darin war, andere zu trösten, wo ich doch an mir selbst so oft versagte. Ich erklärte ihm, dass die Einzige, die zu bedauern wäre, Emma sei, die die halbe Nacht nach dem Erscheinen ihrer Mutter gefragt hatte. Doch diese feierte in einem Club und hatte das Läuten ihres Telefons beharrlich ignoriert. Erst im Morgengrauen war sie ins Krankenhaus gestürmt und hatte Lukas mit Vorwürfen bezüglich seiner Aufsichtspflicht überschüttet. Seitdem saß Lukas zu Hause und belastete sich wegen eines Treffens, das kein Treffen war.

Als ich kurz darauf zum zweiten Mal ins Bett krabbelte, spürte ich, wie die Lust auf eine handfeste Depression wuchs. So unwirklich es für Außenstehende klingen muss, die Bequemlichkeit der Entschuldigung einer Depression war verführerisch. Wenn ich jetzt liegen bliebe, wäre die Wahrscheinlichkeit groß, mich in kürzester Zeit selbst zu bedauern.

Vor meiner Reise nach Hamburg hatte ich mir fest vorgenommen, mein Leben gründlich zu entrümpeln. Sich von Altlasten zu befreien war genau die richtige Ablenkung, um nicht in die Dunkelheit abzustürzen. Ich musste weiterhin lernen, eine Sache auszusitzen, denn dafür gab es weder eine Musterlösung noch ein Medikament. Das Einzige, was ich tun musste, war, diese Tatsache eine Weile zu ertragen.

Mit Kleidersäcken bestückt fand ich mich vor meinem vollgestopften Kleiderschrank wieder. Wie lange hatte ich eigentlich den Inhalt dieses Schrankes ignoriert? Ich wusste, dass ich in den letzten Jahren eine, wenn nicht zwei Kleidergrößen zugenommen hatte. Es war traurig, wehmütig an Kleidungsstücken festzuhalten, die mir ohnehin nicht mehr passten. Was hinderte mich daran, ein wenig aufzuräumen? Ich saß auf einem Haufen von Altlasten, von denen ich mich Stück für Stück befreien wollte.

Gerade als ich erwogen hatte, von dem ersten Stück, einem wunderschönen Wickelrock in Schwarz und zwei Kleidergrößen zu klein, Abschied zu nehmen, klingelte es eindringlich an meiner Haustür. Ich überlegte, ob ich die Tür öffnen sollte.

»Hannah, ich weiß, dass du da bist. Mach endlich auf!«

Claudia! Unglaublich, wie hartnäckig meine Freundin werden konnte, wenn sie neugierig war.

»Hallo, Süße!« Bevor ich die Tür vollständig öffnen konnte, fiel mir Claudia um den Hals und drückte mich, als wäre ich soeben aus der Fremdenlegion heimgekehrt.

»Ich bekomme keine Luft mehr!«, beschwerte ich mich.

»Was?«

»Du drückst mir die Luft ab.«

»Ach so, entschuldige.« Claudia ließ mich los. »Bist du gut nach Hause gekommen?«

»Wie du siehst.« Ich schmunzelte, wusste ich doch, dass sie nicht zu mir gekommen war, um höfliche Konversation zu betreiben.

»Was machst du da?« Noch ehe ich mich versehen konnte, war Claudia schon ins Schlafzimmer gestürmt und begutachtete Säcke und Kleiderberge. Ihre eigentliche Frage hatte sie anscheinend vergessen, was mir im Grunde gelegen kam.

»Ich ziehe um«, behauptete ich. Dabei musste ich meine ganze Konzentration darauf verwenden, nicht loszuprusten, als ich den entsetzten Gesichtsausdruck meiner Freundin bemerkte. »Ich befreie mich von Altlasten«, schmunzelte ich und spürte, wie auch mein Seelenleben immer mehr ins Gleichgewicht rückte. War der schmerzlichste Punkt womöglich bereits überstanden?

»Oh, prima! Kann ich dir helfen?«, fragte Claudia.

Das hatte mir gerade noch gefehlt. Die Einwortfrau würde meine Kleidung zu Einwegstücken umfunktionieren. Wenn ich allein auf Claudias Rat vertrauen würde, wäre am Ende kaum noch etwas vorhanden, zumal unsere Ansichten über Mode sehr unterschiedlich waren. Aber vielleicht war es genau das, was ich im Moment benötigte? Claudias Motivation könnte meinen Antrieb sicherlich fördern. »Was ist das?« Erstaunt hob sie mit einem Finger eine bunte, sommerliche Stoffhose in die Höhe.

»Meine Lieblingshose«, antwortete ich.

»Von … wann …?«

»O.k.!«, gab ich mich geschlagen. »Es WAR meine Lieblingshose.«

»Schon besser«, kommentierte Claudia knapp und warf sie mit einem Kopfschütteln in die hinterste Ecke. »Und das hier?«, bohrte sie weiter und fingerte nach einem kurzen Leinenrock, der mit pastellfarbenen Riesenblumen bedruckt war.

»Das WAR mein Lieblingsrock.« Nun schüttelte auch ich den Kopf. Warum ich ausgerechnet an diesem Rock festgehalten hatte, blieb mir ein Rätsel, zumal es sich dabei um den Kostümrock meiner standesamtlichen Hochzeit mit Ben handelte und man diesen nach einer Scheidung wahrlich zurücklassen durfte.

Mit einem Lachen beförderte Claudia auch dieses Kleidungsstück nach hinten.

Die nächste halbe Stunde verlief ähnlich. Nur wenige Kleidungsstücke überlebten Claudias Analyse, und der Wäscheberg in der Ecke gewann beträchtlich an Höhe. Ich war mir sicher, einige Teile, nach Claudias Verschwinden, vor der Mülldeponie zu retten. Nach einer weiteren halben Stunde wurde ich der Art der Abfallbeseitigung meiner Freundin überdrüssig. Es war anstrengend, sich pausenlos mit den Kommentaren, die einer Modeexpertin in nichts nachstanden, auseinanderzusetzen. Doch konnte ich das meiner Freundin einfach so sagen?

»Lust auf einen Kaffee?«, versuchte ich es daher diplomatisch.

»Gerne!« Claudia sprang auf und war vor mir in der kleinen Küche. Einmal mehr war ich beeindruckt, wie meine beste Freundin sich kurzerhand für etwas entscheiden und begeistern konnte.

»Cappuccino mit viel Milchschaum?« Claudia nickte, als es erneut an der Haustür läutete.

»Bin schon unterwegs«, rief sie und befand sich bereits auf dem Weg zur Tür. Ich lächelte, denn Claudia war ein Original, das ich über alles liebte. »Hannah?«, schrie Claudia. »Kommst du bitte?« Lässig lehnte Claudia am Türstock, die Arme ineinander verschränkt, und warf einen amüsierten Blick auf den jungen Mann, der unbeholfen einen großen Strauß bunt gemischter Rosen in seinen Händen hielt.

»Sind Sie Frau Hannah Bergmann?«

»Ja!« Ich war verwundert, denn ich hatte eigentlich Doro oder Pia an der Tür erwartet.

»Dann sind die Blumen für Sie.« Er überreichte den Strauß und war im Begriff zu gehen, als ich ihn noch einmal zurückrief. In amerikanischen Liebesfilmen war es die Szene, in der die Beschenkte (ich) dem Liebesboten (ihm) ein paar Dollarnoten in die Hand drückte. Allerdings besaß ich im Augenblick keine Dollarscheine, und ob es sich tatsächlich um eine Liebesbotschaft handelte, wusste ich nicht.

»Wirklich für mich?«, fragte ich stattdessen.

»Japp.« Damit sprang Eros die letzten Stufen hinab und verschwand, bevor ich registrieren konnte, dass er auch mit Euroscheinen zufrieden gewesen wäre.

»Hannah, Hannah! Du glühst!«, stellte Claudia mit einer gewissen Befriedigung in der Stimme fest. »Los, mach den Brief auf.«

Damit zog sie einen gelben Umschlag aus dem Strauß und wedelte damit vor meiner Nase. Ich deponierte stattdessen die Rosen auf dem Küchentisch. »Jetzt mach endlich auf!«, drängte sie.

Also öffnete ich den Umschlag, entnahm die Karte und las:

Liebe Hannah, es tut mir unendlich leid, dass es gestern mit unserem Treffen nicht geklappt hat. Ich hoffe, mit den Blumen ein kleines Lächeln auf dein Gesicht zaubern zu können, egal ob es im Augenblick restauriert ist oder nicht. Dein Lukas.

Überrascht gab ich die Karte an meine Freundin weiter und setzte mich, weil meine Beine, angesichts der liebevollen Überraschung, nachzugeben drohten.

»Dann habt ihr euch gestern gar nicht mehr getroffen?«, fragte Claudia verwundert. »Ihr macht es aber auch spannend, findest du nicht?«

»Hannah?«

»Claudi an Hannah! Hallo?« Vermutlich erwartete sie eine Antwort, doch ich starrte weiterhin auf die Karte und las erneut Lukas' Worte. Mein Schmetterlingsschwarm brach nun alle Rekorde, und mein Gesicht loderte in Feuerfarben.

»Spannend?« Und meine Grammatik erlebte einen Untergang.

»Wer ist denn dieses Mal vor wem weggelaufen?«, wollte Claudia schmunzelnd wissen.

»Emma ist vom Klettergerüst gefallen«, brach es aus mir heraus.

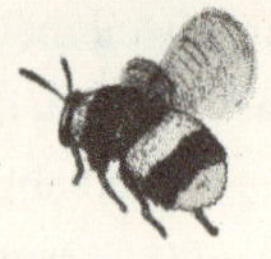

Kapitel einunddreißig

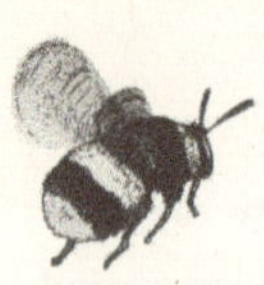

Vier Wochen waren nun seit Lukas' Blumenstraußkampagne vergangen. Lustlos lag ich auf meinem Sofa und formte mit den Händen Schattentiere an die Wand. Offensichtlich war ich nicht in der Lage, über einen ausgedehnten Zeitraum eine konstant gute Leistung zu erbringen. Immerhin hatte ich es geschafft, den Inhalt meines Kleiderschranks auf die Hälfte zu reduzieren und den Keller halbwegs zu entrümpeln.

Ein wenig anders sah es mit meinem Seelenleben aus. Zu meinem Erstaunen begannen zaghaft die ersten Erkenntnisse zu reifen. So lernte ich, mit Wartezeiten umzugehen, ohne dass davon gleich meine Welt ins Schwanken geriet. Mir gelang es immer besser, eine Situation mit Geduld – und weniger mit Demut – zu ertragen.

Nahezu euphorisch waren auch meine Laufergebnisse. Mittlerweile packte ich die gesamte Hunderunde. Nach wie vor ohne Hund, aber mit stetig ansteigender Kondition. Ich war sogar versucht, meine Strecke zu erweitern, wollte den Erfolg jedoch noch ein wenig auskosten.

Zudem war ich die letzten Wochen von einer weiteren Panikattacke verschont geblieben. Zeitweise bewegte ich mich dabei sogar aus meiner Komfortzone. Einmal war ich alleine durch den Tiergarten geschlendert und ein anderes Mal mit dem Rad die Isar entlang gefahren. Beide Erlebnisse machten mir Mut, und ich nahm mir vor, von nun an wöchentlich einmal aus meinem »Ich-beweg-mich-nicht-weiter-Ring« auszubrechen. Auch die tränenreiche Zeit war so gut wie verschwunden, denn ich weinte nur noch wenig und konzentrierte mich mehr darauf, alles richtig zu machen, was an manchen Tagen Beschäftigung genug für mich war. Es gab Zeiten, die ich als Herausforderung annehmen konnte, und Tage, die einfach nur an eine Zumutung grenzten.

Meine Freundschaft zu Lukas verlief allerdings in einer ganz anderen Dimension, und offensichtlich lag mein wunder Punkt genau in dieser Region. Zwar hielten wir unseren Kontakt aufrecht, alles in allem war es aber eher unbefriedigend, was sich zwischen uns entwickelte – beziehungsweise nicht entwickelte. Nach wie vor wollte ich ihn gerne sehen, aber immer, wenn wir eine Vereinbarung getroffen hatten, kam etwas dazwischen, und wir verschoben unsere erste Begegnung erneut. Fairerweise muss ich dazusagen, zwei der drei Termine vermasselt zu haben. Nicht weil wichtige Termine mich daran gehindert hätten, sondern weil ich überaus ängstlich oder mein Horoskop alles andere als vielversprechend war. Vor wenigen Tagen fand ich immerhin den Mut, Lukas zu fragen, warum er sich nach meiner Geständnismail lange Zeit nicht gemeldet hatte. Wochenlang hatte mich diese Frage beschäftigt und ich Dinge in Lukas' Handlungsweise interpretiert, die äußerst unwahrscheinlich waren. Bevor ich mich also heillos in irgendwelchen Thesen verrennen konnte, war es besser, Lukas um eine Erklärung zu bitten.

»Ich bin mit dem Thema Depression nie in Berührung gekommen, Hannah, und musste für mich klären, ob ich dir meine Unbedarftheit zumuten konnte.«

So einfach und wunderschön war Lukas' Erklärung gewesen. Er hatte keine Angst, sich mit der Krankheit zu arrangieren, trug aber Sorge, dass er fehlerhaft mit ihr kommunizierte. »Du hast mir erzählt, von dem Kontakt zu *ihm* abhängig geworden zu sein. Versetze dich bitte in meine Lage, und versuch dir vorzustellen, wie ich mich fühlen musste. Ich hatte Angst, dich erneut in eine depressive Phase zu befördern.« Wieder einmal stellte ich fest, dass es half, miteinander zu reden.

In zwei Tagen, am kommenden Samstag, war es wieder mal so weit. Da Lukas das Flugticket bereits in seinen Händen hielt, standen die Chancen für das Treffen gut. Früher als erwartet setzte leichte Panik bei mir ein. Immer öfter lag ich die letzten Tage in meinem Wohnzimmer und verbrachte unglaublich viel Zeit damit, mich unter der Kuscheldecke vor mir selbst zu verstecken. Zudem fand ich nicht den Mut, mit jemandem darüber zu sprechen. Dass Doro die Richtige wäre, ignorierte ich bereitwillig und rechtfertigte mich damit, im Moment weniger an Verlustängsten, sondern vielmehr an einer »Stell-dich-ein-Phobie« zu laborieren. Auch mit Lukas konnte und wollte ich nicht sprechen, obwohl er rücksichtsvoll mit meinen Ängsten umging und dies auch des Öfteren bereits bewiesen hatte. Meine Welt drehte sich schleichend, womit viel zu viel Zeit verblieb, um an den weltlichen Misserfolgen festzuhalten. Zwar war es erwiesen, dass die Erde sich tatsächlich kontinuierlich immer langsamer bewegte, aber ich glaubte nicht daran, dass dieser minimale Zeitverlust für meine Missstimmung ausschlaggebend war. Als mein Handy zu zittern begann und sich aufgeregt im Kreis drehte, fuhr ich erschrocken hoch und sah dem Phänomen des elektrischen Reigens eine Weile zu.

»Hannah Bergmann. Hallo.«

»Hallo, Hannah Bergmann«, stellte der Anrufer den Satz grammatikalisch um.

»Lukas«, entfuhr es mir erfreut.

»Vielleicht ist es ein bisschen spät für einen Anruf«, entschuldigte er sich, und ich blickte zur Uhr, wo die Zeiger auf kurz vor Mitternacht standen. »Aber ich muss gestehen, Sehnsucht nach deiner Stimme gehabt zu haben. Hoffentlich habe ich dich nicht geweckt?«

»Ach was«, antwortete ich, »für depressive Menschen ist die Nacht eine gute Tageszeit.«

»Du sollst dich nicht immerzu als depressiv bezeichnen, Hannah. Bloß weil eine missglückte Lebenserfahrung hinter dir liegt, musst du nicht dein ganzes Leben infrage stellen.«

»Eine missglückte Lebenserfahrung?« Da hatte ich ihm aber noch viel zu erzählen.

»Denkst du an die Erfahrungen mit *ihm*?«, fragte Lukas zögerlich.

»Auch«, gab ich ehrlich zu.

»Hätte dieses ominöse ›*Ihm*‹ einen Namen, könnte ich es auch bezeichnen. Warum willst du mir *seinen* Namen partout nicht verraten?« Ich versuchte, seinen Seitenhieb zu ignorieren, denn ich wollte *ihm* nicht mehr Persönlichkeit verleihen, als *er* ohnehin schon besaß.

»Und warum willst DU deinen Beruf nicht verraten?«

»Hannah!«, ermahnte mich Lukas streng.

»Was ist mit meiner verkorksten Berufswahl?«, hakte ich nach. Wenn wir schon über mein vermurkstes Leben sprachen, wollte ich ihm verdeutlichen, dass sich meine missglückten Lebenserfahrungen auf weitaus mehr bezogen als auf eine unerfüllte Liebelei.

»So verkorkst war die nicht, Hannah, und immerhin hast du nun die Chance, einen neuen Weg einzuschlagen.«

»Und meine Ehe?«

»Ist dumm gelaufen.«

»Und deinen Liebesbrief, den ich damals nicht für mich behalten konnte?«

»Schon vergessen. Außerdem bin ich in dieser Sache befangen.«

»Die Sportfeste, an denen ihr Jungs euch die Bäuche vor Lachen halten musstet, weil ich den Ball rückwärts über den Zaun warf?« Lukas lachte. »Befangen, Euer Ehren!«

»Mein erster Kuss?«, versuchte ich es weiter.

»Möchtest du mir allen Ernstes weismachen, dass ein missglückter erster Kuss eine derart schlechte Lebenserfahrung für dich war?«

»Nein«, gab ich kleinlaut zu, obwohl ich tatsächlich keine allzu guten Erinnerungen daran besaß. Damals war ich nämlich davon überzeugt gewesen, dass mein erster Kuss unter Wasser stattfinden sollte. Später sah ich allerdings ein, dass es weniger demütigend gewesen wäre, mit Zahnspangen aneinander festzuklemmen, als unerschütterlich an diesem Unterwasserkuss festzuhalten. Nach gefühlten dreißig Versuchen hatten wir nicht nur einen halben Liter Baggersee intus, sondern eine Mittelohrentzündung aufgrund des ständigen Druckausgleichs erlitten.

»Der Tod meines Vaters?«

»Zweifelsohne eine traurige Lebenserfahrung, Hannah, aber keine, die man für ein ganzes Leben verantwortlich machen sollte.«

»Unsere grauenhaften Verabredungen?« Die Liste meiner negativen Erlebnisse fand kein Ende.

»Kann es sein, dass du gedanklich in deiner Vergangenheit hängengeblieben bist und es dir bisweilen nicht unpraktisch erscheint, alles damit zu entschuldigen?«, fragte Lukas. »Vielleicht solltest du gezielter nach vorne blicken und nicht so oft zurück.«

Wie recht Lukas doch hatte. Verweichlicht stolperte ich durchs Leben, nur weil ich meine Vergangenheit nicht abschütteln konnte. Oder wollte. »Freust du dich auf übermorgen?«, unterbrach Lukas mein Gedankenspiel.

Übermorgen? Bei mir schrillten sämtliche Alarmglocken.

»Lukas, was ich dir noch sagen …«

»Nein, Hannah, keine Ausreden mehr. Ich habe das Ticket, und ich fliege am Samstag nach München. Basta.«

Lukas' energische Stimme (einem Lehrer nicht unähnlich) machte weitere Einwände unmöglich.

»Ich freue mich, dich zu sehen.« Ganz gelogen war es nicht, gänzlich der Wahrheit entsprach es allerdings auch nicht.

»Lügnerin!«, schmunzelte Lukas.

»Doch, doch«, entgegnete ich rasch, denn ich wollte ihn keinesfalls verletzen. »Ich freue mich, auch wenn ich etwas nervös bin.« Trotzig wie ein kleines Kind schniefte ich in den Hörer.

»Erwartest du Mitleid, Hannah?«

Ja, wäre die korrekte Antwort darauf gewesen.

»Natürlich nicht!«, log ich stattdessen. »Wie geht es Emma? Freut sie sich auf das Wochenende mit ihrer Mutter?«, versuchte ich, das Thema zu wechseln.

»Sie würde lieber mit mir in einem Flugzeug fliegen.«

»Hat sie denn keine Flugangst?«, fragte ich erstaunt.

»Hannah, sie ist fünf! Für Emma ist Fliegen ein Abenteuer, das keine Gefahr mit sich bringt. Wie übrigens für neunundneunzig Prozent aller Fluggäste.«

»Hast du das gegoogelt?«

»Was?«

»Dass neunundneunzig Prozent aller Fluggäste keine Flugangst haben?«

»Hannah!«

Ich konnte mir vorstellen, wie er den Kopf schüttelte.

»Ich weiß, dass es mehr sind.«

»Was?«

»Es sind fünfzehn Prozent, Lukas. Fünfzehn Prozent aller Fluggäste haben Flugangst, und weitere zwanzig Prozent fühlen sich beim Fliegen unwohl.« Ich fühlte mich gezwungen, meine These über die Flugangst zu verdeutlichen.

»Til Schweiger«, sagte ich.

»Was ist mit dem?«

»Hat Flugangst.«

»Hannah?«, warnte er mich.

»Die auch!« Es entstand eine Pause, ich lauschte seinem Atem.

»Kleines?« Ich liebte es, wenn er mich Kleines nannte.

»Hm?«

»Wie fühlt es sich an?«

»Wie fühlt sich was an?«, fragte ich, unsicher, was genau er wissen wollte.

»Depressiv zu sein, und ständig Angst vor dem Leben zu haben?« Ich schluckte. Nicht, weil mir die Frage unangenehm war, sondern er sie auf eine Art und Weise gestellt hatte, die mich zutiefst berührte. Es lag nicht nur Interesse in seiner Frage, sondern auch Besorgnis, die mir einen leichten Schauer über den Rücken rieseln ließ.

»Kannst du dich an den Baggersee unserer Kindheit erinnern?«

»Du meinst den für Unterwasserküsse?«

Ich ignorierte seine Leichtigkeit.

»Im Winter, wenn er zugefroren war und wir darauf Schlittschuh liefen, da konnte man dieses leise Knacken vernehmen. Weißt du noch?« Ich erwartete keine Antwort, sondern setzte stattdessen meine Gedanken fort. »So fühlt es sich an. Eigentlich spürt man ganz deutlich, wie das Eis einen trägt, und dennoch bleibt die Angst einzubrechen.«

»Ist es nicht furchtbar anstrengend, immer Angst zu haben?«

»Oh ja, es ist anstrengend. Zumal depressive Menschen leichte Beute für negative Gedanken sind.«

Wieder entstand eine Pause. »Manchmal fühlt man sich leer, manchmal traurig, und manchmal weint man ohne Grund. Aber am schlimmsten ist es, wenn man gar nichts mehr fühlt.«

»Gar nichts mehr?« Lukas konnte meine Aussage nicht glauben.

»Stattdessen wird man von einer Leere eingenommen, bei der man glaubt, der Tod wäre eine gute Lösung.«

»Wolltest du damals sterben, Hannah?« Erneut dieser wohlige Schauer, der zwischen Fürsorge und Bekümmernis lag.

»Nein. Ich war nur an einem Punkt angekommen, an dem es keine Rolle mehr gespielt hatte, ob ich leben oder lieber sterben wollte.« Ich unterdrückte ein leichtes Gähnen.

»Du bist müde?«, fragte Lukas rücksichtsvoll.

»Ein wenig.«

»Ich würde dich gerne ins Bett schicken, Hannah, aber ich möchte unser Gespräch nicht mit dem Gedanken an den Tod beenden.«

Wieder musste ich an *ihn* denken. Oft hatten wir über den Tod gesprochen und uns geschworen, einander im Himmel zu suchen. Egal wie unsere Lebenswege verlaufen sollten, wir gaben uns das Versprechen, ganz am Ende aufeinander zu warten. Lange hatte ich nicht mehr an diese Abmachung gedacht und sie bis eben beinahe vergessen. Ob das Versprechen zwischen *ihm* und mir noch Gültigkeit besaß?

»Hannah, bitte sag etwas!«, holte mich Lukas in die Wirklichkeit zurück. Ich hatte seine erste Aufforderung überhört und schämte mich, an *ihn* zu denken, während er sich um mich sorgte.

»Du musst dir keine Sorgen machen, Lukas. Ich habe gelernt, mit diesen Gedanken umzugehen.«

»Versprochen?«

»Versprochen!«

Als wir uns voneinander verabschiedet hatten, hing ich gedanklich nach wie vor in der Vergangenheit fest.

»Egal, ob wir uns finden oder verlieren, Hannah. Im Himmel werde ich auf dich warten.«

Das waren damals *seine* Worte.

»Und ich auf *dich*!« Das waren meine Worte!

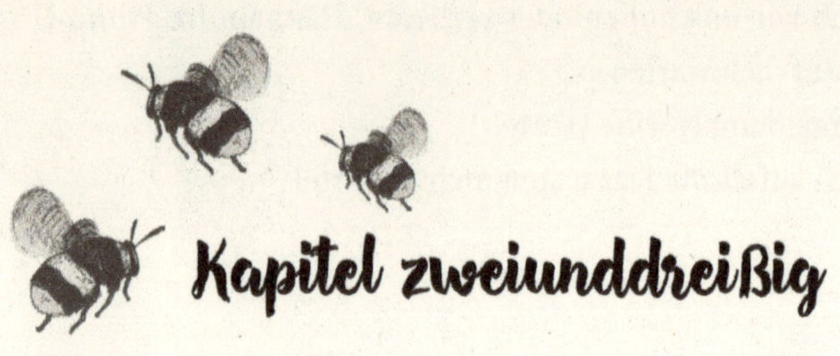

Kapitel zweiunddreißig

»Angespannte Lage auf nahezu allen nördlichen Flughäfen Europas. Auch Hamburg, Hannover und Berlin sind von dem plötzlichen Wintereinbruch betroffen. Während die Lage im Süden des Landes noch verhältnismäßig entspannt bleibt, bereitet sich Hamburg auf die Schließung seines Airports vor. In Hannover wurde der Flugbetrieb bereits eingestellt. Auf den großen Flughäfen in Oslo, Stockholm und Helsinki geht seit Stunden nichts mehr. Vorsorglich wurden dort für den heutigen Tag alle Flüge annulliert. Ein Flughafensprecher in München teilte uns mit, dass man zwar von dem plötzlichen Wintereinbruch mit Eisregen und Schneestürmen verschont bliebe, trotzdem mit Hunderten von Flugausfällen und zahlreichen Verspätungen rechnen müsse, da Anschlussflüge aus dem und in den Norden Europas nicht umgebucht werden können. Flugreisenden wird empfohlen, sich umgehend mit ihrer Fluggesellschaft in Verbindung zu setzen.«

Meine Gesellschaft hieß Lukas, und sein Flug ging vom Norden in den Süden. Mir blieb also gar nichts anderes übrig, als mich mit seiner Nicht-Gesellschaft abzufinden. Im Bett liegend starrte ich an die Decke, die außer weiß und gähnender Leere nichts Aufregendes zu bieten hatte. Wenn ich den heutigen Tag mit einer Farbe vergleichen müsste, dann würde mein Weiß ein Rabenschwarz bedeuten. Ich schwor mir, bis in alle Ewigkeit die Farbe Weiß zu hassen, mit der ich heute nur noch Einsamkeit verbinden wollte. Auf diese Farbe, die genau genommen gar nicht als solche galt, war ich im Moment nicht allzu gut zu sprechen.

SMS von Lukas:
Hannah, hier ist die Hölle los. Lukas x.

Mit dieser Kurznachricht wurde ich vor einer halben Stunde, nachdem ich nach einer nervösen Nacht am frühen Morgen endlich eingeschlafen war, von Lukas geweckt. Seitdem lag ich paralysiert im Bett und lauschte wütend dem Nachrichtensprecher. Fuchsteufelswild auf den Winter, der so unerwartet, aber nichtsdestotrotz mit aller Wucht in meine Verabredung geschneit kam.

»Angespannte Lage zwischen Hannah und Lukas«, parodierte ich spöttisch. »Während sich im Süden Rosi und Sepp in den Armen liegen, kommt es bei Hannah und Lukas zur Annullierung.« Unbeherrscht schleuderte ich ein weißes Kuschelkissen in die Ecke, unfähig, die Situation zu ertragen. Ich wollte kein Winterkind mehr sein und überlegte sogar, meinen Geburtstag in den Sommer zu verlegen. Schnee und Eis breiteten sich zunehmend auf meine Gemütslage aus.

SMS von Lukas:
Hannah? Bist du wach? Kann ich dich anrufen? Lukas.

SMS an Lukas:

Wenn die Leitungen im Norden nicht vereist sind?

SMS von Lukas:

Wie ich sehe, hast du den Humor noch nicht verloren.

SMS an Lukas:

Warum?

SMS von Lukas:

Weil es eine Funkverbindung ist, derer wir uns bedienen, liebste Hannah.

SMS an Lukas:

Und die können nicht vereisen?

SMS von Lukas:

Nein.

SMS an Lukas:

Kommt das üble Zeugs nicht von oben?

SMS von Lukas:

Unsere Leitung verläuft ÜBER dem üblen Zeugs.

SMS an Lukas:

Lehrer!

SMS von Lukas:
Wenn es dich glücklicher macht: O.k., ich bin Lehrer!

Das Ende um Lukas' Berufsspekulation hatte ich mir wahrhaftig anders vorgestellt. Seit Monaten machte er ein derart großes Brimborium um seine Beschäftigung, und jetzt bekam ich die Lösung aufgrund einer Portion Mitleid in einer simplen SMS serviert. So humor- und einfallslos konnte wirklich nur ein Lehrer sein.

SMS von Lukas:
Hannah, bitte geh ans Telefon.

Lukas' Nachricht und das darauf folgende Telefonat holten mich schmerzhaft in die Realität zurück.

»Warum?«, legte ich los, ohne seine Begrüßung abzuwarten.

»Weil ich mit dir reden möchte«, entgegnete Lukas traurig.

»Das meinte ich nicht.« Entnervt verdrehte ich die Augen über seine bescheidene Begrifflichkeit. »Warum schneit es ausgerechnet heute? Sag mir bitte, dass dein Flug nicht annulliert wird.«

»Hannah, es tut mir leid.«

Meine Wut verwandelte sich augenblicklich in Schmerz, und ich erinnerte mich an Beate und deren Theorie über die Muschel. Die Welt war ungerecht und mein Schicksal wieder einmal das Schlimmste aller Fügungen. »Pssst, Hannah, bitte nicht weinen«, versuchte mich Lukas zu trösten. Dass er ebenso betroffen war, wollte ich mir gar nicht erst eingestehen. Dass ich in einem warmen Bett lag und er in einem kalten, überfüllten Flughafen stehen (oder sitzen?) würde, erst recht nicht.

»Hast du einen Sitzplatz?« Es glich mehr einer Art lautem Denken als einer ernsthaft ausgesprochenen Frage, denn ich konnte mir ausmalen, wie er frustriert in einer Ecke stand (oder saß?) und über meine Frage lächelte.

»Gilt der Fußboden als Sitzplatz?«, schmunzelte er.

»Fußbodenheizung?«

»Leider nicht.«

»Dann ist es kein Sitzplatz«, stellte ich nüchtern fest.

»O.k., dann stehe ich vermutlich.«

»Du wirst nicht kommen, oder?« Nach einer kurzen Pause kam diese Frage tonnenschwer über meine Lippen.

»Ich werde kommen, Hannah.« Kurze Hoffnung!

»Nur nicht heute.« Eiskalte Ernüchterung!

Wütend warf ich das Handy in die Ecke. Ich wusste, wie unfair es gegenüber Lukas war, aber so war ich nun mal. Es war nicht ein Stimmungsumschwung, der mich gerade überfallen hatte, sondern mein Charakter, der nun in Erscheinung trat. Ich konnte keine Niederlagen ertragen, und auch wenn heute höhere Gewalt im Spiel gewesen war und die Sache nicht im Geringsten mit dem eigenen Versagen in Verbindung gebracht werden konnte, war ich uneinsichtig, irgendjemandem zu verzeihen. Am allerwenigsten mir selbst. Verdammt, ich verdiente es einfach nicht, glücklich zu sein. Das Schicksal hatte mich eiskalt abserviert. Manchmal reichte weitaus weniger Dramatisches, um mich aus der Fassung zu bringen. *Lukas muss lernen, damit umzugehen*, entschuldigte ich mein Verhalten in Gedanken, denn dieses Fiasko hatte für mich nun wirklich einen Katastrophenstatus erreicht.

Kurz darauf stolperte ich ins Bad, wo sich meine Notfallration befand. Um mir die Einnahme so kompliziert wie möglich zu gestalten, hatte ich diese vor wenigen Tagen vom Nachtkästchen ins Badezimmerschränkchen verbannt. Als ich eine der Notfalltabletten in den Mund legen wollte, vernahm ich eine klitzekleine Gegenbewegung. Verschämt wollte diese mir mitteilen, dass ich in den letzten Wochen durchaus Geduld erlernt hatte und im Grunde damit umzugehen wusste. Ich würde die Situation also durchaus ertragen können. Wenn ich es denn wollte! Würde ich jetzt der Versuchung nachgeben, müsste ich einen Rückschlag in Kauf nehmen, der zwar keine Katastrophe versprach, mich aber in meiner positiven Entwicklung zurückwerfen könnte. Wollte ich wahrhaftig riskieren, aufgrund einer Fügung, an der ich nicht die geringste Schuld trug, meine Fortschritte aufs Spiel zu setzen? Grübelnd saß ich auf dem Badewannenrand und gab dem Protest in mir eine Chance. Um mich besser verstehen zu können, ging ich in die Küche, griff zu Stift und Zettel, um mir ein Schema zu erstellen. Eine Konstruktion aus einem Für und Wider, das mir verdeutlichen sollte, welche Entscheidung ich zu treffen hatte. Kurz sammelte ich meine Gedanken. Ich hoffte zu erfahren, dass es nicht mein persönliches Schicksal, sondern eine Verkettung unglücklicher Umstände war, was mir dieses Treffen mit Lukas vermasselt hatte.

1. Mein Schicksal besitzt nicht die Macht, in Wetterverhältnisse einzugreifen!
2. Mein Schicksal kann auch nichts dafür, dass Flugzeuge vereisen!
3. Und bei gewissen Luftströmungen nicht fliegen dürfen!

4. Und dass zwischen Lukas und mir achthundert Kilometer Deutschland liegen!!!

Meine Gegenbewegung wies durchaus vernünftige Gründe auf. Ich würde also nicht zwingend dieses Zaubermittel benötigen. Dies war die einzig richtige Lösung, die ich aus der Liste und einer objektiven Sichtweise schlussfolgern konnte.

Die Realität sah allerdings ein wenig anders aus. Ich lag in meinem Bett und krümmte mich vor seelischem Schmerz. Körper und Geist waren untrennbar miteinander verbunden, sodass ich den Kummer physisch spüren konnte. Mein Brustkorb zog sich fest zusammen, und kontrolliert zu atmen fiel mir schwer. Dazu plagte mich heftige Übelkeit, und nur unter größter Kraftanstrengung gelang es mir, den Würgereiz zu unterdrücken. Ich bemühte mich wirklich, die Situation zu ertragen, doch am Ende zerging eine halbe Portion Notfallration auf meiner Zunge. Schnell entkrampfte sich mein Körper, und der Geist schwebte in einer Art Schutzhülle über mir. Die Welt wollte in Weiß versinken? Das ging auch ohne mich!

Drei Stunden später öffnete ich die Augen und erkannte, dass sich meine Freundinnen besorgt um mein Bett versammelt hatten. Zuerst glaubte ich, einer Halluzination zu erliegen, und schloss erneut die Augen. Erst als Doro ein lautes: »Wach bleiben, Hannah!«, flötete und mich an der Wange tätschelte, saß ich erschrocken und kerzengerade im Bett. Ich würde unbedingt daran denken müssen, Claudia den Schlüssel abzunehmen, den ich ihr vor der Spanienreise ausgehändigt hatte.

»Seid ihr verrückt geworden, mich so zu erschrecken?«, stieß ich aufgebracht hervor. »Ihr könnt doch nicht einfach in meine Wohnung hereingeschn … kommen.« Gerade noch rechtzeitig unterdrückte ich das Wort »schneien«, das mir soeben noch auf der Zunge lag und auf das ich äußerst schlecht zu sprechen war.

»Beruhige dich, Hannah«, sagte Doro sanftmütig und legte dabei die Hand auf meinen Arm.

»Lass den Psychologenscheiß«, raunte ich missgestimmt.

»Hey«, mischte sich Claudia ein. »Wir haben in den Nachrichten gehört, wie Hamburg im Schneechaos versinkt, und dachten uns, du könntest ein wenig Trost gebrauchen.«

Als Antwort entfuhr mir ein hysterisches Lachen. »Wir wollten nur helfen, Hannah, aber wenn Frau ›Unnahbar‹ niemanden an sich heranlassen möchte, können wir genauso gut wieder gehen.« Damit machte sie auf dem Absatz kehrt, um ihrem Abgang die nötige Dramaturgie zu versetzen. Doro und Pia schlossen sich an.

»Wartet, bitte.« Ich sprang aus dem Bett, verharrte, da sich das bekannte Schwindelgefühl eingestellt hatte, und umarmte kurze Zeit später alle drei gleichzeitig. »Ihr habt ja recht. Ich bin wütend, enttäuscht und ungerecht. Und dem Zauber einer halben Alles-wird-gut-Tablette erlegen«, gab ich reumütig zu. Beschämt blickte ich zu Boden.

»Da wir nun alles geklärt haben, können wir uns wichtigeren Themen zuwenden«, trällerte Claudia, der es wohl zu viel an Zuneigung war, die ich an den Tag gelegt hatte, denn immer noch hing ich hartnäckig an ihrem Hals. Froh darüber, dass meine beste Freundin nicht nachtragend war, zwang ich mich sogar zu einem Lächeln.

»Wo ist deine Skibekleidung, Hannah?«

»Für was brauchst du meine Skibekleidung?«

»Zum Skifahren.«

Meine Einwortfreundin fand annähernd zu ihrem Einwortvokabular zurück.

»Wer will denn Ski fahren?«, fragte ich verblüfft.

»Du!«

Dabei wedelte sie mit dem Träumebuch.

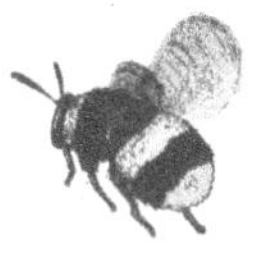

Kapitel dreiunddreißig

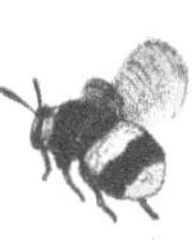

15. Januar 1994

Meine katholische Landjugend-Gruppe ist heute zum Skifahren gefahren. Ich nicht!!!

Ich Feigling sitze nun zu Hause und heule mir die Augen aus.

Hannah (blöde Kuh)

Eine Stunde später saßen wir in Pias neuem, schickem Auto. Meinen tonnenschweren Kopf lehnte ich gegen das kühlende Fenster. Claudia, Pia und Doro hatten es tatsächlich geschafft und mich aus meinem Dämmerzustand befreit. Mit Stolz erkannte ich, dass auch ich einen kleinen Teil dazu beigetragen hatte. Immerhin hätte ich die spontane Wochenendaktion meiner Freundinnen auch boykottieren können. Doch stattdessen war ich aufgestanden, hatte geduscht und sogar ein wenig Make-up aufgetragen. Auch mein Selbstmitleid blieb weitgehend unter Kontrolle, allerdings war ich mir nicht sicher, ob nicht die halbe Beruhigungstablette dafür gesorgt hatte, mein Schicksal einigermaßen zu ertragen. Schnell hatte ich mich auch von dem Vorwurf befreit, den Schmerz nicht vollständig ertragen und zu schnell aufgegeben zu haben. Stattdessen würdigte ich, dass ich immer versucht hatte, die Gegebenheit zu akzeptieren. Freilich war es mir am Ende nicht ganz gelungen, der Situation vernünftig standzuhalten, aber ein guter Anfang war damit allemal gemacht. Und ich hörte endlich damit auf, mir für alles die Schuld zu geben, denn an den wenigsten Fehlern trug ich tatsächlich die Schuld.

Kurz davor, wieder einzuschlafen, blickte ich auf die verschneite Berglandschaft, die an mir vorbeizog. Ein kleines Nickerchen wäre gewiss nicht unzweckmäßig, denn ich wollte weder Belehrungen von Doro – die neben mir saß und mir theatralisch und völlig unnötig das Händchen hielt – noch Beileidsbekundungen aus den vorderen Rängen.

Erstaunlicherweise hielten sich meine Freundinnen jedoch zurück. Um Lukas nicht unwissend zurückzulassen, hatte Claudia ihm eine SMS geschrieben, in der sie ihm mitteilte, sich um mich zu kümmern.

SMS von Lukas:
Und wer kümmert sich um mich?

SMS von Lukas:
Am liebsten würde ich eigenhändig die Startbahn räumen.

Diese Nachrichten kamen vor wenigen Minuten, doch mir fehlte die Kraft, ihn zu trösten.

»Bist du sicher, dass wir richtig sind?« Claudias Worte rissen mich kurze Zeit später aus dem Dämmerzustand.

»Claudi, mein Navi ist programmiert«, entrüstete sich Pia. »Wenn du schon zu mir kein Vertrauen hast, zähl wenigstens auf die Technik.«

Ich schmunzelte, als ich dem Gespräch lauschte und daran zurückdenken musste, wie wir vor wenigen Wochen von Pias Navigation, mitten in eine Kuhwiese dirigiert wurden. Wäre der elektrisch geladene Stacheldrahtzaun und Pias Auto nicht fabrikneu gewesen, wäre sie dem Weg gefolgt, einzig aus dem Grund, nicht an der Technik ihres Automobils zweifeln zu müssen. Zum Glück kam sie zur Vernunft und fuhr, unter den neugierigen Blicken der Wiederkäuer, auf die Straße zurück, nachdem Doro ihr ganzes psychologisches Wissen aufbringen musste, um Pia davon zu überzeugen, dass sich Navigationsgeräte gelegentlich auch irren durften.

»An der nächsten Kreuzung rechts abbiegen. Sie haben ihr Ziel in dreihundert Metern erreicht«, trällerte die nasale Frauenstimme. Blitzschnell drückte Pia den Kilometerzähler am Armaturenbrett und blieb nach exakt dreihundert Metern stehen. Dabei kümmerte es sie wenig, dass sie sich im absoluten Halteverbot befand.

»Fahr doch ein kleines Stückchen weiter«, versuchte es unsere Seelenheilerin sanft, »nur ein kleines Stückchen.« Leicht hatte es Doro mit uns wirklich nicht. Claudia fiel in mein Lachen mit ein, und am Ende prusteten wir alle, während Pia das Auto ein Stückchen vorwärts rollen ließ.

Ich erkannte sofort, dass Pia es gewesen sein musste, die dieses Hotel für uns organisiert hatte. Nachdem wir von unserem Hamburger Etablissement und/oder Hotel wenig »amused« waren, konnten wir auf Pias Geschmack vertrauen. Das Hotel wirkte einladend … und teuer.

»Ich hätte gerne ein Einzelzimmer«, erklärte ich der Rezeptionistin und meinen – zu Säulen erstarrten – Freundinnen, da mein Wunsch sonderbar wirkten musste.

»Hältst du das für eine gute Idee?«, fragte Doro, während die Hotelangestellte auf die Tastatur hämmerte und mir schließlich zunickte.

»Ja. Ich wäre gerne alleine, um nachzudenken. Bitte«, fügte ich meinem Anliegen hinzu, um zu verdeutlichen, wie wichtig es für mich war. Widerstandslos akzeptierten sie die Erklärung, wofür ich sie dankbar umarmte.

»Du hast aber keine Tabletten bei dir – oder, Hannah?« Es war reine Fürsorge, die Doro diese Frage stellen ließ.

»Nur das Übliche. Kopfschmerztabletten und meine tägliche Ration an Glückshormonen.«

»O.k., Leute«, trällerte Claudia fröhlich, »wenn nun alles geklärt wäre, treffen wir uns in einer halben Stunde im Spa-Bereich.« Wir nickten träge, denn uns war von vornherein klar gewesen, dass Claudia das Zepter nicht aus der Hand gäbe, obwohl wir ihr verboten hatten, die nächsten zehn Jahre die Organisation unserer Unterkünfte zu übernehmen.

Ich ging auf mein Zimmer, das ich zum ersten Mal für mich alleine besaß. Von der Finca auf Mallorca abgesehen. Zwar war ich mit meinen Freundinnen unterwegs, verschaffte mir aber gleichzeitig meinen Freiraum. Ein Umstand, der mir durchaus gefiel, zumal ich nicht lange überlegt, sondern intuitiv gehandelt hatte. Ich stellte meine Tasche auf den Boden, öffnete Vorhänge und Balkontür und trat auf den kleinen Vorbau.

Vor mir lag eine imposante verschneite Berglandschaft, und tief atmete ich die kühle Tiroler Bergluft. Obwohl mich die Kälte schnell frösteln ließ, hielt ich dem Blick noch eine Weile stand, der sich eindrucksvoll vor mir darbot. Als mein Handy vibrierte, schloss ich die Tür, behielt die Vorhänge allerdings offen und hüpfte auf das große, einladende Bett. Ich mochte Hotelbetten und vor allen Dingen den blütenweißen, reinen Geruch der Bettwäsche.

SMS von Lukas:
Hannah, ist alles in Ordnung? Ich habe mir Sorgen gemacht, als ich dich stundenlang nicht erreichen konnte.

SMS an Lukas:
Entschuldige. Ich konnte die Situation nicht ertragen.

SMS von Lukas:
Läufst du unangenehmen Dingen immer auf diese Art und Weise davon?

SMS an Lukas:
Heute zum letzten Mal!

SMS von Lukas:
Hannah? Glaubst du noch an uns?

SMS an Lukas:
Wollen wir am Abend telefonieren? Ich habe erfahren, dass vereiste Leitungen kein Problem für Funkferngespräche sind. Kuss.

Hatte ich tatsächlich »Kuss« geschrieben? Flugs scrollte ich durch den Postausgang und kicherte, da mir tatsächlich über die Finger gekommen war, was ich im Augenblick gerne getan hätte. Ja, ich wollte Lukas küssen, selbst wenn dies im Moment nur virtuell möglich war. Dabei strampelte ich albern auf dem Bett. Obwohl ich es selbst kaum glauben konnte und noch vor wenigen Stunden eine handfeste Depression heraufbeschworen hatte, fühlte ich mich wohlig und frei. Das Bewusstsein, das absolut Richtige getan zu haben, wurde beinahe übermächtig. Natürlich leisteten mir meine Freundinnen dabei Hilfestellung. Gute Freunde, die an einen glaubten, waren wichtig und im Stillen versprach ich mir, die Hilfe meiner Freundinnen nunmehr öfters in Anspruch zu nehmen. Dafür waren Freunde schließlich da. In mir ruhend, konnte ich sogar das weiße Bergpanorama und die weiße Bettwäsche problemlos akzeptieren.

Später kramte ich nach den Badesachen und verteilte Skihosen, Multifunktionsunterwäsche und Thermosocken neben meinen Badeschlappen, während ich auf und ab hüpfte, um meinen Tankini in die gewünschte Position zu bringen. Anschließend schlüpfte ich in den – wie sollte es auch anders sein – weißen Hotelbademantel und schmunzelte über die außergewöhnliche Auswahl meiner Klamotten, die sich nun in einem wilden Durcheinander auf dem Boden befanden. Amüsiert blickte ich auf das Wirrwarr meiner Winter- und Sommerkollektion und begab mich auf den Weg in den Spa-Bereich. Am Aufzug angekommen, widerstand ich der Versuchung, zurück ins Zimmer zu eilen, um sämtliche Wege, einschließlich aller Fluchtwege, auswendig zu lernen. Stattdessen begab ich mich planlos, aber mit der Hoffnung, dass Hinweisschilder mir die Richtung weisen würden, auf den Weg.

Nahezu problemlos gelangte ich in das exklusive Schwimmbad, legte zuerst ein Handtuch und gleich darauf mich selbst auf der Komfortliege ab. Gerade als ich zur Entspannung die Augen schließen wollte, erspähte ich meine Freundinnen, die gefolgt von einem Kellner, der vier Cocktailgläser auf einem Tablett balancierte, durch die Tür kamen. Wenn mir das Leben eine derart gute Alternative bot, wäre es kinderleicht, eine Depression in die Schranken zu weisen.

»Geht es dir besser?« Mit diesen Worten nahm Doro neben mir Platz.

»Es geht mir viel besser. Danke«, gab ich ehrlich zu.

»Wollt ihr es nochmal versuchen?«, fragte Doro sacht.

»Du meinst ein Treffen mit Lukas?« Meine Freundin nickte und nahm einen Schluck aus ihrem Cocktailglas.

»Cosmopolitan«, lachte Doro und hob erneut Glas. Dagegen schlürfte ich an einem alkoholfreien Kindercocktail, der aus verschiedenen Fruchtsäften bestand. »Selbst schuld«, zwinkerte sie schadenfroh. »Alkohol und Notfallration sind nicht kompatibel.«

»Ich weiß es nicht«, kehrte ich auf die Frage nach Lukas zurück. »Ich bin der Meinung, unser Schicksal hätte eine kleine Pause verdient.«

»Du willst ihn also nicht mehr treffen?«

»Doch, irgendwann bestimmt. Nur sollten wir ein wenig Zeit verstreichen lassen. Wir arbeiten bereits derart verbissen an einem Treffen, dass wir das eigentliche Ziel aus den Augen verlieren.«

»Welches Ziel?«

»Uns ineinander zu verlieben!«

Doro verschluckte sich an ihrem Getränk und hustete. Ich dagegen lächelte, schloss die Augen und genoss mein neues Selbstwertgefühl, das sich faul auf der Liege räkelte. »Überrascht?«, fragte ich Doro, die noch immer versuchte, den Hustenreiz zu bezwingen.

»Ein bisschen«, erwiderte sie. »Meine Freundin, für die Wörter wie Geduld, Ausdauer und positives Denken einem Haufen zusammengewürfelter Buchstaben gleichen, erklärt mir gerade, dass sie diese soeben in ihren Wortschatz aufgenommen hat.«

»Hast du mir nicht beigebracht, dass es besser ist, den Tatsachen ins Auge zu sehen, als davor wegzulaufen?«

»Und hast du mir nicht tausendmal gesagt, dass du es nicht kannst?«

»Scheinbar werde ich demnächst nicht nur ein Jahr älter, sondern auch klüger«, schmeichelte ich mir selbst.

»Wirst du es ihm sagen?«

»Was?«

»Dass du Zeit brauchst?«

»Ja!«

»Ja?« Doro war fassungslos. »Wie?«

Waren Einwortsätze nicht Claudias Spezialgebiet?

»Lukas, ich bin im Begriff, mich in dich zu verlieben«, antwortete ich, ohne lange darüber nachzudenken, und als sei es das Natürlichste der Welt, offen über seine Gefühle zu sprechen.

»Weiter!«, forderte mich meine Freundin auf und schüttelte nach wie vor ungläubig den Kopf.

»Nichts weiter. Ich werde ihm erklären, dass ich ein kleines Stück meines Weges alleine gehen muss, um ans Ziel zu kommen.«

»Lukas ist dein Ziel?«

»*Der Weg ist das Ziel,* Doro.«

Mit diesen Worten stand ich auf und sprang ohne nachzudenken kopfüber (kopfüber !!!) ins Wasser.

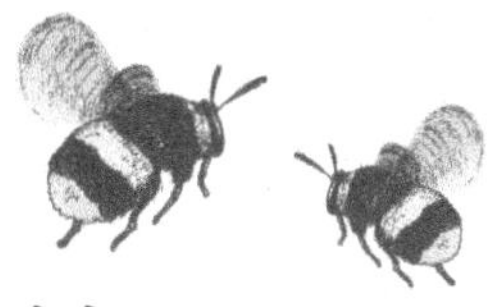

Kapitel vierunddreißig

Nach einem ausgezeichneten Abendessen zollte ich dem Zaubermittel vom Morgen Tribut, indem mich große Müdigkeit überfiel. Darum ließ ich meine gut gelaunten Freundinnen an der Hotelbar zurück und freute mich auf das kleine Stückchen Privatsphäre, das mir gehörte. Zumindest so lange, wie ich dafür bezahlte. Der weiße Schnee glitzerte im Mondlicht, als ich die Tür öffnete und fröstelnd auf den Vorbau trat. Die kleinen Eiskristalle funkelten um die Wette, und ich vernahm eine tiefe, innere Zufriedenheit. *Wie wunderschön die Welt sein kann,* dachte ich, und der Gedanke, vor zwei Jahren nicht mehr leben zu wollen, rückte damit weiter in den Hintergrund. Auf gleiche Weise, wie sich plus und minus aufhoben, war ich zu der Erkenntnis gekommen, dass ich die Balance zwischen eigenem Bedürfnis und dem Verlangen zu geben finden musste. Vermutlich trug ich diese Erkenntnis bereits länger in mir, doch jetzt schien der Zeitpunkt gekommen zu sein, auch danach zu handeln. Zuversichtlich blickte ich auf die Ereignisse der letzten Wochen zurück, die ich mit Selbstachtung gemeistert hatte. Dass ich dabei den einen oder anderen Rückschlag hinnehmen musste, tat nichts zur Sache. Jetzt vollkommen fehlerfrei agieren zu wollen würde mich geradewegs in die nächste missliche Lage befördern, denn einem unerbittlichen Anspruch konnte niemand gerecht werden. Ich schloss das Fenster, kuschelte mich ins Bett und wählte Lukas' Nummer, denn ich hatte einen Istzustand in einen Sollzustand zu verwandeln.

»Hallo, Lukas«, eröffnete ich das Gespräch. Der Auftakt war mir schonend gelungen, lobte ich mich im Stillen.

»Hallo«, erwiderte Lukas traurig. »Ich wäre so gerne bei dir, Hannah.«

»Schneit es noch?«, versuchte ich das Thema zu wechseln.

Zu sentimental durfte das Gespräch nicht werden, denn ich war unsicher, ob ich stark genug sein würde.

»Ja. Dazu weht ein Sturm, dass man kaum vor die Tür treten mag. Und bei dir?«

»Ich befinde mich in einer Glitzerwelt.«

»Schön für dich«, murrte Lukas.

»Und telefoniere mit einem interessanten Mann, der zunehmend an Bedeutung gewinnt«, versuchte ich, ihn aufzumuntern.

»Der dich nicht sehen kann.«

»Gerade weil er mich nicht sehen kann.«

»Wirklich?«, fragte Lukas erstaunt. »Sollen wir nächste Woche … ich könnte Emmas Mutter …«

»Lukas«, unterbrach ich ihn schärfer, als ich beabsichtigt hatte. Erschrocken hielt er inne, während ich verzweifelt nach den richtigen Worten suchte. »Ich denke, wir sollten unserem Schicksal eine kleine Pause gönnen.«

Der Anfang war gemacht!

»Unser Schicksal hat sich keine Pause verdient, Hannah. Es hat nichts geleistet.«

»Es hat uns zueinandergeführt.« Lukas schnappte cholerisch nach Luft.

»Zueinandergeführt?«

»Und es hat mir gezeigt, dass ich noch nicht bereit bin, meinen Weg mit dir an der Seite zu gehen.«

Jetzt war es ausgesprochen! Mir war durchaus bewusst, dass ich Lukas damit verlieren konnte, aber mein Herz befahl mir, aufrichtig und ehrlich zu handeln.

»Du machst Schluss?«

Ich spürte, dass er sich ein Lächeln nicht verkneifen konnte.

»Ich kann nichts beenden, was nicht begonnen hat«, erwiderte ich wenig einfühlsam, dafür umso ehrlicher.

»Spürst du nichts?« Nahezu ängstlich stellte Lukas seine Frage.

»Ich spüre es und weiß, dass ich mehr fühlen möchte.«

»Aber warum versuchen wir nicht …«

Erneut unterbrach ich ihn. Es wurde zunehmend schwerer, meinem Standpunkt treu zu bleiben.

»Ich muss meine eigenen Erfahrungen machen, Lukas.«

»Du warst doch alleine auf deinem schönen Mallorca«, jammerte er, doch in diesem Moment erkannte ich, dass er lediglich Mitleid wollte, das ich ihm nicht geben konnte. Und wollte.

»Mallorca war ein guter Anfang«, sagte ich stattdessen.

»Ein Anfang von was, Hannah?«

»Vom Beginn meiner eigenen Lebenserfahrung.«

»Und wie lange ist so eine Lebenserfahrung?« Ich spürte, wie ich Schritt für Schritt gewann. Nicht nur an Erfahrung und Selbstachtung, sondern – und das war weitaus wichtiger – auch Lukas'

Liebe und Güte. Mit meiner Ehrlichkeit traf ich mitten in sein Herz. Falls Lukas immer noch Zweifel an meiner Ehrlichkeit, aufgrund meiner Liaison mit *ihm*, gehegt hatte, wurden sie in diesem Moment ein für allemal ausgeräumt.

»Vielleicht ist eine Lebenserfahrung ähnlich lang wie ein Geduldsfaden?«, antwortete ich mit einer Frage, die keiner Antwort bedurfte. Es wurde still. Aber es war keine unangenehme Stille. Vielmehr ein Verharren. Ich vertraute darauf, dass Lukas mit meinen Worten und Gefühlen nicht leichtfertig umging, sondern sich die Zeit nahm, um darüber nachzudenken.

»Ich mag dich, Hannah, und ich könnte es mir nicht verzeihen, deinem Leben in irgendeiner Weise im Wege zu stehen.« Wie verständnisvoll er war. Allein dafür wollte ich ihm meine ganze Liebe schenken. Irgendwann.

»Danke«, flüsterte ich, obwohl es am Ende schmerzhaft war, diese Worte aus seinem Mund zu hören. Aber ich war mir im Klaren: Der einzige – für mich richtige – Weg war mein eigener, auch wenn dieser mit einem Verlust verbunden war. Verlorenes konnte man wiederfinden.

»Verlorenes kann man wiederfinden, Lukas.«

»Das hört sich verdammt nach Abschied an, Hannah.«

»Jeder Abschied ist die Geburt von etwas Neuem.«

»Auswendig gelernt?«

»So ähnlich«, erwiderte ich knapp.

»Du hast übermorgen Geburtstag, Hannah.«

»Das weißt du noch?«

»Na ja«, stammelte er. »Ich habe in den alten Jahrbüchern nachgeschlagen.« Ich zwang mich zu einem Lächeln. »Darf ich mich gelegentlich bei dir melden?«

Ich wusste nicht, was ich ihm darauf antworten sollte. Mein Herz schrie Ja, der Verstand riet zur Erkenntnis, damit unentwegt Erwartungen in Lukas zu setzen, die er nicht erfüllen konnte. Lukas registrierte mein Zögern und half mir, das Unaussprechliche nicht aussprechen zu müssen. »Ich verstehe dich, Hannah. Ich habe nur eine Bitte.«

»Und die wäre?«

»Ich möchte mich nicht von dir verabschieden. Kein ›mach's gut‹ und ›bis irgendwann‹ oder so etwas in die Richtung.«

Mittlerweile waren wir beide noch leiser geworden, und keiner fand den Mut, das Gespräch zu beenden. Ich lauschte seinem Atem (er meinem Schluchzen) und schob den Moment des Abschiedes weit von uns. Es war eine Hommage an die Innigkeit, die sich in meiner Zuneigung zu ihm fest verankerte. »Na, dann«, begann Lukas zögerlich und beinahe flüsternd.

»Gute Nacht, Lukas«.

»Gute Na …« Mehr konnte und wollte ich nicht mehr hören. Damit hatte ich Lukas weggedrückt. Geräuschvoll schnäuzte ich mir die Nase und wischte die letzten Tränen beiseite. Ich hatte Lukas nicht verloren, selbst wenn wir nie mehr zueinanderfinden würden.

Jetzt stand mir eine weitere Aufgabe bevor, denn ich musste meiner Familie erklären, dass ich meinen Geburtstag nicht zu Hause verbringen würde. Mit sechsunddreißig Jahren erreichte ich zwar durchaus das Erwachsenenalter, über meine Geburtstage konnte ich trotz alledem nicht frei verfügen. Familienfeiern hatten in unserer Familie Tradition, und Geburtstage waren demzufolge ein Kulturereignis. Dieses Verhaltensmuster wurde von Generation zu Generation weitergegeben, doch der Instinkt riet mir zur Rebellion. Kaum hatte ich den Gedanken zu Ende gesponnen, erreichte mich auch schon eine Nachricht meiner Mutter.

SMS von Mama:
Hannah, kann es sein, dass du niemanden zu deinem Geburtstag eingeladen hast?

Ich schmunzelte, denn ich konnte mir vorstellen, wie meine Mutter unter einem Vorwand Lena kontaktiert hatte, nur um zu erfahren, ob diese eine Einladung von mir erhalten hatte.

SMS von Lena:
Hannah? Feierst du nicht? Gruß Lena.

Ich formte beide Hände zur Beckerfaust. Genau so hatte ich mir das gedacht.

SMS von Tante Adelheid:
hannahlein wohin soll ich das geschenk bringen wenn du nicht da bist tante adelheid

Tante Adelheid konnte Kurznachrichten versenden? Erstaunt hob ich die Brauen, und meine Augen huschten über die Kleinschreibung sowie die fehlende Zeichensetzung meiner Tante. Wie viel Zeit sie wohl für diese Nachricht benötigt hatte?

SMS von Mama:
Hannah? Tante Adelheid hat angerufen. Sie fragt, wo du feiern wirst?

Nirgendwo, dachte ich, erstaunt über meine telepathischen Fähigkeiten. Meine Angelegenheit entwickelte sich allmählich zum Selbstläufer. Ich hatte noch keine einzige Nachricht versandt, doch das Problem schien sich bereits in Luft aufzulösen.

SMS von Mama:
Hannah? Das kannst du nicht machen! Du kannst nicht einfach nicht feiern. Gruß Mama.

Doch, konnte ich!

Und ich konnte sogar nicht feiern, ohne meine Nichtfeier abzusagen.

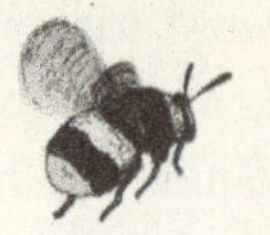

Kapitel fünfunddreißig

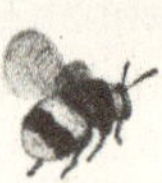

»Wie lange waren wir eigentlich nicht mehr zusammen Skilaufen?«, meldete sich Pia zu Wort, als sie umständlich versuchte, ihre brandneuen Bretter anzuschnallen.

»Wenn ich dich so beobachte, viel zu lange«, lachte Doro und gab ihrer Freundin den Tipp, die Skier zuerst von den Skibremsen zu lösen. Dagegen maß ich meine Zeit der letzten Skitour in Kilos.

»Vor drei Kilos«, antwortete ich auf Pias Frage. Meine Skihose spannte unangenehm an Bauch und Po, und ich nahm mir vor, in jedem Fall einige Kilos auf meinem neuen Weg durchs Leben zu verlieren. Als die Sportgeräte unter unseren Füßen angeschnallt waren, schoben wir uns umständlich an die wartende Menschenschlange vor der Mittelstation heran. Das Hotel lag nur wenige Meter abseits der Liftstation, weshalb uns die Fahrt mit einer Gondel von der Tal- zur Mittelstation erspart blieb. Meine erste Herausforderung galt daher der Sesselliftbahn. Allerdings verschwieg ich meine Angst, da ich nicht bereits zu Beginn des Tages jammern wollte. Die ersten Wehwehchen würden sich ohnehin bald einstellen.

»Kann ich etwas falsch machen?«, fragte ich meine Freundin Claudia, die sich rechts neben mir eingereiht hatte. Dabei zeigte ich auf die Bahn, die stetig einen nach dem anderen den Berg hinaufbeförderte.

»Du bestimmt, Hannah«, machte sie mir Mut.

»Danke, du bist ein Schatz«, gab ich zurück, während sich mein Herzschlag beschleunigte, da wir bereits die Nächsten an der Schranke waren.

»Lass dich auf das Rollband gleiten, alles andere ist ein Kinderspiel.« Allerdings wirkte auf mich das Ganze alles andere als unkompliziert. Als sich die Schranke öffnete, griff Doro mir hilfsbereit unter den Arm, mit dem Ergebnis, dass ich vor Schreck nach hinten kippte und am Geländer hängen blieb, während meine drei Freundinnen auf dem Laufband standen und sich langsam von mir entfernten. Umständlich versuchte ich zu folgen, doch ein älterer Herr mit österreichischem Akzent hielt mich mit einem festen Griff und noch energischeren Ton zurück.

»Hier blieb'm, Skihaserl«, grinste er breit. Augenblicklich fühlte ich mich an Bärchen aus Salzburg erinnert.

»Aber meine Freundinnen ...« Mit dem Skistock zeigte ich auf die drei, die sich in diesem Moment in die Sessel fallen ließen. Kinderleicht!

»De siagst oben wieda, auf geht's, aufe aufs Bandl«, forderte er mich auf und zog heftig an meiner Jacke. Gleich darauf befand ich mich auf dem Laufband und konzentrierte mich darauf, in den Sessellift zu fallen, was nun wirklich einem Kinderspiel glich. »Bügel schliaßen«, schrie mir der Skiliftbetreiber hinterher. Was dachte der denn? Schließlich war ich nicht ganz blöd.

Ganz blöd war allerdings, dass ich den Stock beim Schließen des Bügels nicht genügend angehoben hatte, weshalb sich dieser zwischen Fuß, Bügel und Trittbrett verkantete.

»Mein Stoooooohooock!«, brüllte ich zu meinen Freundinnen, die sich in der Gondel vor mir befanden und sich nun gleichzeitig nach mir umsahen.

»Wahas?«, brüllten sie zurück.

»Mein Stohooooock. Er klemmt.« Mit der freien Hand deutete ich auf den eingeklemmten Skistecken.

»Zieh ihn raus«, riet Claudia. Gehorsam versuchte ich, den Anweisungen meiner Freundin zu folgen, vermied dabei aber, nach unten zu blicken, da ich mich bereits in beachtlicher Höhe befand und nicht vollkommen schwindelfrei war. »Fester«, schrie Claudia, »zieh richtig dolle an.« Die konnte leicht reden! Immerhin hing ich alleine in einem Sessellift mit vier Plätzen, der sich beträchtlich zur Seite neigte, da sich das Gewicht ungleich verteilte. Zudem litt ich an Höhenangst und hatte keine Ahnung, wie ich an der Bergstation auszusteigen hatte.

Kommt Zeit, kommt Rat, machte ich mir Mut. *Eins nach dem anderen*. Dabei zerrte ich heftig an dem eingekeilten Skistock, worauf die Gondel ins Schwanken geriet und heftig zu schaukeln begann.

»Schaukeln verboten, Hannah«, lachte Claudia und deutete auf ein Verbotsschild, das auf einem Pfeiler in Großbuchstaben angebracht war.

»Ich hasse dich«, rief ich nach vorne.

Mit einem finalen, kräftigen Ruck befreite ich meinen Stock, während der andere, Newtons Theorie folgend, nach unten gezogen wurde und im Schnee landete.

Jetzt konnte ich: a) heulend aufgeben oder b) mit nur einem Stock den Berg hinunterfahren. Zumindest bis zu jener Stelle, an der sich der zweite Stock nun befand. Allerdings hatte ich die

Rechnung ohne die Bergstation gemacht, wo ich in wenigen Sekunden (mit nur einem Stock) ankommen sollte.

»Bügel aufmachen«, brüllte Doro.

»Hannah, Bügel auf!«, schrie Claudia hysterisch, während Pia sich die Augen zuhielt, um dem Elend (mir) nicht ins Auge blicken zu müssen. Umständlich versuchte ich den Bügel zu öffnen, mit der Erkenntnis, dass es dafür eigentlich schon zu spät war.

»Sitzen bleiben«, brüllte der sonnengegerbte Mann der Hochseilbahn.

»Ja, was nun?«, fragte ich spitz und meiner Situation vollkommen unangemessen. »Sitzen bleiben oder aussteigen?«

»Bleib sitzen«, ermahnte er streng, während die Mimiken meiner Freundinnen von ängstlich auf belustigt wechselten, gaben sie die Verantwortung eben an einen Fachmann weiter.

Talabwärts zu fahren hatte ich mir anders vorgestellt!

»Die Frau hat sich wehgetan«, beruhigte ein Vater sein Kind, als ich bergab an ihnen vorbeischwebte.

»Angst vorm Berg?«, lachten dagegen drei jugendliche Snowboarder. Zum Glück konnte niemand erkennen, wie sehr ich mich schämte, denn Helm und Brille boten einen guten Blickschutz. Allerdings stand das Schlimmste noch bevor: die Einfahrt in die Mittelstation.

»Wow, wow, wow«, grölten mehrere Männer, als ich eintraf und eine Ehrenrunde vor wartender Menge absolvierte. *Samthandschuhe tragen die wirklich nicht*, dachte ich und blickte dabei auf die in dicken Skihandschuhen verborgenen Männerhände. Natürlich hatte der Bergmann seinem Mittelsmann per Funk Bescheid gegeben, dass ich nicht verletzt, sondern nur zu blöd zum

Aussteigen gewesen war, womit die Option, humpelnd das Terrain zu verlassen, ausschied.

»Haserl, du scho wieda«, kommentierte der Mittelsmann mein Erscheinen. »Des häd i mir ja denga kenna.« Er beorderte einen erfahrenen Skifahrer an meine Seite, der mir nicht nur einen sportlichen Eindruck, sondern sogleich auch Sicherheit vermittelte.

»Hey«, grüßte dieser.

»Hallo«, gab ich beschämt zurück. »Du hast das große Los gezogen, was?«, versuchte ich die Peinlichkeit humorvoll zu überspielen.

»Hauptgewinn«, lächelte der Skifahrer freundlich. »Wo ist dein zweiter Stock?«

»Den stell ich dir vor, wenn wir so weit sind.«

»Thomas«, stellte er sich vor, wobei die Aussprache dank seines Akzents mehr einem »Dhomas« ähnelte.

»Hannah.« Sicherheitshalber reichte ich »Thomas mit D« die linke Hand, da ich mit der rechten verbissen an meinem verbliebenen Skistock festhalten wollte.

»Was ist schiefgelaufen?«

»In meinem Leben?«, fragte ich. »Alles.« Thomas mit D lachte.

»Ich dachte vielmehr an die Bergstation.« Auf seinem Anorak hatte ich den Aufdruck der »Skischule Kleinwalsertal« bereits entdeckt.

»Der Bügel ging nicht auf«, versuchte ich es mit einer kleinen Notlüge. Thomas mit D hob den Bügel an. Kinderleicht!

»Der klemmt wirklich«, half er mir, das Gesicht zu wahren. Ob Skilehrer diese Art von Höflichkeit eingeschärft bekamen? »Wenn wir oben ankommen, einfach aufstehen, sobald die Skier den Boden berühren. Alles andere geht von alleine. Ich greif dir auch gerne unter die Arme.« Ich nickte dankbar. Mittlerweile war mir jedes Hilfsmittel recht, denn ich fühlte mich ohnehin bereits wie der größte Vollidiot.

»Da unten befindet sich im Übrigen mein verlorenes Stockwerk. Erdgeschoss sozusagen«, kicherte ich dämlich. Fragend blickte mein Retter nach unten. »Ich wollte euch doch bekannt machen, wenn wir so weit wären«, klärte ich ihn auf. »Jetzt wäre es so weit.« Thomas mit D blickte nach unten und schmunzelte.

»Tolle Einschlagstelle, Hannah.« Direkt unter einem Felsvorsprung ragte der zweite Stock wie zum Hohn in die Höhe, getreu dem Motto: Mich siehst du nie wieder.

Unter dem Applaus meiner Freundinnen (der aufgrund der Handschuhe etwas gedämpft erklang) erreichten wir die Bergstation.

»Danke«, wandte ich mich an meinen Wohltäter, nachdem wir beide – nahezu – problemlos ausgestiegen waren. Mein kleiner Stolperer war nun wirklich ein Versehen.

»Runter kommst du alleine?«, fragte der österreichische Samariter höflich.

»Vielleicht«, gab ich ehrlich zu. Scham war hier definitiv an falscher Stelle.

»Nimm meine Stöcke.« Damit reichte der gute Hirte mir nun auch noch seine Stecken. »Ich organisier dir einen zweiten und warte unten auf dich. Die Stelle, an der sich dein Stecken befindet, ist viel zu gefährlich, um dort hinzufahren, Hannah.« Ergeben nickte ich. »Und anschließend drehen wir noch eine Runde im Sessellift.« Verschmitzt zwinkerte mir der Alpenadonis zu.

»Ich glaube, verstanden zu haben, wie es funktioniert.«

»Purer Egoismus«, zwinkerte Thomas mit D. »Ich möchte schlichtweg noch einmal mit dir den Berg hochfahren.«

Ich kam zu dem Entschluss, dass Skilehrer Höflichkeit nicht nur eingeschärft, sondern bereits mit der Muttermilch verabreicht bekamen.

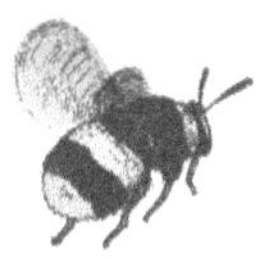

Kapitel sechsunddreißig

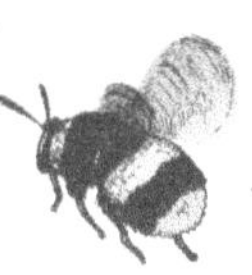

Drei Abfahrten später schmerzten meine Beine bereits enorm. Auch meine Freundinnen vermittelten keinen allzu fitten Eindruck, weshalb wir Claudias Vorschlag, eine Kleinigkeit zu essen, dankbar absegneten. Zwar verspürte ich keinen Hunger, doch als der Wirt der kleinen Berghütte einen halben Liter Apfelsaft vor mich stellte, fühlte ich mich wie eine Kuh, die man eben zur Tränke gelassen hatte. Doro und Claudia teilten sich eine Brotzeit, und Pia rührte gedankenverloren in ihrem Tee.

»Auf uns«, flötete Claudia plötzlich, um die Stimmung aufzuhellen.

»Auf den Schnee«, entgegnete Pia.

»Auf Lukas«, zwinkerte Doro.

»Auf das Leben.« Das war ich!

Mit der für uns außergewöhnlichen Getränkeauswahl stießen wir an und lächelten uns verschwörerisch zu.

Eine Stunde später beschlossen wir, den Skibetrieb wieder aufzunehmen. Zwischenzeitlich war auch die Sonne aus den Wolken hervorgekommen und umrahmte das fantastische Alpenpanorama. Es wäre perfekt gewesen, hätten meine Skistiefel nicht gegen die Zehen gedrückt, meine Waden sich nicht verkrampft, der viele Apfelsaft nicht geblubbert und die Skihose nicht so sehr gespannt.

»Ich bleib hier«, resignierte ich und richtete einen Liegestuhl gegen die Sonne aus.

»Gute Idee, Süße.« Damit fiel auch Doro in einen freien Stuhl. Der Dominoeffekt hielt an, denn als Nächste kippte Pia und am Ende Claudia, die noch die meiste Energie zu besitzen schien, in die bequeme Sitzgelegenheit. Der Wirt servierte uns eine Flasche Prosecco, während wir die Augen geschlossen hielten, um die warmen Sonnenstrahlen auf unseren Gesichtern zu genießen. Allein die Sorge, später den Berg abwärts bis zur Mittelstation bewältigen zu müssen, lastete auf unseren Seelen. Notfalls würde ich eben »Kleinwalsertal« zu Hilfe bitten, dessen Telefonnummer sich – allen Klischees zum Trotz – in meiner rechten Hosentasche befand.

Als die Skipiste leerer, die Sonnenstrahlen spärlicher und die Luft eisiger wurde, kurzum, als man uns bat, die Rechnung zu begleichen, weil man den Hüttenbetrieb für heute einstellen wollte, standen wir am Berg, der in gleicher Minute zum Kontrahenten für uns wurde.

»Wenn wir nicht erfrieren wollen, müssen wir da runter«, stellte Pia ernüchtert fest.

»Ich will noch nicht sterben«, jammerte ich. »Ich bin zu jung dafür.«

»Keiner stirbt hier. Außerdem bist du die Älteste von uns, Hannah.« Damit hatte Claudia leider nicht unrecht.

»Wir lassen unsere Ski an der Hütte und holen sie morgen dort ab. Wenn wir uns beim Abstieg auf die Stöcke stützen, kommen wir sicher ins Tal. In jedem Fall wird uns weniger passieren, als wenn wir jetzt mit Alkohol im Blut und eingeschränkter Sicht den Berg hinunterfahren«, versuchte Doro, die beklemmende Situation zu beruhigen, indem sie uns sachlich das weitere Prozedere erläuterte.

»Nordic Walking?«, fragte ich entrüstet. »Niemals!« Um meinen Entschluss noch zu untermauern, setzte ich mich demonstrativ auf den Boden.

Zugegeben, es sah ein wenig albern aus, als wir zu viert kichernd und an Stöcke geklammert (ich krallte mich an meine Skier und ließ die Stöcke zurück) den Berg hinunterkämpften. Allerdings war ich heute bereits in erbärmlicherer Lage gewesen, als ohne Stöcke den Berg hinabzusteigen, hatte ich bereits Schwierigkeiten, problemlos den Berg nach oben zu gelangen. Bevor uns die Dunkelheit vollkommen heimsuchen konnte, erreichten wir unbeschadet das Hotel und verteilten uns auf unsere Zimmer. Dort entsorgte ich unverzüglich die viel zu enge Skihose im Mülleimer und versank kurze Zeit später in der Badewanne, die reichlich mit Wasser gefüllt war.

»Die Freiheit des eigenen Ichs ist das Fundament, auf dem ich Träume errichten kann«, gab ich, im Wasser planschend, von mir.

In wenigen Stunden sollte ein neues Lebensjahr für mich beginnen. Wenn ich glaubte, Beates Theorie auf Mallorca verstanden zu haben, wusste ich nun, wie sich diese Freiheit anfühlen könnte.

Ich würde niemandem nacheifern müssen, um so zu sein, wie die Gesellschaft mich gerne haben wollte. Zwar konnte ich mich an anderen orientieren, meinen Weg musste ich allerdings alleine finden. Auf die Ratschläge meiner Freunde würde ich auch weiterhin vertrauen, allerdings dabei bedenken, dass jeder Mensch über einen anderen Blickwinkel verfügte. Was für den einen klein erscheinen mag, war für den anderen vielleicht zu groß, und was mir gefiel, konnte auf andere Personen abstoßend wirken.

Als ich später an den festlich gedeckten Tisch trat, den wir uns für diesen besonderen Anlass hatten reservieren lassen, staunten Claudia, Pia und Doro nicht schlecht, denn ich trug ein dunkelgrünes, eng anliegendes Cocktailkleid. Als ich vor wenigen Stunden völlig ausgezehrt vom Almabtrieb in die Hotellobby gestolpert war und einen Blick in das Schaufenster der exklusiven Hotelboutique riskiert hatte, fiel mir das Kleid sofort ins Auge. Bereits in der Badewanne fasste ich den Entschluss, mir dieses Kleid zu gönnen, egal wie teuer es am Ende sein würde. Es war mir mindestens eine halbe Nummer zu klein, weshalb ich den Reißverschluss nicht vollständig schließen konnte, doch ich fühlte mich so gut, dass es mir (beinahe) egal war.

»Hannah, du siehst zauberhaft aus«, strahlte Doro und gab damit meinem Empfinden recht. Verlegen nahm ich auf dem freien Platz zwischen ihr und Claudia Platz und bat das Hotelpersonal, Champagner zu servieren. Zufrieden, dass keine weiteren Fragen gestellt wurden und die drei den Umstand meiner Verwandlung anstandslos hinnahmen, lehnte ich mich zurück.

Nach dem wundervollen Essen bestellte ich mir an der Hotelbar noch einen alkoholfreien Cocktail und blickte dann verstohlen auf meine Armbanduhr.

Ich sollte sie ablegen, dachte ich, *und vielmehr nach Raum und Zeit leben.* Dazu wollte ich auch meine Alkoholzufuhr einschränken. Demonstrativ würde ich in wenigen Minuten mit einem promillefreien Getränk auf mein neues Lebensjahr anstoßen. Während meine Freundinnen sich an den lustigen Geschichten aus unserer gemeinsamen Vergangenheit erfreuten, blickte ich zum Fenster. Es hatte zu schneien begonnen, und ich erinnerte mich daran, wie wir an meinen Geburtstagen reihenweise Schlitten demoliert hatten, weil wir zu schwer und die Nacht zu dunkel für unsere Rutschpartie gewesen war.

Das hier ist der Anfang von etwas ganz Großem, dachte ich. Dazu bedurfte es keiner Hellseherei und auch keines Träumebuchs. Die Träume von einst waren lustig und halfen mir bisweilen auf den richtigen Weg, doch am Ende zählte, was ich jetzt wollte. Und diese Liste erschien mir in diesem Augenblick unerschöpflich. Ich wollte verreisen, malen und schreiben. Ich wünschte mir, mit der Motorsäge einen Baum zu fällen. Auch ein Ei gegen eine Hauswand zu donnern oder in einem Iglu zu übernachten, drängten sich als Wunschträume in meine Fantasie. Ob ich mit 36 zu alt für ein Piercing oder Tattoo war? Mit Erstaunen stellte ich fest, dass ich dafür keine anderen Personen benötigen würde, sondern die Wünsche sich ganz auf mich selbst bezogen. Zugegeben, mit der Motorsäge wäre ein Fachmann zur Hilfestellung praktisch, denn ich wollte das Ganze nicht in einem Massaker enden lassen.

Verstohlen fühlte ich nach dem Träumebuch, das sich in meiner Tasche befand, bevor ich es schließlich herauszog und die allerletzte Seite aufschlug.

15. Dezember 1995

Heute habe ich Geburtstag, und ich möchte nicht feiern. Wenn ich einmal »groß« bin, werde ich einfach nicht feiern.

Hannah (Geburstagsfeierverweigerin)

Ich schmunzelte und erkannte, dass sich die Träume von einst den Wünschen von heute auch anpassen konnten. Die Gedanken meiner Vergangenheit würden mich in die Gegenwart begleiten, und meine Wünsche für die Zukunft waren plötzlich keine Seifenblasen mehr, sondern bereits im Hier und Jetzt verankert. War das die Verbindung für ein neues, anderes Leben? Musste ich die Vergangenheit hinnehmen, um das Heute zu erleben?

Der gezählte Countdown von Claudia und ein geträllertes »Happy Birthday« rissen mich aus den Gedanken. Heute begann also mein Sabbatjahr, das so ganz anders werden sollte. Während mich Doro, Pia und Claudia abwechselnd umarmten, beobachtete ich, wie sich Thomas mit D näherte. Dieser feierte mit seinen Freunden aus dem Kleinwalsertal ein zünftiges Après-Ski und wollte es sich nicht nehmen lassen, seinem hoffnungslosen Skihaserl zum Geburtstag zu gratulieren. Er fasste mich bei der Hand, drückte mir einen Kuss auf den Mund und zog mich auf die Tanzfläche. Nach kurzem Zögern ließ ich mich führen. Ich hatte seit drei Jahren nicht mehr getanzt.

»Hannah, Telefon.« Claudia wirbelte ihre Hand mit meinem Handy durch die Luft. Als ich die eingegangene Nachricht öffnen wollte, registrierte ich verwundert, dass mir die Nummer des Absenders unbekannt war. War sie etwa von *Maximilian?*

Maximilian? Hatte ich tatsächlich gerade seinen Namen gedacht?

»Maximilian, Max, Maxi …«, sprach ich vor mich hin. Es funktionierte tatsächlich.

Oder war es eine Nachricht von Lukas?

Schmetterlingsflügel setzten sich in Bewegung, während ich weiterhin auf die mir unbekannte Nummer starrte, bevor ich letztendlich dazu überging, sie einfach zu lesen.

SMS von unbekannt:
In jedem von uns lebt ein ganz besonderer Traum, und ich wäre untröstlich, würden ausgerechnet Sie mich vom Gegenteil überzeugen wollen.
Alles Gute zu Ihrem Geburtstag, Hannah. Und denken Sie immer daran:

Hummeln fliegen auch bei Regen!

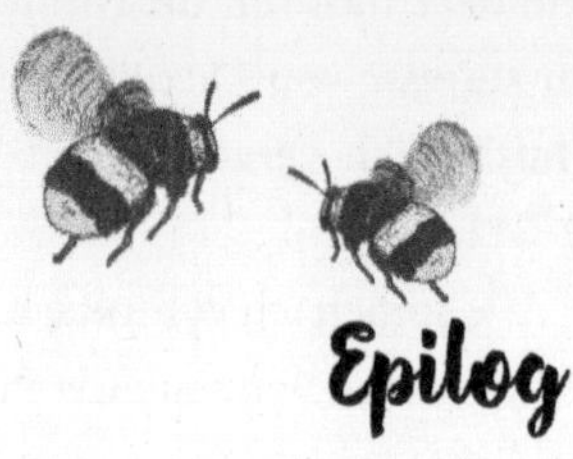

Epilog

Liebe Beate Sommer,
obwohl meine Suche nach Ihnen erfolglos geblieben war, glaube ich fest daran, dass dieser Brief Sie auf irgendeine Art und Weise erreichen wird. Nach wie vor vertraue ich fest auf Ihre Existenz und bin an manchen Tagen sogar davon überzeugt, Sie zu spüren. Nicht nur hier an meinem »Beate-Platz«, den ich an einem Waldrand, neben einem Bienenstock entdeckt und nach Ihnen benannt habe. Ich fühle deutlich, dass Sie bei mir sind und mich auf Ihre Weise begleiten.

Zehn Monate sind seit meiner letzten Reise vergangen und eine aufregende Zeit liegt hinter mir. Ganz am Ende meines Sabbatjahrs verbrachte ich sechs Wochen in Italien, ohne auch nur einmal vom richtigen Weg abgekommen zu sein. Natürlich habe ich mich das eine oder andere Mal verlaufen oder den falschen Bus bestiegen, aber das eigentliche Ziel, meine Freiheit und Selbstständigkeit, nie aus den Augen verloren. Von Mailand aus brach ich in die Toskana auf, um nach weiteren zwei Wochen in den Süden weiterzureisen. Auf Sardinien gönnte ich mir eine Woche Badeurlaub, zählte Wellen und suchte nach Muscheln, bevor ich mich am Ende der Reise letztendlich nach Rom begab. *Alle Wege führen nach Rom!* Dieses Sprichwort wurde zu meinem Mantra. Dabei lernte ich eine Lebensweise kennen, die mir bis zu diesem Zeitpunkt verborgen geblieben war. Am Ende dauerte meine Italienreise zwei Wochen länger als ursprünglich geplant, was mich allerdings nur zufriedener stimmte, denn heute weiß ich, dass ein bis ins kleinste Detail ausgefeilter Lebensplan nicht mehr notwendig ist. Ich wurde zu einem anderen Menschen, ohne meine Persönlichkeit verändert zu haben. Ich habe mich nicht verbogen, sondern erweitert.

Bevor ich in Italien mein Happy End erleben durfte, hatte ich mir noch andere Ziele gesetzt. Nachdem das Malen, trotz ausgezeichnetem Kunstband, gründlich fehlschlug, begann ich, Notizen von meinem Leben zu machen. Nach und nach entstanden Sätze, die sich zu vielen Seiten weiterentwickelten. Ohne irgendeine Art von Planung hatte ich damit begonnen zu schreiben. Heute weiß ich, wie sich Ausdauer und Beharrlichkeit anfühlen können und welche Befriedigung hinter diesen beiden Wörtern verborgen liegt. Ich habe sogar einen kleinen Verlag gefunden, der mein Werk veröffentlichen möchte. So erfülle ich mir nach über dreißig Jahren einen letzten Wunsch aus meinem Träumebuch. Ich habe tatsächlich ein Buch geschrieben, Beate. Ein Buch über mein Leben und den Mut, es zu verändern.

Dabei gab es einen Menschen, auf dem ich mein neues Ich errichten konnte. Nach jeder Reise und bei jeder neuen Erfahrung, die ich alleine sammeln musste, stand ER am Flughafen oder Bahnhof und hieß mich in SEINEN Armen und Herzen willkommen. Dieser Mensch weiß, dass ER mich gehen lassen musste, damit ich wiederkommen konnte. Auch wenn ich heute kaum noch den Wunsch, alleine zu sein, verspüre, sehne ich mich doch ab und zu nach dieser Freiheit. ER gibt sie mir bereitwillig und zweifelt nicht, wenn ich IHM zu verstehen gebe, dass irgendetwas wichtig für mich ist. ER vertraut mir, ohne das Warum zu hinterfragen. Auch dies ist eine völlig neue Erfahrung, an die ich mich erst gewöhnen musste.

Noch ein weiteres Mal war ich auf Mallorca gewesen und hatte mich in die gleiche Finca eingemietet, in der Sie mir so viel von Ihrem Leben anvertraut hatten. Ich besuchte unsere Plätze, aber Sie, liebe Beate, waren nirgends zu finden. Auch das Trugbild Ihrer Stimme verfolgte mich – leider – kein weiteres Mal. Manches Mal frage ich mich, warum? Waren Sie eine Art Engel, der mich auf den richtigen Weg bringen musste. Im diesem Augenblick, an dem ich dankbar an Sie denke, vernehme ich das Summen einer Biene und erinnere mich an Ihre Hummelinterpretation und Ihr Bestreben, mir die Augen zu öffnen.

Maximilian gehört nach wie vor zu meinem Leben. Ich kann seinen Namen nennen, ohne dabei in Tränen auszubrechen. Wie damals, gibt es auch heute Tage, an denen ich an Max denke, Nächte, in denen ich von ihm träume, und Stunden, in denen ich um ihn und unsere Liebe weine. Doch ebenso gibt es Zeitabschnitte, in denen er in vollkommene Vergessenheit gerät. Ich kann es akzeptieren, und mein Lieblingsmensch kann es auch.

Meine Schwester Magdalena und Alex haben im letzten Jahr geheiratet und streiten sich derzeit über den Namen meines, noch nicht geborenen, Patenkindes. Ich werde Tante, Beate. Und meine Mutter wird Oma. Ich spüre deutlich, wie sie mich Stück für Stück aus der Verantwortung entlässt, mein Leben akzeptiert und mit Freude an meinem Familienleben teilnimmt.

Vor fünf Monaten bin ich nach Hamburg gezogen. Ich fühle mich wohl am Wasser und in der Nähe des Meeres. Dass ich allerdings an einem Meer gelandet bin, das sich weiterhin alle paar Stunden auf und davon macht, ist reine Ironie des Schicksals. Doch ich habe gelernt, mit den Gezeiten des Lebens umzugehen. Ebbe und Flut gibt es in jeder Lebenslage.

Während ich diese Worte schreibe, liegt SEINE Hand auf meinem Bauch. Stillschweigend sitzt ER neben mir und gibt mir Zeit, über die Worte, die ich an Sie richte, nachzudenken. Ob Sie es glauben oder nicht: Ich bin angekommen. Selbst wenn ich mir noch nicht alle Träume erfüllt habe, beginnen in jedem Moment neue zu entstehen.

Wenn ich heute etwas ablehne, halte ich kurz inne und denke darüber nach, ob mein Nein auch wirklich ein Nein oder meine Ablehnung nur die Furcht vor Veränderung ist. Doch dort, wo die Angst ist, liegt meist auch der stärkende Weg. Und diese Einsicht verdanke ich ganz allein Ihnen, Beate. Sie haben mich gelehrt, etwas zu riskieren, und sei es nur ein kleiner Biss in eine unscheinbare Feige.

Ich konnte Ihnen dafür nie richtig danken, Beate, doch Sie waren der Mensch, der mir half, das Leben zu achten und zu schätzen.

Heute weiß ich, dass man Leben in keiner Googlesuchmaschine findet und die Liebe nicht in virtuellen Beziehungen. Wahres Leben entsteht im Herzen.

Oder, wie in meinem Fall, unter dem Herzen.

Ich danke Ihnen und wünsche Ihnen alles Gute, Beate.

Ihre Hannah
mit Lukas & Emma
und unserem kleinen, noch ungeborenen Leben.

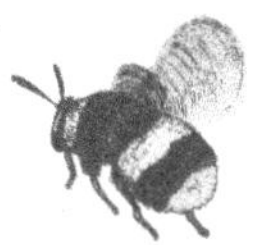

Fliegen Hummeln tatsächlich bei Regen?

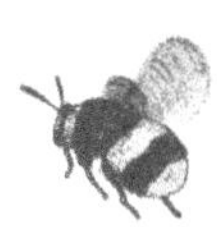

Als mein Arbeitstitel immer mehr an Form gewann, habe ich auch damit begonnen, mich ein wenig über die Hummel und deren Lebensweise zu informieren. Schließlich wollte ich wissen, ob die Hummel tatsächlich auch bei Regen fliegen würde. Denn grenzt allein die Tatsache, dass sie überhaupt fliegt, bereits an ein Wunder. Mit einer Flügelfläche von 0,7 cm^2 und einem Gewicht von 1,2 g ist es nach dem Gesetz der Aerodynamik unmöglich zu fliegen. Die Hummel weiß das nicht und tut es einfach.

Dieser weitverbreitete Spruch beschreibt ein Rätsel, vor dem Wissenschaftler noch bis vor kurzer Zeit standen, denn sie konnten sich nicht erklären, wie eine Hummel mit ihren verhältnismäßig kleinen Flügeln tatsächlich fähig war zu fliegen.

Erst Dr. Charlie Ellington löste dieses Rätsel, denn die Aerodynamiker hatten etwas Wichtiges übersehen: Anders als bei Flugzeugen sind die Flügel von Insekten nicht starr, sondern schlagen durch die Luft! Dadurch erzeugen sie Auftrieb auf eine ganz andere Weise, als es z. B. Flugzeuge tun. Während bei Flugzeugen an den Tragflächen Wirbeln entstehen, die nach hinten strömen, erzeugen Insekten kleine Luftwirbel, indem sich ihre Insektenflügel auch nach unten bewegen (und zwar an der Spitze schneller als am Rumpf). Damit entsteht an der Spitze des Flügels ein Unterdruck, der den Wirbel entlangzieht, sodass die Luft gänzlich der Länge des Flügels entlangstreift und nicht wie beim starren Flügel des Flugzeuges sofort nach hinten wegzieht. Dieser Wirbel verschafft dem Insekt zusätzlichen Auftrieb. Das ist der einzige Trick der Hummel beim Fliegen.

Hummeln fliegen bei jedem Wetter. Bei Regen, bei leichten Stürmen, bei Hagel und sogar bei Schnee. Durch diese Eigenschaft retten sie 25 bis 50 Prozent der Ernte aller Blütenpflanzen. Bei ungünstigen Wetterbedingungen könnte ohne ihre Mithilfe der gesamte Ernteertrag ausfallen. Arbeiterhummeln können, da sie ihr »Pelz« wirksam vor Kälte schützt und sie sich zusätzlich mit der Vibration ihrer Brustmuskeln selbst aufwärmen, noch bei bis zu 6 °C Blütenstaub sammeln. Im Gegensatz dazu sammeln die Bienen nur bei bis zu 15 °C.

Hummeln verhelfen also nicht nur mir zu einem wundervollen Arbeitstitel, sondern sichern mit ihrer außergewöhnlichen Fähigkeit vielen Tier- und Pflanzenarten und letztlich auch meiner »Hannah« ihren Fortbestand.

Quellenhinweis: bombus.de, »Das Hummelhotel in der Kräuterschnecke« von Klara Schmitz

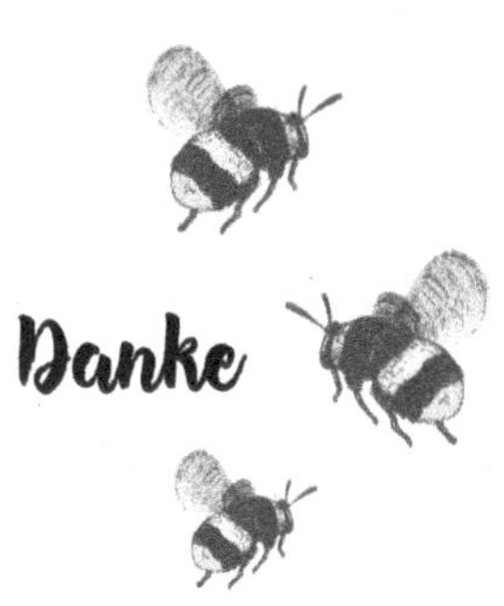

Danke

Ein Hummelstaat ist ein spannender Organismus. Hunderte dieser fleißigen Insekten verschreiben sich nur einem Ziel: das Überleben ihrer Nachkommen zu sichern.

Ähnlich wie dem Hummelstaat erging es mir beim Schreiben dieses Buches. Ich – die vermeintliche Königin – thronte die meiste Zeit isoliert vor dem Schreibtisch. Einen Roman zu schreiben ist ein einsames Unterfangen, und gäbe es nicht die vielen Helfer, die einen emsig umschwirren, wäre mein Traum nach kürzester Zeit zerplatzt. Viele Leute haben dafür gesorgt, dass meine Romanidee nicht nur überleben, sondern am Ende auch geboren werden konnte. Deshalb ist es an der Zeit, ein herzliches Dankeschön an die vielen Arbeiterhummeln zu richten.

Danke an meine Erstleserinnen Marisa Waecker, Christine Zeller und Simone Follner, die über genug Tapferkeit und Abenteuerlust verfügten, mein Werk zu lesen, um es anschließend kritisch zu beäugen.

Meinem »Mentor« Herrn Dr. Richard Kirchlechner, der sich überraschend schnell für meinen Frauenroman begeistern konnte und mir mit Rat und Tat zur Seite stand.

Gerti Bauer-Schmidt, die den unglaublichen Mut besaß, mein grammatikalisch unzulängliches Werk unter die Lupe zu nehmen, um die wahllos gesetzten Kommata an die richtigen Stellen zu platzieren.

Ein herzliches Dankeschön geht auch an die Agentur Middendorf – fürs Mutmachen – und an meinen Lektor, Herrn Alfred Franz Dworak, der nicht nur mein Manuskript verbessert, sondern mich auch mit seinem Fachwissen bereichert hat.

Große Verbundenheit gebührt auch meiner Psychotherapeutin Thurid Feldle, die zuerst mir und später meiner Buchidee auf die Beine half.

Danke auch an meine virtuellen Forumsfreunde, die mich immer mal wieder wachrütteln mussten, um mich zurück auf die Reise zu bringen.

Ein ganz großes Dankeschön geht an den Goldmann-Verlag.

Für den familiären Beistand bedanke ich mich bei meiner Mutter und Schwester, die meine üblen Launen ertrugen, wenn ich von Zeit zu Zeit in einer Schreibblockade festsaß und meinem Schwager Andreas, der ohnehin alles erträgt. Entschuldigt, dass mein Telefon oftmals keinen Ton von sich gab, weil ich sämtliche Stecker gezogen habe, um ungestört in Hannahs Welt einzutauchen.

Eine dicke Umarmung für meine beiden Kinder, Tobias und Sarah, die nicht nur auf die eine oder andere Fast-Food-Ration zurückgreifen mussten, weil Mama keine Zeit zum Kochen hatte. Ich gebe zu, dass es nicht immer »cool« ist, wenn Mama einen Roman schreibt, und entschuldige mich für die vielen Ideen und Wörter, die sich nur selten an geregelte Arbeitszeiten hielten.

Der allergrößte Dank gebührt allerdings der Drohne meines kleinen Hummelvolkes: meinem geliebten Ehemann Thomas, der mir nicht nur finanziell unter die Arme gegriffen hat, sondern – viel wertvoller – über den gesamten Zeitraum von drei Jahren emotional als Freund, Ratgeber und Retter felsenfest an meiner Seite stand. Danke für den Freiraum, den du mir gegeben hast. Einen Raum, der niemals eingeengt, sondern dessen Freiheit mich durch alle Gezeiten des Entstehungsprozesses getragen hat. Dein unerbittlicher Glaube an mich ist wertvoller als jedes Wort, weil ohne deinen Glauben diese Geschichte niemals erzählt worden wäre. Danke, dass du in mein Leben getreten bist – Lieblingsmensch.

Sebastian Fitzek, ein bekannter deutscher Autor, schrieb mir, als ich ihm von meiner Romanidee erzählt hatte, folgenden Satz: Ich wünsche Ihnen nicht nur viel Glück für Ihr Projekt, sondern diese unbedingte Ausdauer, die es benötigt, um ein Buch auf die Welt zu bringen. Die Begriffe Ausdauer und Geduld haben für mich eine neue Bedeutung erhalten. Drei Jahre – mit allen Höhen und Tiefen – an einem Projekt zu arbeiten erfordert in der Tat Beharrlichkeit, die nur mit einer großen Portion Gelassenheit und Humor zu ertragen ist.

Am Ende danke ich Ihnen, liebe Leser, für die Zeit, die Sie sich zum Lesen meines Romans genommen haben. Wenn ich Ihnen auch nur einen Regentag mit meinem Hummelflug versüßen konnte, habe ich mein Ziel als Autorin erreicht.

Ihre Andrea Kraft

Von Andrea Kraft ist außerdem im Eigenverlag erschienen:

Wenn Pinguine fliegen könnten

Roman

Wenn sich die Gleichgewichte im Leben verschieben …
SIE ist Mutter aus Leidenschaft. ER erfolgreicher Chefredakteur einer Tageszeitung.

BEIDE sind sie Eltern zweier wundervoller Teenager.

Als Paulas und Johannes' Kinder zum ersten Mal plötzlich ihre eigenen Urlaubswünsche äußern, die so gar nichts mit einem ausgelassenen Familienurlaub an der Adria gemein haben, spüren beide deutlich, dass nun die Zeit gekommen ist, sich von ihren Sprösslingen abzunabeln.

Durch den Umstand, sich wieder mehr auf die Ehe und weniger auf die Kinder konzentrieren zu müssen, werden plötzlich Risse deutlich, die im täglichen Familienwahnsinn bisher völlig untergegangen sind.

Doch anstatt sich der Wirklichkeit mit Kompromissen anzupassen, beharrt jeder weiter stur auf seinem Recht. Erst als Johannes einen folgenschweren Fehler begeht, erkennen beide, dass sie etwas verloren haben, das sich so leicht nicht wiederfinden lässt.

»Wenn Pinguine fliegen könnten« erzählt mit Spannung und Humor von starken familiären Bindungen und der Erkenntnis, dass es für manche Einsicht auch zu spät sein kann.